科学诊治肺结节
远离肺癌不纠结

朱广迎 主编

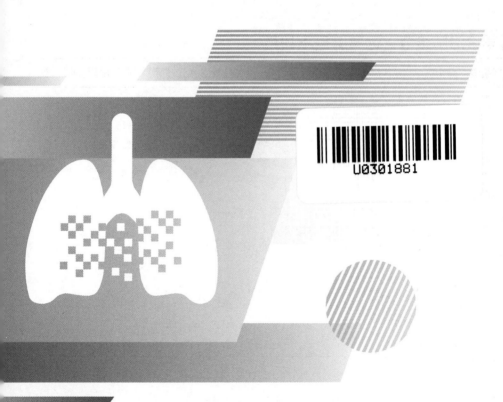

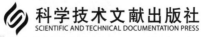
科学技术文献出版社
SCIENTIFIC AND TECHNICAL DOCUMENTATION PRESS

·北京·

图书在版编目（CIP）数据

科学诊治肺结节　远离肺癌不纠结 / 朱广迎主编. —北京：科学技术文献出版社，
2023. 2

ISBN 978-7-5189-8752-8

Ⅰ. ①科…　Ⅱ. ①朱…　Ⅲ. ①肺癌—诊疗—问题解答　Ⅳ. ① R734. 2-44

中国版本图书馆 CIP 数据核字（2021）第 258403 号

科学诊治肺结节　远离肺癌不纠结

策划编辑：薛士滨　　责任编辑：刘英杰　张雪峰　　责任校对：张吲哚　　责任出版：张志平

出　版　者	科学技术文献出版社	
地　　　址	北京市复兴路15号　邮编 100038	
编　务　部	（010）58882938，58882087（传真）	
发　行　部	（010）58882868，58882870（传真）	
邮　购　部	（010）58882873	
官 方 网 址	www.stdp.com.cn	
发　行　者	科学技术文献出版社发行　全国各地新华书店经销	
印　刷　者	北京时尚印佳彩色印刷有限公司	
版　　　次	2023 年 2 月第 1 版　2023 年 2 月第 1 次印刷	
开　　　本	710×1000　1/16	
字　　　数	272千	
印　　　张	17.25　彩插2面	
书　　　号	ISBN 978-7-5189-8752-8	
定　　　价	68.00元	

主编简介

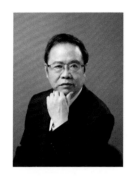

朱广迎，中日友好医院放射肿瘤科主任医师、二级教授；北京大学教授、博士生导师，北京协和医学院教授、博士生导师，首都医科大学教授、博士生导师；中国医师协会肿瘤放疗医师分会副会长兼肺癌专家组组长；中国医师协会呼吸医师分会肺癌组副组长；中国临床肿瘤学会（CSCO）非小细胞肺癌诊疗指南制定专家；国家远程医疗与互联网医学中心肺结节肺癌专家委员会主任委员；北京大学首任放射肿瘤学系主任；首都医科大学肺结节和肺癌首席专家；北京抗癌协会放疗分会主任委员；国际肺癌研究会精准放疗专家；国家药监局创新药物（医疗器械）评审专家。擅长肺结节诊断、早期肺癌精准放疗、深吸气屏气心肺保护性精准放疗和综合治疗。创建中日友好医院肺结节肺癌多学科诊疗门诊（2016）、北京大学肿瘤医院肺癌多学科（2005 年）。擅长早期肺癌的精准根治放疗、中期肺癌同步放化疗时最佳放疗范围、化疗剂量等，多次在美国肿瘤放疗年会、日本先进放疗技术大会发言。利用中药防治放射性损伤、提高患者生活质量的研究得到国际专家认可。主编普通高等教育"十一五"国家级规划教材《放射肿瘤学》第 1、第 2、第 3、第 4 版，共同主编国家卫健委住院医师规范化培训教材《肿瘤放射治疗学》第 1、第 2 版。

编　委　会

名誉主编　张玉蛟　美国安德森肿瘤医院

主　　编　朱广迎　中日友好医院

副主编　马学真　青岛市中心医院

　　　　　王若雨　大连大学附属中山医院

　　　　　李建成　福建省肿瘤医院

　　　　　陈　元　华中科技大学同济医学院附属同济医院

　　　　　吴永忠　重庆大学附属肿瘤医院

　　　　　韩　光　湖北省肿瘤医院放疗中心

　　　　　蒋晓东　连云港市第一人民医院

　　　　　薛晓英　河北医科大学第二医院

编　　者　田　鑫　中日友好医院

　　　　　杨高山　河北中医学院

　　　　　肖创映　湖北省肿瘤医院

　　　　　韩媛媛　中日友好医院

　　　　　彭　毅　湖北省肿瘤医院

　　　　　马学真　青岛市中心医院

　　　　　王若雨　大连大学附属中山医院

　　　　　李建成　福建省肿瘤医院

　　　　　陈　元　华中科技大学同济医学院附属同济医院

吴永忠　重庆大学附属肿瘤医院

韩　光　湖北省肿瘤医院

蒋晓东　连云港市第一人民医院

薛晓英　河北医科大学第二医院

学术秘书　徐晓虹　中日友好医院

王国辉　河北医科大学第二医院

葛舒童　中日友好医院

前　言

肿瘤医生的工作目的是什么？年轻时特别希望能发明一种新的方法为患者消灭肿瘤、恢复健康，靠着这个理想，也努力研究高效、低毒的肺癌放疗及其与药物配合的方法。期间有经治的患者长期无病生存十年、二十年之久，也多次登上美国肿瘤放疗年会、日本先进放疗技术大会的讲台，但也真切感受到科学技术的局限性，很难准确判断经治疗的患者疗效一定能如何，像百年前结核病医生一样，"偶尔能治愈、常常去帮助、总是要安慰"。

后来，三个方面的原因促成了我写这本《科学诊治肺结节　远离肺癌不纠结》科普书。第一方面，有感于习总书记的讲话："人民群众对美好生活的向往就是我们的奋斗目标。"随着人民健康水平的提高，健康体检筛查出很多肺结节患者，新冠病毒流行后很多医院患者住院前常规做肺部CT，也更多地发现了肺结节患者，很多患者误认为：肺结节＝肺癌＝活不长，因为发现肺结节而彻夜难眠，纠结至极。利用自己所学、所长为肺结节患者释疑解惑，无异于解人于倒悬，这不正是部分人民群众对美好生活的向往之一吗。第二方面，两位患者和患者家属的鼓励也是我写这本科普书的重要原因。一位是经我长期治疗的患者的女儿，有感于我们对肺癌患者的疗效，想努力帮助像她父亲一样的肺癌患者，也在写她父亲的抗癌经历；另一位是当过编辑的患者，得知我判断肺结节性质的准确率较高、治疗的肺癌患者活得长、活得好，极力劝我写这样的科普。第三方面，就是与同事、朋友说起这件事，大家都很支持。

愿肺结节患者不纠结，肺癌患者活得更长、更好。

朱广迎

于北京中日友好医院

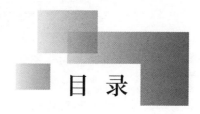

目 录

第 1 章

认识呼吸系统

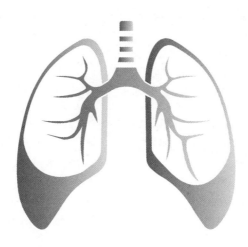

1. 你了解人体的呼吸系统吗？

呼吸系统是由上呼吸道和下呼吸道组成，上呼吸道包括鼻、咽、喉，下呼吸道包括气管、支气管及由大量肺泡构成的肺。

（1）呼吸系统的主要器官

肺是呼吸系统中最重要的器官。

人体有左、右两个肺，左肺分上、下两叶，两叶之间的缝隙间隔叫作斜裂，右肺由水平裂和斜裂分为上、中、下三叶。

两肺之间的器官组织称为纵隔，包含心脏、气管、食管、大血管、神经、纵隔淋巴结等。

两肺靠近纵隔的部分有支气管、肺动静脉等结构出入肺，称为肺门。

两肺的上部称为肺尖，下部称为肺底。

在肺的表面和胸壁的内面均有一层薄膜样组织包裹，即胸膜。其中，覆盖在肺表面的为脏层胸膜，覆盖在胸壁内面的为壁层胸膜。在两层胸膜之间形成一个密闭而狭窄的腔隙称为胸膜腔，内含有少量液体，起润滑作用。

（2）气管、支气管与肺的关系

气管分为左、右主支气管，分别进入左、右两肺，然后像树杈一样陆续分成叶支气管进入各肺叶，叶支气管再分为段支气管，段支气管继续分叉，形成细支气管，细支气管反复分叉，最终到达各小肺泡。

肺段是由每一个肺段支气管及其下属的肺组织构成，是肺组织的基本构成单位，临床上外科手术时常以肺段为基本单位进行切除。

（3）人体的呼吸过程

呼吸系统的主要功能就是气体交换，也就是呼吸。呼吸从鼻子或嘴开始，气体通过鼻腔或口腔、咽部、喉部依次进入气管、支气管、细支气管，然后进入由大量肺泡构成的肺，通过肺泡壁与血液进行气体交换，氧气弥散入血，输送到人体各处供细胞代谢使用，同时细胞产生的代谢废物——二氧化碳弥散入肺部，再由肺排出体外。人体肺的总呼吸面积可达 100 m^2，保证了人体强大的呼吸功能。

2. 对呼吸系统有益和有害的行为方式有哪些？

在正常情况下，呼吸系统具有一定的防御功能。在呼吸过程中，外界的有害物质如香烟烟雾、粉尘、病原体、过敏原等也会随空气进入体内，这时就需要呼吸系统发挥防御功能，鼻部可以对冷空气加温，鼻毛可以过滤掉大的颗粒，打喷嚏、咳嗽也有助于排出粉尘、颗粒，呼吸道内还有细小的纤毛通过运动来清除有害颗粒，气管、支气管内还有黏液吸附有害物质阻挡其进入呼吸道，进入肺深部的杂质也可以通过黏液向上移动进而咳出体外或者进入口咽后被吞咽。如果以上防御措施没能阻挡有害物质进入肺内，还有溶菌酶等化学杀菌物质和免疫细胞、抗体等进一步发挥防御功能。

　　然而呼吸系统的防御功能并非万能的，比如在雾霾天气下空气中有大量直径≤2.5 μm 的颗粒物，也就是我们所说的 $PM_{2.5}$。这些较小的颗粒就可以逃避呼吸系统的防御进入支气管、肺泡，长期积累可诱发呼吸道的炎症反应甚至成为诱发肺癌的潜在因素。因此，雾霾天应尽量减少外出，如果外出应该佩戴能够阻挡 $PM_{2.5}$ 的 N95/KN95 级别以上口罩。

　　吸入有害气体如香烟烟雾会使呼吸系统的防御能力受损，呼吸道内的纤毛停止运动，容易使外界有害物质进入肺内。已有确切证据证实吸烟可以导致肺癌、慢性支气管炎、肺气肿乃至慢性阻塞性肺疾病（chronic obstructive pulmonary diseases，COPD），以及间质性肺炎等多种呼吸道疾病。我们不仅要自己不吸烟，而且要劝诫身边的人戒烟、不要在公共场所吸烟，远离二手烟的危害（表1-1）。

　　另外，厨房油烟污染是导致我国女性肺癌的重要危险因素，煤炭燃烧产生的煤焦油、煤烟及烹调油烟具有致癌作用。现在大部分地区已经不再烧煤做饭，然而烹调油烟难以避免，因此厨房要注意通风，有条件的家庭做饭时要开油烟机。

　　在粉尘环境下作业容易引起肺尘埃沉着病、硅沉着病等疾病，接触粉尘的工人要注意职业防护。

　　吸入性肺炎是口腔、食管或肺内的物质被误吸入肺中，引起肺部的感染。醉酒的人因为发生呕吐行为，胃内的食物残渣、胃酸及口咽部的定植菌可能会进入肺中，引起吸入性肺炎，因此，饮酒要限量，避免酗酒。

表1-1　对呼吸系统有害及有益的行为方式

对呼吸系统有害的行为方式	对呼吸系统有益的行为方式
吸烟	不吸烟、远离二手烟
在粉尘环境中工作	远离粉尘环境、戴防尘口罩

对呼吸系统有害的行为方式	对呼吸系统有益的行为方式
经常醉酒	饮酒适量
接触空气污染环境	在雾霾地区外出时戴口罩
室内环境潮湿、阴暗、封闭	室内经常开窗通风

3. 什么是PM$_{2.5}$？PM$_{2.5}$和雾霾的关系如何？

PM$_{2.5}$是指直径≤2.5 μm的颗粒物，可长时间悬浮在空气中并能够深入肺泡，对人体的危害程度大。而高浓度的PM$_{2.5}$是形成雾霾天气的根本原因。

广义上的空气污染包括两个方面，一个是室外空气污染，也就是我们常说的大气污染；另一个是指室内空气污染（包括二手烟、燃煤废气、厨房油烟等）。随着人类社会的发展，空气污染成为全球性环境问题，对人类健康造成了巨大威胁。1940—1960年发生在美国洛杉矶的光化学烟雾事件和1952年伦敦烟雾事件是有名的大气污染事件，严重危害了当地居民的生命健康，其中1952年伦敦烟雾事件先后造成超过13 000人死亡。严重的空气污染事件促使许多发达国家进行工业升级，制定了严格的污染物排放标准并出台了相关法律，使得大气污染得到有效控制，然而包括我国在内的许多发展中国家空气污染仍处于增长中。根据世界卫生组织统计，2012年全球约700万人因为空气污染而患上相关疾病。2011年到2014年，我国多次暴发大面积的雾霾事件，雾霾、PM$_{2.5}$等名词走进人们的视野，其对于健康的损害也引起了人们的广泛关注。

PM的英文全称为particulate matter，翻译为颗粒物，其来源于自然现象（如沙尘暴）、人类活动、工业生产及交通运输中煤炭、石油的燃烧。一般将悬浮在空气中、直径 < 100 μm的所有颗粒物称为总悬浮颗粒物（total suspended particulate，TSP）。直径 > 10 μm的颗粒物能够被鼻子阻挡，不会进入呼吸道。直径≤10 μm的颗粒物也就是PM$_{10}$，能够进入上呼吸道，称为可吸入颗粒物。不过因为PM$_{10}$粒径比较大，进入呼吸道后部分可被上呼吸道内的纤毛阻挡，还有部分可以通过咳痰咳出体外。PM$_{2.5}$是指直径≤2.5 μm的颗粒物，和PM$_{10}$相比，PM$_{2.5}$粒径小，还不到头发丝的1/20，能够长时间悬浮在空气中，传输距离长，且不受呼吸道的阻挡，能够深入肺泡，难以排出体外，对健康的威胁更大。$PM_{2.5}$还包含一种直径更小的超细颗粒，能够随着肺泡与血液气体交换的过程进入血液，导致心血管疾病；超细颗粒随血液转移到全身，还可影响生殖系统功能。以往我国环境空气质量标准针对大气颗粒物的指标仅有PM_{10}，2012年我国修订的环境质量标准将$PM_{2.5}$纳入污染物控制指标。我国大部分地区的$PM_{2.5}$年平均浓度为 $50 \sim 80\ \mu g/m^3$，远超世界卫生组织推荐$PM_{2.5}$年平均浓度安全值（ $<10\ \mu g/m^3$）。

高浓度的$PM_{2.5}$是形成雾霾天气的根本原因。污染排放、空气中的浮尘和丰富水汽加上特定的气象条件形成了雾霾天气。

4. $PM_{2.5}$对呼吸系统有哪些危害？

$PM_{2.5}$可以通过机械作用直接损伤肺部组织，也可以通过诱导肺内炎症细胞产生炎症因子对肺组织造成损伤，最终可使人体罹患肺部感染、COPD甚至肺癌等疾病。

$PM_{2.5}$成分复杂，和PM_{10}相比$PM_{2.5}$粒径更小，这也使得在相同质量下$PM_{2.5}$的数目更多，表面积是PM_{10}的很多倍，能够吸附更多的有害物质，不仅包括工业排放和汽车尾气中的多环芳香烃、硝基多环芳香族化合物等具有致癌性的有毒有机物，有毒重金属元素如锌、铜、铅、钴、镍、铬、镉、砷等，还可凝集空气中的细菌、真菌、病毒等，对人体健康的危害更大。呼吸系统作为人体与外界气体交换的门户，是$PM_{2.5}$进入人体的主要通道，首先会受到$PM_{2.5}$的损害。

（1）$PM_{2.5}$的致病机制

鼻毛和上呼吸道内的纤毛无法阻挡$PM_{2.5}$，$PM_{2.5}$进入呼吸道后可以一路顺畅直达肺泡内，形态各异的细微颗粒直接接触并沉积在肺组织内，通过机械作用直接损伤气道和肺泡上皮细胞。

肺部上皮细胞和巨噬细胞（肺泡内具有吞噬、免疫调节等多种功能的免疫细胞）受到$PM_{2.5}$的刺激后，会释放一些介导炎症反应的细胞因子，导致局部发生炎症损伤。

$PM_{2.5}$含有的多环芳香烃、重金属等成分会诱导肺泡上皮细胞和巨噬细胞产生氧自由基，进而对细胞产生毒性作用。

炎症因子和氧自由基能使呼吸道具有清除异物作用的纤毛变性、脱落、断裂，呼吸道清除能力下降，还会诱导上皮细胞发生"自杀式"程序性死亡，甚至诱发上皮细胞发生癌变，破坏肺泡的保护屏障。

PM$_{2.5}$还会降低肺泡内巨噬细胞的吞噬、免疫调节等功能，导致淋巴细胞等多种免疫细胞数量下降，降低机体的免疫功能，使得机体抵抗力下降。

更重要的是，PM$_{2.5}$还有致癌作用。一方面是由于PM$_{2.5}$通过上述作用损伤了上皮细胞，受损的细胞对致癌物质更加敏感，更易发生癌变；另一方面，PM$_{2.5}$中多环芳香烃等致癌物质可直接损伤细胞的DNA，引发细胞癌变。

（2）PM$_{2.5}$与呼吸系统疾病

①肺部感染

PM$_{2.5}$本身可吸附空气中的细菌、病毒等病原体，加之对免疫系统的损伤，机体对病原体的抵抗力下降，长期接触PM$_{2.5}$会使肺部感染的发生率增加，尤其是儿童和具有基础疾病的老年人更易受到影响，这是因为儿童呼吸系统发育不完善，而老年人器官功能衰退，咳嗽能力减弱，对异物的清除功能较弱。另外，值得注意的是，有研究提示，如果孕妇产前暴露于PM$_{2.5}$，出生的婴儿更易发生支气管炎、肺炎。

②慢性阻塞性肺疾病

慢性阻塞性肺疾病也就是老百姓常说的"老慢支"，多发生于长期吸烟者，这些患者肺功能明显下降，往往有慢性咳嗽、咳痰，活动后感到呼吸困难等表现，且容易发生肺部感染。研究显示，PM$_{2.5}$会促进慢阻肺的发生、发展，老慢支患者如果长期暴露于PM$_{2.5}$环境中，症状会明显加重，肺功能会显著下降。

③哮喘

多项研究提示，PM$_{2.5}$能够增加哮喘的发病风险，低浓度的PM$_{2.5}$即可诱发哮喘患者的症状发作，增加哮喘患者的住院率。

④肺癌

大量流行病学研究证实（图1-1），长期暴露于PM$_{2.5}$环境中会增加肺癌的发生率和病死率。空气污染（包括室内和室外空气污染）已经被国际癌症研究机构（the International Agency for Research on Cancer，IARC）列为Ⅰ类致癌物，是导致肺癌的重要原因。有研究提示，空气中细颗粒浓度每升高10 μg/m^3，会增加37%的肺癌死亡风险。

5. 保持居室内空气清新的小贴士

近年来，雾霾天气增多，人们对室外大气污染越来越关注，却常常忽略了人们停留时间更长的环境——室内。室内空气污染来源包括二手烟、燃煤

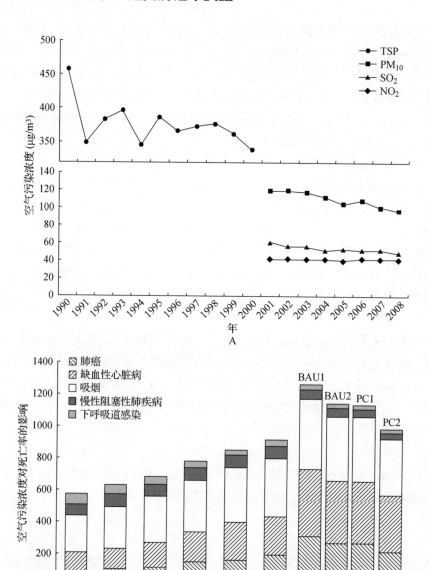

图1-1 1990—2008年我国空气污染浓度及空气污染浓度对死亡率的影响

引自 GUAN W J, ZHENG X Y, CHUNG K F, et al. Impact of air pollution on the burden of chronic respiratory diseases in China: time for urgent action [J]. Lancet, 2016, 388 (10054): 1939–1951.

或燃气产生的有害气体、厨房油烟、家具中的甲醛及装修建筑材料中的挥发性有机化合物等。室内污染往往浓度比较低，不会明显超标，但室内污染暴露时间长、污染物种类多，对人类健康造成了潜在威胁。减少室内污染关系每一个居民的生命健康。

①室内不吸烟

我国有烟民 3.5 亿人，禁止室内吸烟，减少二手烟危害对减轻室内污染十分重要。

②常通风换气

室内勤通风换气是减少室内空气污染的有效方式。春、夏、秋可留通风口或常开"小窗户"，冬季每天早、午、晚开窗 10 分钟以上。但如果室外空气污染较严重时，则应该尽量保持门窗关闭，减少通风时间，可以选择污染较轻的时间，如中午前后通风 20 分钟左右。有条件的家庭可选择空气净化器，既可以引入新风稀释室内的污染物，又能除去空气中的有害气体。

③慎用清新剂

空气清新剂、消毒剂、喷雾式杀虫剂内多含有毒物质，需慎用或者尽量不用。可以在室内放置植物作为天然空气清新剂，如吊兰、芦荟、虎尾兰，不仅可以释放氧气、吸附灰尘，还能够大量吸收室内的甲醛、一氧化碳、苯乙烯、二氧化碳等有害气体。一盆芦荟可吸入一平方米空气中 90% 甲醛，吊兰和虎尾兰对空气中甲醛的吸收率超过 80%。另外，吊兰还能吸收香烟烟雾中的尼古丁等致癌物质，在 8～10 平方米的房间内，一盆吊兰可以起到一台空气净化器的效果。茉莉、丁香、金银花、牵牛花、文竹等植物还能分泌杀菌素杀死空气中的某些细菌，抑制结核杆菌、痢疾杆菌、伤寒杆菌的生长。

④厨房要通风

使用通风良好的独立厨房，烹饪前打开油烟机，少用油炸、煎、烤的烹饪方式。

⑤空调要清洗

空调通风系统可传播军团菌、支原体等病原微生物，引发呼吸道传染病。空调还是螨虫滋生的温床。夏季使用空调前要先进行彻底清洗，可取出过滤网，先用清水冲洗，再用小苏打水清洗，最后清水冲洗干净并晾干后重新装上。使用空调时，每隔 1～2 小时通风 25 分钟左右，以保持室内空气流通，还可避免因室内外温差过大引起的"空调病"。

⑥加湿器勤洗

冬季室内常使用的加湿器同样是霉菌易滋生的场所，要定期清理。

⑦室内勤打扫：清除卫生死角

将拖布和抹布打湿后再擦地、擦桌子，或使用吸尘器打扫，尽量不在室内拍打被褥、衣服或擦皮鞋，以减少室内扬尘。

⑧宠物室外养

长期接触鸟、猫、狗等宠物掉落的羽毛、毛发有引发间质性肺疾病的可能，养宠物的家庭最好将宠物放置到室外。

第 2 章

认识肺结节

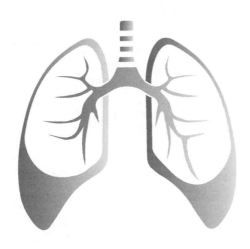
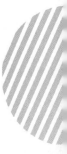

6. 什么是肺结节？

肺结节是指机体中存在的球体或类球体的组织增生体，在肺部 CT 检查中可表现为一团白色的影像。

每年全世界健康体检人群中有 31% 发现肺结节。近年来在我国体检中发现肺结节的概率也有逐年上升趋势，国内报道的肺结节检出率为 9.9%～17.74%，相当于每 10 个参加体检的人中有 1～2 个人会发现肺结节。肺结节在我国是一种相当常见的疾病，尤其是中老年人发现肺结节的概率更高。近些年由于大气污染等问题，肺结节的检出年龄有年轻化的趋势。那么到底什么是肺结节呢？

（1）肺结节的概念

所谓结节是指机体中存在的球体或类球体的组织增生体，而肺结节也就是存在于肺部的球体或类球体实性组织增生体。肺结节的直径≤30 mm（>30 mm 的归为肺肿块），其中又特别将直径在 5～10 mm 的定义为小结节，直径 <5 mm 的定义为微小结节。

（2）从影像学的角度认识肺结节

目前对于肺结节的检查主要依靠 CT、HRCT、MRI 等影像学手段。在 CT 影像中，对射线阻挡越低的地方越黑，正常时人体的肺内充满空气，因而对射线的阻挡能力较差，CT 中呈现黑色（部分大气道和血管对射线稍有阻挡，因而 CT 中可见白色条带状结构，即肺纹理），而由于肺结节内部是组织细胞，其结构相对致密，对射线的阻挡能力自然就高得多，因而在 CT 上表现为一团白色的影像，其具体的形态和位置因肺结节成因的不同而异。

（3）肺结节的分类

不同肺结节的密度不同，对射线的阻挡能力也不同，在 CT 中的表现也有差异。根据肺结节影像学的密度可将肺结节分为实性结节、部分实性结节和磨玻璃密度结节。

①实性结节：是指含气肺组织被软组织密度的成分取代的结节，其表现与周围的肌肉等软组织相似。

②磨玻璃密度结节：是影像学上表现与磨玻璃相似的结节，其密度介于实性结节与含气肺组织之间，但仍可见肺内支气管与血管。

③部分实性结节：同时包括上述两种结节的成分。

7. 肺结节是如何形成的？

体内外的各种刺激因素，如大气中的粉尘、香烟中的尼古丁、结核杆菌及真菌等因素均可损伤肺部细胞，导致局部组织增生形成肺结节。除此之外，癌细胞团和局部血肿等在影像学上亦可表现为肺部结节。

前面已经粗略地提到过，肺结节的本质就是组织增生，而正常情况下肺组织并不会发生明显的增生，但作为体内外气体交换的唯一场所，肺组织无时无刻不与外界环境发生密切联系。在这种情况下，来自机体内外的诸多刺激因素可能对肺组织细胞造成一定程度的损伤，而机体则通过细胞增殖来填补损失，同时增强抵御力量。目前，导致肺部细胞发生损伤的原因主要有以下几点。

（1）大气污染

污染大气中的粉尘、石化燃料废气、工业污染物如甲醛等，均可对肺产生刺激，进而引发肺组织的损伤，肺组织为了抵抗损伤而增生，形成结节，甚至发生癌变。

（2）吸烟

香烟燃烧所产生的尼古丁及不完全燃烧所产生的焦油（一种混合物，包括苯并芘、铬类化合物、砷类化合物、亚硝胺等多种致癌物）随呼吸进入肺部后，会对沿途经过的各处组织造成较大刺激，促使结节产生，甚至癌变。

（3）肺结核和非结核分枝杆菌感染

结核杆菌进入肺部，在肺部局部繁殖可形成结节样的病灶。结核杆菌可到达淋巴组织，并在相应部位形成结节病灶，同时结核杆菌刺激机体启动特异性免疫程序，引起肺部相应淋巴组织增生，参与肺结核结节的形成。

（4）真菌感染

肺部真菌感染导致炎症，周围纤维组织包裹后形成单发或者多发的结节。

（5）风湿免疫性疾病

风湿免疫性疾病在活跃期，肺内的特异性免疫组织增生活跃，肺内各处淋巴结增大可形成肺结节，同时由于病理性免疫攻击和纤维性包裹，肺内可出现多发的肺结节。

（6）恶性肿瘤

肺部恶性肿瘤体积尚小时，胸部 CT 可表现为肺结节。可通过结节形态、位置、数量、大小等多种参考指标综合判断，与良性病变相区分，还可以通过病理学诊断的方式加以明确。其他部位的恶性肿瘤进入血液，再进入肺部形成细胞团、转移灶，也是肺结节的原因之一。

（7）其他因素

肺组织内的血管增生并在局部排列紊乱可以形成血管瘤（瘤状的毛细血管团，并非传统意义上的肿瘤），肺实质内的局部少量出血可以导致局部血肿形成（血肿中心的血液凝固为坚实的血块随后演变为富含纤维和新生细胞的组织），胚胎期肺组织发育异常而引发的肺错构瘤在 CT 上同样可以表现为肺结节。

8. 肺结节就是肺癌吗？

近年来，体检发现肺结节的患者越来越多，给很多患者带来了困扰。那么，新发现的病变是良性的还是恶性的？发现肺结节是不是等于发现了肺癌？

实际上，肺结节不等于肺癌，且绝大多数肺结节（95% 以上）最终被确诊为良性病变，仅有很少一部分结节为恶性。

严格意义上来说，肺结节只是肺部组织的一种形态学和影像学改变，不过发现肺结节往往表示某些疾病正在发生或曾经发生。

有相当数量的民众因为分不清肺结节和肺癌而过分担忧，这是没有必要的。正如前面我们所讲过的，有相当多的因素都可以引发肺结节，很多良性病变如肉芽肿、风湿性结节、结核瘤、错构瘤、血管瘤等也可以表现为肺部结节；在恶性结节中肺癌占大部分，但也有少部分为其他部位恶性肿瘤的转移、淋巴瘤等。恶性肺部结节往往有其特异的影像学表现，可以与良性结节相鉴别，还可通过 PET-CT、病理检查等进一步明确诊断。

肺结节的影像表现类型对于判断结节的良恶性有一定的提示作用。肺内的细胞由正常到恶性，经历了正常细胞 - 间变 - 原位癌 - 肺癌的过程，时间上也有数年之久，多数情况下细胞在间变阶段 CT 上表现为纯磨玻璃影，并且体积较小、密度较淡，原位癌时也是磨玻璃影，但密度较高，到肺癌时 CT 表现为磨玻璃中出现实性成分。因此，磨玻璃结节中长出实性成分时要引起高度重视。文献报道显示包含实性成分和磨玻璃成分的部分实性结节为恶性的可能大，文献报道恶性率可达63%，磨玻璃结节为18%，而实性结节仅为7%。然而，磨玻璃密度结节仅是一种影像表现，不具有特异性，除肺腺癌及其浸润前病变（非典型腺瘤样增生、原位腺癌，可理解为癌症早期，及时切除通常预后佳）外，多种良性病变如肺部炎症、纤维化等也可能表现为磨玻璃密度结节。

　　总之，肺结节有可能是肺癌，但大部分肺结节都是良性的。因此，发现肺结节时先不要恐慌，应该咨询医生的意见，看是否还需进一步检查以明确结节的性质，必要时可以请专家进行多学科会诊决定下一步的诊疗方案。

9. 发现肺结节，需要做哪些检查？

　　发现肺结节后，首选高分辨CT对结节的性质做进一步的判别，而确诊则需要支气管镜或胸穿刺等活组织检查。除此之外，还可进行肿瘤标志物和PET-CT等检查手段。下面对各种检查手段做进一步的详述。

　　（1）胸部CT

　　胸部X线和胸部低剂量螺旋CT发现肺结节后，首选高分辨CT（high resolution CT，HRCT）进一步判断结节的性质。其中高分辨CT采用薄层扫描，每层厚度仅为1.5～2 mm，能够清晰显示肺结节的密度、边缘等情况，对于肺结节的良恶性鉴别具有重要意义。CT增强扫描有助于判断结节血运及结节周围血管情况，有助于判断结节性质。

　　（2）PET-CT

　　PET-CT诊断肺结节的准确性高，可帮助鉴别结节的良恶性，若为恶性，还有助于进一步分期。不过此法费用较高，且辐射量大，因此不作为首选，对怀疑恶性的可能大且经济条件较好者可以使用。对于磨玻璃等代谢不活跃的病灶，PET-CT容易漏掉。

　　（3）支气管镜或经胸穿刺活检

　　活组织检查是确诊的金标准。发现肺结节后，医生会对结节的恶性风险进行评估。当医生怀疑肺结节为恶性时，进行活组织检查能够明确诊断。获得活检标本的方式包括手术、支气管镜及影像引导下穿刺。中日友好医院呼吸中心经支气管镜特细针冷冻活检可对周围型肺癌进行活检，是新技术。支气管镜或经胸穿刺活检适合恶性可能较大的肺结节，或者高度怀疑为恶性肺结节。

（4）胸腔镜检查

胸腔镜检查是一种微创的诊治手段，可同时进行病灶楔形切除术，切除范围小，创伤小、恢复快，切除后还可送检标本进行病理检查，可同时达到明确诊断及治疗的目的。但是胸腔镜下楔形切除术仍有一定的手术和麻醉风险，因此适合高度怀疑肺结节为恶性，或者恶性风险为中等但通过穿刺活检未能取得病理标本，而且能够耐受胸腔镜手术的患者。

（5）肿瘤标志物检查

目前美国临床生化委员会和欧洲肿瘤标志物专家组推荐常用的原发性肺癌标志物有癌胚抗原、神经元特异性烯醇化酶、细胞角化蛋白片段 19 和胃泌素释放肽前体，以及鳞状上皮细胞癌抗原等。检查血清肿瘤标志物一般用于辅助判断结节的良恶性，如果患者肿瘤标志物水平显著升高，提示结节为恶性的可能性大。

10. 如何区别良性和恶性肺结节？

（1）CT 鉴别良恶性肺结节

一般来讲，恶性的肺结节主要指的是原发性肺癌灶、肺部转移癌灶及类癌灶三种情况。目前，肺结节的发现基本要靠胸部 CT 检查，因此我们先从 CT 检查的角度来谈谈恶性肺结节的 CT 表现特点。

①肺结节的大小

一般来讲，越小的结节恶性概率越低，结节直径 <5 mm 时，有 75% 可能为良性，直径超过 1 cm 时，恶性概率将会明显升高，超过 2 cm 的肺结节恶性概率可达 70%。

②肺结节的外观

良性病变外观多是光滑的、密度（即 CT 影像的明暗程度）均匀的、与周围组织分界清晰。而恶性结节由于生物学特性不同，影像上常表现以下几种典型特征。

1）毛刺征：恶性肿瘤因对周围组织的侵犯而表现为边缘极不规则，与周围组织分界模糊，甚至呈现出"毛玻璃样"，当边缘伸入周围组织呈"毛刺样"即为"毛刺征"。位置靠近肺边缘的肺结节可牵拉胸膜而引起胸膜内陷，称为"胸膜牵拉征"。

2）分叶征：由于恶性组织分裂生长速度极快，组织内部各处生长情况不同而可出现内部密度不均、分叶，称为"分叶征"。

17

3）厚壁偏心空洞：有时由于恶性组织生长过快，中心区缺乏足够的营养，导致中心区癌细胞坏死液化，最终形成中心空洞，这类空洞通常空洞壁整体较厚但各处薄厚不一，且内表面极不规则，可有小的"毛刺"，空洞中心常偏向某一侧而不居中。

4）支气管充气征：有时恶性结节内部可能出现含气的支气管（管壁增厚），称为"支气管充气征"。

③肺结节的位置

上叶尖后段和下叶背段的结节常为肺结核灶，可根据病史加以鉴别，由于恶性组织的对外侵袭性，若肺结节出现的同时存在肺门、纵隔淋巴结的肿大及胸腔积液等情况，也应考虑恶性结节的可能。

④肺结节的数量

当总数不超过 4 个时，恶性肺结节的概率随着肺结节数量的增加而增加，但当总数超过 4 个甚至达十余个时，恶性肺结节的概率反而降低（这是因为此种情况更多见于类风湿、肺结核等患者）。

⑤肺结节的体积变化

由于恶性细胞的倍增周期（即细胞数量翻番的时间）多为 3~18 个月，因此，在 1~2 个月内结节有明显增大的多为血肿、感染及免疫攻击等情况，而长期随访结节体积变化不明显的多为良性组织。而在 1~2 年内病变有无增长对判断病变的性质十分重要，所以患者在就诊时一定记住不仅要带来最近的胸部 CT，如果有最近 1~2 年内的胸部 CT 也要带来，对医生的判断将会有很大帮助。

⑥肺结节的"增强现象"

肺恶性肿瘤多可出现内生微血管并依赖动脉供血供养肿瘤细胞，而良性肿瘤不会有此种现象，因而对可疑肺结节进行增强 CT 扫描检查可以鉴别，如肺结节有较为明显的增强现象，则恶性的可能性较大（由于分辨率的限制，增强 CT 扫描检查需要肺结节达到一定的大小）。

（2）流行病学鉴别良恶性肺结节

上面所说的是针对 CT 检查的判断方法，实际上，除了依靠 CT 检查外，我们还可以参考其他很多指标来辅助鉴别。

①吸烟

吸烟是最容易想到的指标之一。烟草燃烧产生的烟雾中含有尼古丁、苯并芘、铬类化合物等数十种危险的致癌物，同时还含有数百种对癌症的发生有诱发作用的促癌物质。研究表明，吸烟可以使肺癌发病率升高数十倍，因此，对于有长期吸烟史的人群，发现肺结节后应当予以警惕。

②年龄

年龄是最容易被患者忽视的指标之一。肺部恶性肿瘤患者主要分布在中老年人群中，青年人群发生肺部恶性肿瘤的概率极低。研究报道 40 岁以下患者肺结节为恶性的概率仅为 3%，而 60 岁以上老年人肺结节为恶性的概率超过 50%，超过 70 岁时恶性概率可达 88%。

③性别

性别是一个容易被误解的因素，很多人都认为由于生活习惯和传统观念等因素的影响，男性发现恶性肺结节的概率更高。但事实上，这并不是绝对的，反而在女性发现磨玻璃样肺结节时，肺结节为恶性的概率要高于男性。

④家族史

家族史（家族中患有或曾患有肺部恶性肿瘤的情况）也是具有参考意义的指标之一。多种恶性肿瘤均具有一定的家族聚集性，而肺部恶性肿瘤就有这种特点，也就是说，如果家族中有亲属曾患有或正在患有肺部恶性肿瘤，那么当事人检出的肺结节为恶性的概率将升高，而且如果患者以前患过肺部恶性肿瘤，再发现肺结节的恶性概率也将升高。

除肺部恶性肿瘤外，血管瘤、血管畸形同样具有一定的家族聚集性，因而家族中有上述疾病的患者也应考虑肺部血管瘤及血管畸形的可能。

⑤特殊职业史

特殊职业很早就被证实是肺结节及肺部恶性肿瘤的危险因素。在工作中长期接触石棉等可吸入性致癌物及镭、铀等放射性物质的人群，发现肺结节为恶性的概率较大，一旦检出肺结节应当予以重视。

⑥既往病史

有恶性肿瘤史的患者肺部结节为恶性的概率明显增高，可达 42%。而老幼病残及特殊感染（如 HIV 病毒感染者）的人群由于免疫力低下，肺结节为病原体感染所致的概率较高；有类风湿性关节炎等风湿免疫性疾病病史（曾患或正在患有）的人群发现肺结节为免疫病理损伤（良性病变）的概率要大大提升；有结核杆菌感染史（曾感染过结核杆菌）或发现肺结节的同时伴有低热、盗汗、乏力等结核中毒表现，亦或是 CT 发现上叶尖后段、下叶背段某处肺结节或整体呈现"哑铃形"的人群，肺结核的可能性更大并需要进一步的排查。

⑦其他

严谨地来说，还应考虑经呼吸道进入的异物、肺部血肿等情况。呼吸道吸入异物一般均会有异物吸入史，多较为明确，且 CT 多可分辨出异物，但对于存在时间很长，外面有较多纤维性组织包裹的异物，如儿时误吸的小零件等，不具有明确的异物吸入史，且 CT 难以分辨，则需借助其他手段如增强 CT、PET-CT 及活检等加以鉴别。

11. 专家教你看图识别肺结节良恶性。

（1）看边缘

前面提到过，恶性结节向外浸润生长多表现为边缘不规则而模糊，然而实际上不是所有肺结节都按照典型的形态生长。有些恶性病变和肺部炎症鉴别也很困难。肺部炎症同样可以表现为不规则的磨玻璃影，伴有实性成分，比如图 2-1a 和图 2-1b 的病变，其中有一个是肺癌；另一个是肺炎，你能看出它们的区别吗？

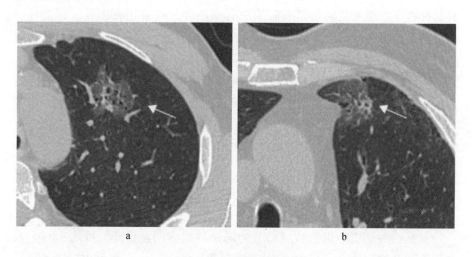

a   b

图 2-1 识别肺结节良恶性

引自 Infante, M., et al., Differential diagnosis and management of focal ground-glass opacities. Eur Respir J, 2009.33（4）：821 - 7.

仔细观察后你可以看到，图 2-1 中 a 的病变边缘不规则但清楚，而图 2-1b 中的病变边缘小部分清楚但大部分是模糊的，a 中病变内部的实性成分略多于 b。最终活检病理的结论是：前者是肺癌，后者是肺炎。实际上在临床工作中遇到不确定的情况，我们常常会建议患者先进行抗感染治疗后再复查病变是否消退，两次以上的胸部 CT 结果对排除肺部炎症非常重要。

（2）看血管

肺癌作为一种恶性肿瘤，要实现无限生长需要大量的营养，这就决定了它必须要有血管供应营养物质，因此即使在肿瘤很小的时候周围也会有血管连接（图 2-2）。看结节与血管的关系是鉴别良恶性的重要方法。

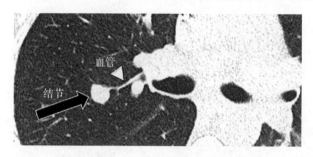

图 2-2　结节周围有血管连接

引自 Gu X，Xie W，Fang Q，et al. The effect of pulmonary vessel suppression on computerized detection of nodules in chest CT scans. Med Phys. 2020 Oct；47（10）：4917 - 4927.

（3）被胸膜阻挡者是原发肺癌

患有其他恶性肿瘤的患者经常需要复查胸部 CT，明确在 CT 上发现的结节到底是转移癌还是肺本身的第二原发癌（相对于肺癌的第一个病灶而言，在排除转移癌的前提下，肺内出现的第二个癌症病灶）十分重要，因为这两种情况的治疗策略完全不一样，出现转移灶后以全身药物治疗为主，可辅以局部放疗，而如果是第二原发的肺癌，则要按照肺癌的分期和治疗原则进行治疗。

在图 2-3 中 a 显示的是原发肺癌，而 b 为直肠癌肺转移。原发肺癌长得相对较慢，遇到胸膜时受到阻碍，会沿着胸膜生长，CT 表现为沿胸膜侧的边缘较为整齐，而转移性结节长得快，呈扩展性生长，CT 多表现为较规整的圆形。

12. 发现肺结节，应该如何面对?

发现肺结节后，应当第一时间寻找富有临床经验的医生予以鉴别，根据结节可能的良恶性程度，决定下一步的检查和治疗措施。

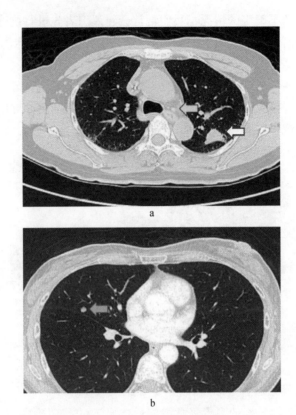

图 2-3　转移癌还是原发癌

引自 Chang，T. K.，et al.，The clincopathological variables to differentiate the nature of isolated pulmonary nodules in patients who received curative surgery for colorectal cancer. Asian J Surg，2019. 42（2）：425 – 432.

　　肺结节多在体检或因其他情况进行胸部 CT 检查时发现，此时不必过度惊慌，毕竟可以引发肺结节的因素是复杂多样的。应当第一时间找有经验的专家鉴别，一般是在放射肿瘤科、呼吸内科、胸外科（心胸外科）或肿瘤内科、肿瘤外科诊断肺结节。现在的大医院分科很细致，即使是放射肿瘤科医生也各有专长，有的专长于脑瘤的诊治，有的专长于鼻咽癌的诊治，也有的专长于淋巴瘤的诊治。本书的主编朱广迎教授就专长于鉴别肺结节的良恶性和肺癌的诊治。

　　一般情况下，医生会根据各方面的信息，通过前面讲过的方法判断肺结节的良恶性，然后决定下一步的诊治安排。

（1）高度恶性可能的结节

对于有足够证据怀疑肺结节为恶性者，可进行病理学检查或先进行增强CT 检查，有条件的患者还可进行 PET-CT 检查，再根据结果进行判断。一般是在纤维支气管镜或 CT 引导下穿刺活检取样，进行病理确诊。

老年人容易合并心脏病等疾病，取样的风险增加，患者和家属常常很纠结。国际上意见也不完全一致。如果患者有多次 CT 显示结节生长变大、已行 PET-CT 检查、经肺结节肺癌多科联合会诊、家属理解治疗风险，并经医务处同意，可以对少部分临床诊断为早期肺癌的患者实施精准放疗。

（2）性质不确定的结节

对于尚不能明确的结节，可根据肺结节的大小安排患者定期复查胸部CT 以便掌握肺结节的情况（如生长速度、有无侵袭性等）。

肺内结节直径 <5 mm，肺癌的可能性较小，随访观察即可，第一次随访时间要早，一般为 3 个月左右，以后可以每半年复查一次。

密度低的磨玻璃影结节一般发展慢，但演变成癌的可能性较大，需要密切随访。随访过程中出现结节增大或者部分实性结节的实性成分增多等恶性征象要按照高度恶性可能的结节处理。

（3）排除恶性可能的结节

若结节为良性倾向，医生多会建议患者定期观察，患者只需遵照医生的医嘱即可，不必有心理负担，更不必盲目地从其他途径自行获取专业信息，毕竟患者不是医学专业出身，对很多信息难以正确选择和解读，一旦造成误解，很可能会加重不必要的心理负担，影响患者的健康。

13. 肺结节的处理手段有哪些？

肺结节只是一种表现，而引发这种现象的因素复杂多样，每种情况都有不同的治疗手段，如密切随访、针对良性疾病的专科治疗、针对恶性肿瘤的手术和放化疗等的综合治疗（图 2-4）。

发现肺结节后，首先要注意的是患者是否有恶性肿瘤病史，如果有，则要考虑肺结节是否由原来的恶性肿瘤转移来的，综合多方面的信息，如果患者诊断为某肿瘤肺转移，则按某肿瘤的治疗原则进行下一步治疗，而不是按肺癌治疗，这是原则问题，大家一定要牢记；如果没有恶性肿瘤病史，则需要判断肺结节的良恶性，再做相应的处理。对于暂时无法定性者则需要 CT随访。

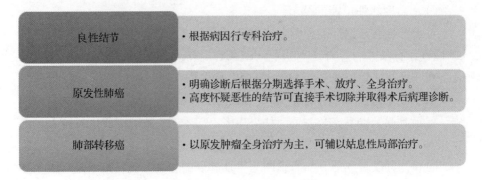

图 2-4 处理肺结节的手段

如肺结节确诊为恶性，将需要进一步判断是原发性肺癌还是肺部的转移癌，前者将根据分期的早晚选择手术切除（多用于分期较早的情况）、放射治疗、全身化疗等不同方式予以处理，而后者多提示分期较晚，进行保守治疗、姑息治疗等的可能性将大大升高。如果肺结节确诊为良性病变，将进一步根据肺结节的实际情况采取对应的治疗，对确诊为风湿免疫性疾病、感染、肺结核等疾病者，应当予以相应的专科治疗。

肺部结节高度怀疑为肺癌或者存在高危因素者一般需要穿刺活检或者手术切除明确诊断。对于高度怀疑恶性的早期结节，可以直接进行楔形切除并进行活检；若患者不愿手术或者身体情况差不适合手术，首选穿刺活检，明确诊断为恶性后再进行放疗。对于能够耐受手术但手术风险较高的患者，如年龄超过 75 岁或者肺功能差的患者，也可考虑放疗。近年来，放疗技术发展迅速，立体定向体部放疗治疗早期肺癌取得了肯定的疗效，可达到与手术相似的肿瘤控制率和生存率，且和手术相比，立体定向体部放疗的安全性更高，因此，推荐不能耐受手术或者高危手术的患者选择立体定向体部放疗。

如果病情复杂，建议请专家进行多学科会诊，对每个结节单独评估后再决定处理。总的来说，优先处理危险度最高的结节，如果有多个高度危险的结节，则按照各自的处理原则分别处理。

如果肺结节性质一时难以确定，可在随访观察的同时选择部分中药治疗，中日友好医院有的专家正在做这方面的研究。另外首次发现的肺结节，其性质难以确定时，要在 3 个月之内再做一次随访 CT，避免个别肿瘤生长快、发展快，给患者带来不必要的危害。

14. 有哪些措施可以预防肺结节？

（1）避免肺结节的危险因素

引发肺结节的因素复杂多样，在我们日常生活中难以全部避免。但是，其中的大部分因素还是可以避开的，比如吸烟。

①戒烟是目前最为有效的方法之一，无论吸烟者何时戒烟都能从中获益，并且戒烟时间越长，肺癌发生率越低。

②生活在大气污染严重地区的居民，尽可能地做好防护工作，如在雾霾天气正确佩戴 N95、N97 口罩等或移居到大气污染轻微的地区均可以显著降低患肺结节风险。

③从事特殊职业、接触粉尘的工人作业时应做好防护，戴好防尘面具或者防尘口罩。

④室内勤通风，尽量不燃煤，厨房使用抽油烟机。

⑤养成健康的作息和科学的生活方式，勤锻炼身体，做好保健工作。

⑥避免与活动性肺结核患者发生接触等均可有效降低肺结节的发生率。

（2）合理饮食

总的来说，各种病因引起的肺结节均与饮食关系不大。肺结节患者应采取和其他人一样的健康饮食。国外研究显示富含蔬菜水果的饮食与降低肺癌风险有关，因此日常生活中要多吃蔬菜水果。对于结节为肺结核的患者，由于结核属于消耗性疾病，饮食上应合理搭配，多吃营养丰富的食物。

（3）定期体检

肺癌高危人群定期体检有利于早期发现肺部结节。X 线和胸部 CT 检查是肺部最常用的检查方法。胸片对肺结节的敏感性低，漏诊率高，难以显示小结节和低密度的结节，目前已经不再用于高危人群的肺癌筛查。胸部低剂量螺旋 CT 对肺癌的检出率高，研究证明其应用可降低 20% 肺癌的死亡率，是目前公认最有效的肺癌筛查检查手段。我国 2018 年发布的《中国肺癌低剂量螺旋 CT 筛查指南》推荐 50 ~ 74 岁、每年吸烟 20 盒以上的烟民（如果已经戒烟，戒烟时间短于 5 年）每年进行胸部低剂量螺旋 CT 筛查，以达到早发现、早诊断、早治疗的目的。中国肺癌患者相对年轻，建议体检的年龄放宽到 40 岁。

有些患者可能会担心胸片、CT 检查的辐射对身体的副作用。一般来说，CT 的辐射剂量高于胸片，但目前最常用的低剂量螺旋 CT 辐射剂量接近胸片，且能够保证图像质量。其实任何检查都有一定的风险，胸片、CT检查有一定的辐射量，对于肺癌发病风险低的人群应该谨慎考虑。国外研究显示，年龄在50岁以下的人群，并不能从胸部低剂量螺旋CT筛查中获益，因为肺癌在这一人群中较为少见，筛查带来的死亡率降低的好处并没有超过辐射给患者带来的危害。然而对于年龄超过50岁、每年吸烟超过20盒的既往或者正在吸烟者，也就是肺癌的高危人群，低剂量螺旋CT能够早期检查出肺癌并及时处理，积极意义远大于辐射可能造成的损害。PET-CT检查的辐射大多数来源于其中的CT，少部分来源于其中的PET，PET-MRI的辐射远远低于PET-CT。

附 肺结节临床实例

1. 早期肺癌立体定向放疗可根治

患者，女，73岁，主因"胸痛3周余"就诊。既往高血压病史30余年，血压控制可。退休前是一名中学教师。

2012年4月初的一天夜间，患者因为无明显诱因的胸痛而从睡眠中疼醒，自行服用了一片布洛芬才缓解。第二天一早患者便就近来到一家医院就诊，听了她的描述，医生建议做一个胸片，很快胸片结果出来，显示右肺索条影，医生建议进一步查胸部CT，胸部CT结果回报右下肺索条影，肺癌待排。后患者到多个医院请专家看了片子，专家一致认为肺癌可能性很大，有专家建议她直接进行胸腔镜下微创手术，根据术后病理结果确定病变性质。正在踌躇之际，患者曾经的一位学生（已成为一名知名的骨科专家）听说了她的情况，建议她先进行穿刺活检，活检病理结果回报确实为肺腺癌。这位骨科专家又告诉患者，若为早期肺癌，不一定要做手术，现在有一种新的治疗手段叫作放疗，也可治疗肿瘤。在其介绍下，患者来到朱广迎教授的门诊就诊。

朱广迎教授了解到她的病史、胸部CT和病理结果后，建议先完善骨扫描、腹部及锁骨上B超，以及脑检查等全身分期检查，各项检查结果均未见远地转移，因此可以诊断为早期肺癌（右肺腺癌 $T_1N_0M_0$ I期）。向患者充分告知早期肺癌手术为标准治疗手段，但患者姐姐早两年出现了患者类似的病灶，手术之后一年多就复发去世了，患者执意选择立体定向放疗，于2012年5月进行了右肺下叶病灶的立体定向放疗，放疗剂量为48 Gy，分4次进行。

放疗后复查显示病灶变淡，一年后患者又进行 PET-CT 检查，结果显示未见肿瘤复发征象，后定期复查至今已有近 10 年，复查均未见肿瘤复发征象。如今患者已有 82 岁了，在家里基本的家务活动都能做，日常坚持锻炼身体，平日或与儿孙享天伦之乐，或和朋友们一起出去游玩，比一般的 80 岁老人状态还好，她说："不和朋友们说，大家都看不出我得过这个病呢。"

值得一提的是，患者的二哥也确诊了肺癌，手术后很快复发，患者特地将二哥接来，经多学科会诊确诊为左右双肺原发肺癌，做了双侧肺部精确放疗，后定期复查一直很好，如今患者的二哥已有 91 岁高龄了。

如今随着体检的普及，早期肺癌的发现率越来越高，尤其见于许多老年患者，是否要手术成为很多患者纠结的一个问题。尤其是一些 70 岁以上的高龄患者，常常有高血压、糖尿病、心血管病等多种基础病，手术风险高，这时我们不要忽略，立体定向放疗也是可选的手段之一，其治疗创伤小、风险低，且可以获得和手术相媲美的生存率和肿瘤控制率。

2. 有血管连通的肺结节恶性可能性大

2017 年，上海一位 27 岁小伙子因为右肺结节不好判断是良恶性，迟迟不能确定是否应做手术，托人来到朱广迎教授的门诊看肺结节，朱广迎教授根据结节形态、大小、密度等特点，特别是结节有一根血管与肺门相连，果断建议患者手术，第二周患者打电话表示感谢，手术病理示早期肺腺癌。

3. 毛刺直而且硬、由粗变细提示肺癌

2019 年，北京海淀一位公司高管，体检发现右肺结节，看朱主任门诊，朱主任根据经验，特别是结节的毛刺不长、直而且硬、从结节边向外由粗变细，认为肺癌可能性大，建议进一步检查，患者进行了超声、支气管镜检查和病灶、隆突下淋巴结、纵隔淋巴结三处取样，病理检查均未见癌细胞，患者很高兴地再次看朱主任门诊，朱主任建议不能掉以轻心，建议手术，手术后病理证实为腺癌。患者纳闷："都说病理是金标准，朱主任看 CT 比病理还准？"朱主任常以此例鼓励学生好好学习肺部 CT 和其他新技术。

第 3 章

认识肺癌

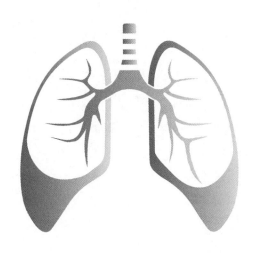
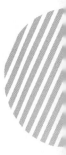

肺癌的概述

15. 何为肺癌?

所谓"癌",是指发源于上皮组织的恶性肿瘤,而肺癌就是起源于支气管黏膜上皮的恶性肿瘤,又称为支气管肺癌。

人体的肺部是由大大小小的气道(各级支气管)、肺泡(用于血液与空气中的氧气、二氧化碳等的交换)及一些间质组织、血管等组成,而上皮组织覆盖于各个组成结构的表面起到保护等多种作用。支气管黏膜上皮在各种内外致癌因素和促癌因素的作用下,经过一个复杂的癌变过程,发生基因突变,导致细胞增生和异常分化,最终形成的肺部新生物即肺癌。

需要指出的是,我们这里所说的肺癌,指的是发源于肺的恶性肿瘤,也就是原发性肺癌,而肺部转移瘤(发源于其他器官组织的肿瘤通过血液等途径转移到肺部)则不包括在这一范畴内。

恶性肿瘤之所以令人谈之色变,是因为恶性肿瘤具有无限增生、迅速生长、免疫逃逸、侵袭性强等特点,因其生长不受控制,从而疯狂抢夺正常组织的营养,并通过各种复杂的机制逃避机体的免疫攻击,使机体难以将其及时清除,同时通过血液循环、淋巴循环等途径在全身广泛转移,并在新的区域不受控制地生长,这样会严重影响周围区域的组织并致使其难以发挥原有的功能。就这样,正常组织细胞难以获得正常生长所需的营养,而免疫系统又无法及时为正常组织细胞提供有效保护,使得正常的组织细胞难以生存,器官系统功能衰竭,最终油尽灯枯。

16. 我国肺癌的发生率、死亡率高吗?

近年来,肺癌的发病率在世界范围内均呈逐年上升趋势。2018 年 WHO 发布的《全球癌症报告》显示,2018 年全球新发肺癌 210 万例,约占全部新发癌症的 11.6%。肺癌死亡率约占全部癌症死亡的 20%,肺癌死亡率在所有癌症中排首位,发病率位居第二。

目前肺癌发病率在我国男性所有癌症中排第 1 位,在女性中排第 2 位,仅次于乳腺癌;不过在农村地区,不论男女肺癌都是发病率最高的恶性肿瘤。而死亡率方面,我国肺癌死亡率在男性和女性均占第 1 位。根据 2018

年发表在《中华肿瘤杂志》上的《2014 年中国恶性肿瘤发病和死亡分析》，我国每年新发肺癌病例约78.1 万，平均每 10 万人中就有约57 人发生肺癌，在所有恶性肿瘤中排第 1 位。其中城市每年新发病例约45.7 万，农村每年新发病例约32.4 万。每年因肺癌而死亡的人数达62.6 万，相当于每天有大约 1715 人因肺癌死亡。而据估计 2015—2030 年肺癌造成的死亡有可能再增加 40%。肺癌已成为严重危害我国居民健康的一大疾病。

男性肺癌的高发地区为欧洲、东亚、北美，女性肺癌的高发地区为北美、北欧、西欧、澳大利亚、新西兰及东亚。全球各地区肺癌发病的差异和烟草的流行状况显著相关。在美国、英国、丹麦等西方国家，烟草流行的高峰是在 20 世纪中期，如今在这些国家肺癌男性发病率已处于下降趋势，女性也不再增长。而包括我国在内的一些发展中国家，目前烟草尚处于流行阶段，除非采取积极的控烟措施，未来几十年内肺癌发病率仍有继续增高的可能。

在全球范围内，男性肺癌的发病率高于女性，男女发病比例约为 2∶1，主要原因可能是男性的吸烟率高于女性，然而近年来，女性肺癌发病率有上升趋势。尽管我国女性吸烟率低于一些欧洲国家，但是女性肺癌发病率并不低于这些国家，考虑可能与室内污染有关（煤烟和油烟）。最近认为室外污染同样可以导致肺癌，长时间接触高水平的 $PM_{2.5}$ 颗粒物将会使肺癌发病风险增加。

肺癌的发生

17. 肺癌是如何发生的？为什么会得肺癌？

肺癌的癌细胞并不是外来的，而是机体自身原来正常的细胞由于受到多种因素的影响发生转化而来的，也就是说，这些"穷凶极恶"的癌细胞原本不该这样。那么是什么原因导致了这种转化呢？要弄清楚这个问题，我们需要从这些恶性细胞还没有"变坏"的时候讲起……

机体细胞是十分脆弱的，我们之所以能够保持健康，是因为机体经过数百万年的进化，已经发展成一套较为完善的防御和修复机制。例如，我们进化出的免疫系统对侵入机体的细菌、病毒等能及时予以攻击消灭，我们与外界相接触的部位进化出坚实的屏障阻挡外界的损伤和刺激（皮肤、黏膜）。

我们的肺作为机体与大气进行气体交换的唯一场所，面对自然界中的各种损伤性因素更是首当其冲，因此，纵然肺部各级支气管和肺泡均已进化出上皮组织予以保护，但每时每刻仍会有大量的上皮细胞受损。但是，我们肺部的上皮组织深部保存有可以增殖分化的基底层干细胞，这些干细胞不断分裂并转化为肺组织的上皮细胞以填补损失。

看到这里，有人可能会产生疑问：干细胞也是不断增生，恶性肿瘤也是不断增生，这两者之间是不是有什么联系呢？实际上，恶性肿瘤细胞的真正来源正是这些不受我们控制的干细胞（而不是已经分化成熟的肺部上皮细胞）。

（1）干细胞为什么能"变坏"

事实上一切细胞的活动均需要听从核心区域基因的"指令"，众所周知，每个人都是从一颗受精卵（一个细胞）开始的，因此，组成人体的亿万细胞均含有相同的、全套基因，只不过这些基因并不会都表达出来，不同部位、不同功能的细胞根据需要表达某一部分的基因，剩下的基因处于"沉默状态"。机体的众多基因中有两组比较特殊的基因——原癌基因和抑癌基因（之所以说两组是因为原癌基因和抑癌基因均不只有一个，而是很多个）。简单来说，原癌基因负责让细胞分裂增生，而抑癌基因抑制这一过程。在机体的正常干细胞中，原癌基因使干细胞得以不断分裂增生，而抑癌基因保证干细胞的增生处于严格调控之下，使其停留在对机体有益的范围内。一旦由于某种因素的作用，二者的平衡被打破，使得抑癌基因无法制衡原癌基因，将导致细胞的增生过程失控，进而走向无限增生的道路。

（2）干细胞"负重前行"

机体吸入的空气中有一些污染物如焦油（烟草燃烧产生）、尼古丁、苯并芘、氧化亚砷，甚至烹饪油烟中的某些物质成分会不断对表层上皮细胞造成损伤，促使干细胞改变分化方向以产生更能抵御这种特定损伤的上皮类型（上皮细胞分为很多类型，每种类型都有各自的功能特点，如单层纤维柱状上皮善于吸收营养物质，广泛存在于消化道中；鳞状上皮厚而坚韧，善于抵抗外界各种刺激，广泛存在于皮肤、食管、口腔等处），肺部原本为假复层纤毛柱状上皮，可以分泌黏液吸附大气中的尘埃、细菌等以净化吸入空气，并通过纤毛的摆动将含有这些杂质的黏液（所谓的痰）送到咽喉后通过咳嗽排出体外，但这种上皮类型毕竟较薄，不善于抵御物理和化学性刺激，于是肺部上皮的干细胞不得不分裂转化为厚而坚韧的鳞状上皮，以期可以尽量抵御各种损伤因素保护肺组织，这种改变称为"化生"。

（3）干细胞的"黑化"

这并不是长久之计，如果这种来自外界的损伤刺激持续存在，最终，损伤可能会穿透表面成熟的上皮而到达深部的干细胞区域，而干细胞为了改变原有的分化方向，已经被迫调整了基因表达，这一过程涉及数目庞大的基因和极其复杂的细胞内信号转导通路的改变。在这种情况下，损伤性的刺激一旦成为"压垮骆驼的最后一根稻草"，将会导致干细胞基因表达调控发生紊乱，甚至导致干细胞基因突变，而一旦原癌基因和抑癌基因发生突变，干细胞的分裂增生将会脱离原有的严密控制，进而如脱缰的野马，开启不受控制地无限增生，这时，干细胞就转化成了癌细胞。此外，若环境中存在放射性污染，放射源所产生的高能粒子流可以直接穿透机体组织到达干细胞区域，并对干细胞的基因进行强烈的轰击，直接导致基因突变的发生。

（4）最后防线的突破——免疫逃逸

实际上，类似的过程可能每天都会发生，但这时机体还有最后一道防线——免疫系统。癌变的细胞所表达的基因发生了改变，因此其与正常细胞变得不同，免疫细胞可以识别这一特点，及时发现这些恶变的细胞并在其发展形成一定规模前组织力量将其消灭。而在某些情况下，恶变的癌细胞通过一系列复杂的基因活动，形成独特的免疫逃逸，即癌细胞以某种手段逃避了机体免疫系统的"追捕"，因而获得机会发展壮大，并最终形成具有一定规模的实体肿瘤。当其体积达到一定规模时，便可被CT等检查手段发现（各种影像学检查均有一定的分辨率，体积过小的结构多难以发现），这时，医生根据CT影像学表现、相关化验检查、病史、体征及病理学检查结果最终确诊。

（5）肺癌的长大

肺癌作为一种恶性肿瘤，癌细胞能够无限增生且速度极快，这需要充分的营养支持。单纯依靠外围血供应养分显然不能满足内部恶性细胞的需要，这甚至会引发肿瘤内部一些区域的恶性细胞发生坏死液化，最终形成恶性空洞，因此，通过一系列复杂的基因开启、选择性表达等过程，恶性肿瘤内部将会形成"毛细血管网络"，并与外部血液循环相连通，以使更多携带营养物质的血液进入肿瘤内部供养恶性细胞，为其无限增生提供"后勤保障"，这也是临床上对良恶性肿瘤鉴别的指标之———有无内部血流，部分位置较浅的肿瘤如乳腺部的肿物可用超声探头探知内部有无血流流过，而对于很多超声探头难以探及的肿瘤如肺、消化道等部位的肿瘤，通过增强 CT 检查便可以探知。

（6）肺癌的转移扩散

恶性肿瘤的"野心"很大，不会偏安一隅。正常细胞膜上大量存在的粘连蛋白等是使自身固定位置的蛋白，而为了获得更大的生存空间，恶性细胞表面的粘连蛋白非常少，这让其得以从原有的位置上脱离，并向邻近组织扩散，不断压缩周围正常组织的生存空间，抢夺营养，导致邻近的组织细胞难以正常工作。不仅如此，恶性细胞甚至可以表达某些酶系来分解血管的基底及管壁，以使其得以侵入血液循环，并随血液到达全身其他组织器官，一旦有合适的机会，恶性细胞便会侵入其他组织器官并在"新开辟的殖民地"上继续无限增生（这就是我们平时所说的"转移"）。对于淋巴循环（人体除血液循环外的另一个体液循环），恶性肿瘤细胞也用相似的手段侵入，并搭乘循环的顺风车到达远处组织进行转移。同时，对血管的破坏也使得恶性肿瘤有造成出血的风险。随着恶性细胞在体内不断地挤占正常组织细胞的生存空间，并继续无限增生而持续消耗巨大的能量，导致机体难以维持正常代谢，机体其他正常细胞因长期缺乏能量而逐渐萎缩、死亡，原本依赖这些正常细胞活动而维持的正常生理功能进而减退甚至丧失。最终，在恶性肿瘤的持续消耗下，机体"油尽灯枯"，走向死亡。肿瘤治疗就是通过手术、化疗、靶向治疗、免疫治疗、X 线放疗、质子放疗等阻断这一过程，延长患者寿命。

18. 肺癌发生的危险因素有哪些？

实际上，我们所生活的环境其实是充斥着各种各样的损伤性因素的，如空气中的细菌、病毒、真菌孢子、大气污染物、紫外线、化工废物等。下面我们重点介绍一下导致肺癌发生的主要危险因素（表 3-1）。

表 3-1　肺癌发生的主要危险因素

烟草接触	吸烟、二手烟暴露
空气污染	工业废气、汽车尾气、厨房油烟、煤烟、室内氡气污染
职业接触	石棉工人、煤炭工人、金属矿工等
电离辐射	医疗照射、自然界

肺部慢性疾病	慢性阻塞性肺疾病、肺结核、哮喘
遗传	家族肺癌史、恶性肿瘤家族史

（1）吸烟

目前认为吸烟是肺癌最重要的高危因素，80%～90% 的肺癌与吸烟有关，吸烟者患肺癌的风险比不吸烟者高 20 倍。二手烟同样可以导致肺癌，与吸烟者共同生活的人患肺癌的风险可增加 20%～30%，在不吸烟的肺癌患者中有 20% 的人是由环境中烟草烟雾引起。烟草中有超过 4000 种化学物质，其中多链芳香烃类化合物（如苯并芘）和亚硝胺、烟碱等有很强的致癌活性，烟草已经被列为 A 级致癌物。然而，我国控烟形势仍然十分严峻，中国是世界上最大的烟草生产和消费国，数据显示截至 2015 年我国有 3.15 亿烟民，其中 28% 的人烟龄超过 15 年。尽管国家采取各种措施减少吸烟，吸烟率有所下降，但是由于人口增长等原因，总的吸烟人数仍然是上升的。美国在 100 多年前的研究中发现，香烟销量上升后 20 年左右，肺癌的发生率跟着上升，而且上升幅度相似；大量人群戒烟后 20 年左右，肺癌的发生率随之下降，形成明显的双向曲线，所以再次提醒烟民朋友，不要再有幻想，尽快戒烟。

（2）空气污染

城市肺癌发病率明显高于农村，主要原因是城市地区工业发达、交通量大，工业废气和汽车尾气中含有苯并芘、致癌烃、二氧化硫、$PM_{2.5}$、PM_{10}、二氧化氮、一氧化氮、臭氧等致癌物质污染大气。除了大气污染，室内空气污染也是诱发肺癌的重要危险因素，尤其是女性，长期接触厨房内的油烟、煤烟，肺癌患病风险会增加。另外，室内装修材料、建筑材料中含有的氡气也是诱发肺癌的重要因素。

（3）职业接触

在某些工业部门和矿区职工的作业环境中存在致癌物质，如氡气、石棉、铬、镍、砷、煤油、煤焦油等，多项研究显示长期接触这些物质的工人，其肺癌发生率明显高于一般人群。

（4）电离辐射

肺是对放射线较为敏感的器官。美国曾有报道示开采放射性矿石的矿工 70%～80% 死于放射引起的职业性肺癌，以鳞癌为主。不过电离辐射也可以

是非职业性的，据美国 1978 年的一项报道，一般人群的电离辐射有 49.6%
来自自然界，44.6% 来自医疗照射。

（5）既往肺部慢性感染

患有慢性阻塞性肺疾病（简称慢阻肺）、肺结核、哮喘、肺纤维化等肺
部慢性疾病人群的肺癌发生风险增加，慢阻肺与肺癌存在共同危险因素如吸
烟、职业接触等，已有研究提示肺结核、哮喘对肺癌发生有促进作用。

（6）遗传等因素

家族聚集、遗传易感性、免疫功能降低、代谢紊乱、内分泌功能失调、
饮食等因素也可能在肺癌的发生中起重要作用。

19. 肺癌会遗传和传染吗？

肺癌不是遗传性疾病，更不是传染病，但具有"遗传易感性"，即父母
患病的条件下呈现给下一代易患肺癌的倾向。

流行病学数据显示肺癌确实有遗传相关性，如果父母或者兄弟姐妹中有
肺癌患者，个体患肺癌的风险将明显增加。如果亲属中有 60 岁前患肺癌者，
那么该个体患肺癌的危险性会升高 2 倍。国内一项研究显示有肿瘤家族史的
个体发生肺癌的风险是没有肿瘤家族史的 2.47 倍。国外研究显示 40 岁以下
年轻肺癌患者中有 55% 患者有癌症家族史。而针对 20～45 岁肺癌患者的一
项回顾性分析也显示，肺癌家族史是年轻患者患病的危险因素。

然而根据现有研究，肺癌不是遗传性疾病，也就是说肺癌并不会通过特
定基因遗传给下一代，只是有"遗传易感性"，也就是说父母遗传给子女的
是个体容易患肺癌的倾向。肺癌常在家族内聚集发生的另一个可能原因是同
一家庭往往具有相同的生活习惯和环境，比如吸烟、饮食、空气污染、接触
致癌物等，因而暴露于共同的致癌因素。与遗传因素相比，外在因素起到更
大的作用。所以即便有家族病史，只要你保持健康的生活习惯、不抽烟、不
接触致病因素、定期体检，也不会轻易得肺癌。

肺癌不是传染病，不会通过呼吸道、亲密接触等途径传染。因为肿瘤细
胞进入别人身体是非常困难的，即使进去了，别人的免疫系统也可以把它杀
死，所以肺癌患者可以与家人一起正常生活。肺癌患者接受放化疗时，常有
骨髓抑制等副作用，因此免疫功能低下，如果家人有感冒等呼吸道感染症
状，尽量不要接触肺癌患者，以免发生传染。

20. 吸烟与肺癌到底有什么关系？

（1）多少烟民会得肺癌？

已有大量证据证明，吸烟是导致肺癌最重要的原因。根据 20 世纪 80 年代美国新墨西哥州的一项流行病学研究，25 岁开始每天吸烟大于 20 支的男性和女性烟民，到 84 岁前肺癌发病率分别为 31.7% 和 15.3%，而不吸烟的男性和女性在 25 岁到 84 岁间肺癌的发病率仅为 0.9% 和 0.5%。据估计 75% 以上男性和超过 18% 女性肺癌死亡和烟草有关。吸烟者的肺癌死亡率比不吸烟者高 4～10 倍，开始吸烟年龄越小，吸烟时间越长，吸烟量越大，肺癌的死亡率就越高。

长期吸烟不仅会导致肺癌，还会增加口腔癌、喉癌、食管癌、膀胱癌等多种癌症发病风险。长期吸烟者喉癌的发病率比不吸烟人群高出 2～3 倍，膀胱癌的发病率高出 3 倍左右，食管癌的发病率要高出 4～10 倍。另外，对于女性，长期吸烟还会增加乳腺癌、宫颈癌、卵巢癌的发病率。

（2）戒烟就不会罹患肺癌吗？

戒烟不能完全避免罹患肺癌，但可以显著降低患肺癌的风险。国外一项研究表明，在 50 岁或者 60 岁时戒烟可以降低大部分的风险，而在 30 岁时戒烟和继续吸烟的人相比则可以减少超过 90% 的风险。即使是在患肺癌后戒烟也是有意义的，戒烟的肺癌患者与未戒烟的肺癌患者相比死亡率明显降低。可以说，你任何时刻开始戒烟都能从中获益。

21. 吸烟的危害有哪些？

吸烟会影响人体的呼吸系统、心血管系统及生殖系统等多系统的功能，带来一系列的健康问题。

烟草危害是全球性的公共卫生问题。我国是世界上最大的烟草生产国和消费国。根据卫健委 2012 年发布的《中国吸烟健康危害报告》，我国烟民总数超过 3 亿，约有 7.4 亿不吸烟者遭受二手烟危害，每年死于吸烟相关疾病的人数超过 100 万，吸烟者的平均寿命要比不吸烟者短 10 年。然而，我国公众对烟草的危害普遍认识不足。调查显示，我国 75% 以上的人不完全了解吸烟的危害，2/3 以上的人不了解二手烟的危害。

（1）吸烟有害健康，肺脏首当其冲

①肺癌

烟草烟雾中含有高达 69 种致癌物质，肺癌是最广为人知的吸烟引起的疾病。开始吸烟年龄越小、吸烟年限越长、吸烟量越大，肺癌的患病风险越高。

②慢性阻塞性肺疾病

吸烟是慢性阻塞性肺疾病最重要的致病因素，吸烟能使支气管内的纤毛变短、运动障碍，无法有效清除异物，导致呼吸道的抵御能力下降。吸烟还会削弱巨噬细胞吞噬异物的功能，久而久之支气管发生炎症反应，出现不可逆的狭窄，气流通过受阻。另外，烟草烟雾的刺激还会使支气管直接发生痉挛，气流阻力进一步增加，患者肺功能下降，最终导致慢性阻塞性肺疾病，患者表现为慢性咳嗽、咳痰、活动后气短等症状，往往于季节变化时并发呼吸道感染而加重病情。吸烟量越大，发生慢性阻塞性肺疾病的风险也就越高。

③其他慢性呼吸系统疾病

吸烟可导致间质性肺疾病，还会使青少年发生哮喘。哮喘患者接触烟草烟雾会加重病情。

另外，由于呼吸道抵抗力下降，吸烟者发生肺结核及其他呼吸道感染的风险也会增加。吸烟是肺结核患者预后不良的危险因素，会增加肺结核的死亡风险。

吸烟与这些疾病之间往往存在剂量－反应关系，也就是说吸烟量越大，发病风险越高。

（2）吸烟增加心脑血管疾病风险

烟草烟雾中的有害物质会损伤血管内皮，并促进血小板的聚集，导致动脉粥样硬化，使心脏血管、脑血管、颈动脉、主动脉及外周动脉等重要血管变狭窄，血流受阻，器官组织供血不足，引起冠心病、脑卒中、外周动脉疾病。研究提示，每天吸 10 支烟的男性因心血管疾病死亡的风险增加 18%，女性增加 31%。

（3）吸烟导致患癌风险增加

除了肺癌以外，吸烟还会引起口腔癌、鼻咽癌、喉癌、食管癌、胃癌、肝癌、胰腺癌、肾癌、膀胱癌、宫颈癌等多种癌症。吸烟量越大、年限越长，发病风险越高。

（4）吸烟影响生殖系统

女性吸烟会导致受孕概率降低，还有可能引起异位妊娠（宫外孕）、流产。怀孕时吸烟可能导致前置胎盘、胎盘早剥、新生儿低体重、婴儿猝死综合征等疾病。男性吸烟有可能引起勃起功能障碍。

（5）吸烟导致糖尿病

吸烟者发生 2 型糖尿病的风险比不吸烟者高 30%~40%。吸烟量越大、吸烟时间越长，发生 2 型糖尿病的风险越高。吸烟的糖尿病患者发生糖尿病肾病、糖尿病视网膜病变、动脉粥样硬化性心血管疾病等并发症的风险均会升高。

（6）其他健康问题

吸烟会使老年人发生骨质疏松，增加骨折风险。有研究提示吸烟与痴呆发生有关。吸烟者容易发生牙周炎、白内障，皮肤老化速度快。吸烟者手术后伤口愈合慢，还容易出现术后肺炎等并发症。吸烟者发生幽门螺杆菌感染和胃溃疡、十二指肠溃疡的风险会增加。

22. 什么是二手烟、三手烟，对人体有哪些危害？

二手烟就是指不吸烟者被动吸入的烟草烟雾，最早称环境烟雾。烟草烟雾包括主流烟和支流烟两种，前者是指吸烟者吸入的烟雾，后者指烟草燃烧时外冒到空气中的烟雾。二手烟中混有吸烟者吸入后又吐到空气中的主流烟，也含有支流烟。相比主流烟，支流烟燃烧不充分，其有害物质的含量更高。吸入或接触二手烟称为"二手烟暴露"。发表在权威医学期刊 *Lancet* 上的全球疾病负担研究显示，2016 年二手烟暴露导致全球超过 90 万人过早死亡。在我国，每年因二手烟暴露而死亡的人数超过 10 万。

三手烟指的是沉积在物体表面的烟雾成分及其氧化产物（含有致癌物质），可以经口或者经皮肤被人体吸收，威胁人体健康。

还要注意的是，二手烟暴露不存在所谓的"安全水平"。很多人以为只要通风良好或者是安装了空气净化器，就可以在室内吸烟。实际上，唯一可以避免二手烟暴露危害的方法就是完全禁止室内吸烟。

下面我们重点讲讲二手烟的危害。

（1）增加癌症患病风险

二手烟可导致肺癌已经得到了广泛证实。以往研究显示，配偶吸烟者的肺癌发病风险是配偶不吸烟者的 1.2 倍，工作场所二手烟暴露者的肺癌发病率增加22%。此外，还有研究提示二手烟可引起乳腺癌、鼻窦癌。

（2）引起其他肺部疾病

二手烟中的细颗粒可进入气道和肺泡并造成损伤。尽管还未得到确切、一致的结论，但已有许多研究提示二手烟暴露有可能引起成人急慢性呼吸道症状和肺功能下降，并和哮喘、慢性阻塞性肺疾病等慢性肺部疾病有关。

（3）导致心脑血管疾病

二手烟暴露可增加25%～30%冠心病发病风险，增加20%～30%脑卒中发病风险，并且二手烟暴露与心脑血管疾病发生率存在剂量－反应关系，即暴露时间越长、暴露量越大，发病风险越高。

（4）孕妇、儿童接触二手烟危害大

二手烟暴露对孕妇、儿童的影响尤其大。怀孕期间如果暴露于二手烟可导致新生儿低体重、婴儿猝死综合征，二手烟暴露量越大，发生婴儿猝死综合征的可能性越大。还有研究提示孕妇二手烟暴露可导致早产及新生儿神经管畸形、唇腭裂等先天畸形。儿童二手烟暴露可引起呼吸道疾病、支气管哮喘、肺功能下降、中耳炎、中耳积液。有证据提示二手烟暴露可使儿童发生下呼吸道感染（支气管炎、肺炎等）、白血病、淋巴瘤、脑部恶性肿瘤，还可加重患有哮喘儿童的病情、影响治疗效果。

23. 不吸烟的人为何也得肺癌？

如前所述吸烟是肺癌最重要的危险因素，然而吸烟并不是唯一可以导致肺癌的因素，除吸烟外，二手烟、室内燃煤、厨房油烟和大气污染，以及一些职业性致癌因素如石棉和氡气也越来越多地被发现与肺癌的发生有关。

首先，即使你自己不吸烟，如果家里有吸烟者，长期接触二手烟，患肺癌的风险也会显著增加。还有三手烟的问题，也就是长期吸烟者的衣物等也含有"烟味"，也可以诱发肺癌。

建筑材料和室内装修材料释放的有害气体——氡气也是导致肺癌的重要危险因素。氡气是一种广泛存在于自然界的无色、无味、放射性气体，氡气在衰变过程中会发出 α 射线，会对呼吸道尤其是肺部造成损伤。在室外环境中氡气的浓度被稀释到很低，几乎不会对人体造成损害。室内氡气的来源主要包括装修材料和建筑材料析出、房基土壤析出、地下供水和天然气释放及室外空气进入等。由于土壤中的氡密度高（是空气的7.5倍），居住在地下室或地上一层的人相比居住在高层的人接触氡气的概率高一些。韩国一项研究发现，2010 年室内氡气暴露而导致的肺癌死亡人数高达 3863 人，是全部肺癌死亡人数的 12.5% 。另一项加拿大的研究提示，氡气诱发男性患肺癌的风险为 5.0%~17% ，诱发女性肺癌的风险为 5.1%~18% 。氡气被认为是除吸烟外导致肺癌的第二大原因。氡气对人体的危害与其在室内浓度有关，室内勤通风、使用空气净化器或养一些绿色植物是降低室内氡气含量的好办法。

另外，一些接触致癌物的职业人员如石棉工人、矿工等患肺癌的风险明显增加，有 3%~4% 的肺癌是由于接触石棉导致，即使低水平的职业暴露也会使肺癌发病风险增加。

此外，近几年随着工业化和城市化进程的加快，空气污染日益严重。2017 年我国生态环境部公布了 338 个城市地区的空气质量数据，其中 70% 以上地区空气质量都达到危急水平。大气污染对人们的生命健康造成的威胁不容小觑，肺癌发生率的持续增加与之关系密切。

近些年随着对烟草的控制和不吸烟肺癌患者的增加，非吸烟者的肺癌的发生越来越受到重视。在日常生活中远离二手烟、室内勤通风换气、注意职业防护、雾霾天气戴好口罩是降低肺癌发生风险的有效措施。

24. 经常下厨又常吸二手烟者，罹患肺癌的概率会非常高吗？

长期暴露于厨房油烟或二手烟环境中，均会增加个体罹患肺癌的风险。

人们往往以为女性很少吸烟，肺癌发生率应该不高，然而近年来临床上不吸烟女性的肺癌病例屡见不鲜。和欧美国家相比，我国女性的吸烟率低，但女性肺癌发病率却较高，这和我国女性常暴露于二手烟及厨房油烟不无关系。

研究表明，女性二手烟暴露率较男性高将近 13 个百分点，同时我国女性承担了家庭烹饪的主要任务，在我国女性是二手烟和厨房油烟暴露的主要群体。国外研究显示，配偶为吸烟者的女性患肺癌的风险增加 27% 。而一项针对中国非吸烟女性的肺癌危险因素的分析得到了与之一致的结果：我国女性终身暴露于二手烟者的肺癌风险增加至非暴露者的 1.2~1.5 倍。

我国传统饮食习惯使许多人做饭时喜欢用高温油煎炸食物，烹饪时菜油和豆油高温加热产生的油烟凝聚物具有致癌作用，如果房间通风不畅，没有独立厨房，没有高效吸油烟机等设备，会增加油烟的长时间停留，进一步增加肺癌的发生概率。厨房油烟目前被视为女性肺癌患病率增加的重要因素，并且肺癌风险随着厨房油烟暴露程度而增加，接触厨房的时间越长，肺癌发生的可能性越高。研究显示，每天接触厨房超过半小时的女性较接触时间不超过 5 分钟的女性肺癌发生风险增加。流行病学调查显示，我国超过 60% 女性肺癌患者长期接触厨房油烟，经常接触厨房油烟者的肺癌风险与长期吸烟者几乎不相上下。

另外，在一些经济不发达的地区仍然烧煤做饭，如果室内通气不畅，做饭时长期接触烧煤产生的煤焦油、煤烟也会增加肺癌发病风险。

25. 肺癌与饮食有关系吗？

分析性研究表明，健康的饮食模式（多摄入蔬菜水果、鱼类、豆制品、禽肉等，少摄入红肉、加工肉类的饮食）有助于降低肺癌风险（表 3-2）。

表 3-2　肺癌的保护因素和危险因素

肺癌保护因素	肺癌危险因素
多吃蔬菜水果	少食蔬菜水果
多吃白肉（禽肉、海鲜等）而非红肉类	少食奶制品
多吃豆制品	喜食甜食
经常吃蒜	高盐、腌制食品
经常饮茶	喜食煎炸、烧烤或烟熏食物

（1）维生素和胡萝卜素具有抗氧化作用，可以减轻人体产生的氧自由基对细胞的损害，蔬菜水果中富含维生素、胡萝卜素等物质，研究显示富含蔬菜水果的饮食与降低肺癌风险有关，而水果蔬菜摄入量低则会使肺癌危险性升高。然而单独使用维生素等补充剂进行肺癌的化学预防则不一定有好处，甚至可能有害无益。曾有研究显示，单独使用维生素 B_6 和维生素 B_{12} 补充剂可以增加男性患肺癌的风险（使用维生素 B_6 和维生素 B_{12} 复合制剂则无此效应。同时女性补充维生素 B_6 和维生素 B_{12} 不会增加肺癌风险）。多项研究发现使用 β - 胡萝卜素补充剂也可能增加肺癌风险。

（2）经常饮茶也具有抗氧化作用，对预防癌症有效。

（3）奶制品中富含矿物质和维生素，有研究表明其能够预防癌症发生，饮食中奶制品过少会增加肺癌发生风险。

（4）高温煎炸、烟熏、烧烤的烹饪方式会使食物失去原本的营养价值，还会产生苯并芘、多环芳烃、丙烯酰胺等强致癌物质，其中丙烯酰胺的致癌性是香烟的 10 倍以上。动物内脏、动物油等高胆固醇食物会导致人体内胆酸增加，经肠道细菌作用转化为致癌物，增加癌症发病风险。

（5）腌制食物的亚硝酸盐含量高，在人体内可形成亚硝胺和亚酰胺类致癌物质。而高盐饮食会促进胃内幽门螺杆菌的繁殖，导致胃内保护屏障受损，增加致癌物质的暴露风险。

（6）蒜类食物富含具有抑癌作用的硒和锗等微量元素，还可以减少亚硝胺化合物等致癌物的合成，保护机体免受毒素、有毒化学物质和重金属等致癌物损伤，是有名的"抗癌食物"，经常吃蒜可以降低肺癌发生风险。

肺癌的分型与分期

26. 肺癌的类型是怎样划分的？

目前，临床上有两种对肺癌进行分类的方法。

（1）按照解剖学部位进行划分

根据肿瘤发生的位置，可将发生于肺段级别支气管及更大（更粗）级别支气管的肺癌称为中央型肺癌；将位于肺段级别支气管以下（更细）支气管的肺癌称为周围型肺癌。中央型肺癌较为多见。

（2）按照组织学类型进行划分（表3-3）

根据肺癌的组织学形态不同，将肺癌分为鳞状上皮细胞癌（简称鳞癌）、腺癌、大细胞肺癌、小细胞肺癌（small cell lung cancer，SCLC）及其他（腺鳞癌、肉瘤样癌、淋巴上皮瘤样癌、NUT 癌、唾液腺型癌等），其中以鳞癌、腺癌、大细胞肺癌、小细胞肺癌四种类型常见，约占所有肺癌的90% 左右。NUT 癌是一种少见的肺癌，NUT 英文全称为 nuclear protein of the testis，恶性程度较高。根据治疗原则的不同，又将除小细胞肺癌外的其余肺癌归为非小细胞肺癌（non-small cell lung cancer，NSCLC）。

①鳞癌

鳞癌多起源于较大的（肺段及亚段级别）支气管黏膜，并多向支气管腔内生长，因此，此种类型多可以在早期挤占气道内部空间而引起气道狭窄，进而阻碍下属区域的正常通气，导致肺不张甚至肺炎。鳞癌与吸烟有极

表 3-3   不同类型肺癌的特征

特征	鳞癌	腺癌	小细胞肺癌	大细胞肺癌
发生率	次于腺癌	最常见	约占所有肺癌的 15%	占所有肺癌不到 10%
与吸烟的关系	关系密切	关系不明显	关系密切	关系密切
好发性别	男性多见	女性多见	男性多见	性别差异不明显
好发年龄	50 岁以上多见	年龄较小	年龄较小	不明确
好发位置	中央型多见	周围型多见	中央型多见	周围型多见
转移早晚	转移较晚	早期通过血液转移	转移早且广泛	转移较小细胞肺癌晚
恶性程度	生长缓慢，预后较好	生长较慢，但有时早期转移	恶性程度高	恶性程度较高

为密切的联系。鳞癌发生转移较晚，且血行转移（通过血管借助血液循环转移）多晚于淋巴转移（借助淋巴循环转移）。

②腺癌

腺癌是肺癌最常见的类型，又分为原位腺癌、微浸润性腺癌、浸润性腺癌三种。腺癌更多见于肺的外周区域（临床多表现为周围型），可在气管外生长而不会明显挤占气管内的空间（故多不会在早期引起明显的气道狭窄），甚至可沿肺泡壁进行扩散。腺癌组织内富含血管，因而虽然瘤体生长较为缓慢，却可以较早借助血液发生转移。腺癌也容易侵犯胸膜，胸膜受刺激后会分泌大量液体并排入胸腔而导致胸腔积液。腺癌在女性中相较于男性更多见。目前未发现腺癌与吸烟有如鳞癌那样明显的联系。

③大细胞肺癌

大细胞肺癌是一种未分化（较为原始的细胞）的类型，相对于其他类型较为少见。由于大细胞肺癌在细胞学、组织结构和免疫表型等方面缺乏明显的特征，因而多依靠手术切除后将组织送去做病理检查以明确诊断，不适于进行小活检等手段。

④小细胞肺癌

小细胞肺癌是一种低分化的神经内分泌肿瘤，细胞体积小，但有神经内分泌颗粒，可以分泌多种神经递质及激素，同时在细胞膜上还有受体，因而小细胞肺癌可以表现出内分泌紊乱的特点（称为类癌综合征）。小细胞肺癌增殖迅速且转移早而广泛，一旦发生转移，就失去了手术的意义，因此小细胞肺癌相对其他类型来讲手术机会较小，但小细胞肺癌对放射治疗和全身化学治疗均较为敏感。根据朱广迎教授的个人经验，相同病情的小细胞肺癌与非小细胞肺癌疗效类似，他曾用放化疗的手段治疗病理确诊的小细胞肺癌患者，生存期长达十几年。

27. 什么是非典型性腺瘤样增生，非典型性腺瘤样增生就是肺癌吗？

非典型腺瘤样增生是指一种位于肺泡壁或呼吸性细支气管的局部、微小的增生，主要由不典型 II 型肺泡细胞和（或）Clara 细胞组成，其大小超过 5 mm。非典型腺瘤样增生的 CT 特点多表现为位于肺周边的圆形或类圆形、边界清楚、光滑、均一的磨玻璃结节。

非典型腺瘤样增生不是肺癌，而是属于肺腺癌的癌前病变。癌前病变与癌症有本质上的区别，它不具有癌症的侵袭性，仅仅是有向侵袭性腺癌发展的可能。

前面已经提到，肺腺癌有三种类型：原位腺癌、微浸润性腺癌、浸润性腺癌。其中原位腺癌是直径 ≤3 cm 的腺癌，因其沿着细支气管和肺泡生长而不累及肺泡间隔，旧称"细支气管肺泡癌"，这是一种生长缓慢、恶性程度较低的肿瘤，发病率低，多见于女性患者。

原位腺癌和非典型腺瘤样增生都常表现为纯磨玻璃结节。和恶性结节不同，非典型腺瘤样增生没有胸膜牵拉、毛刺及血管集束征等恶性征象，而患者如果有高龄、病灶直径 >10 mm、胸膜牵拉征、血管集束征、病灶密度不均一（如出现增生病灶、空泡征）等特点则倾向诊断为原位腺癌，高分辨胸部 CT 对鉴别有帮助。临床上对密度均一的纯磨玻璃结节可选择胸部 CT 定期随访，一旦出现恶变征象及时切除，不过也有专家建议一经发现直接行手术或者胸腔镜切除。

28. 肺癌是怎样分期的？什么是 TNM 分期？

肺癌的分期是一个复杂、严谨的过程，与患者治疗方法的选择、预后等有十分紧密的联系。分期主要是根据肿瘤的体积、局部浸润情况、淋巴转移情况及肺内外转移情况来综合分析确定。目前国际上通用的是国际抗癌联盟

（Union for International Cancer Control，UICC）与美国癌症联合委员会（American Joint Committee on Cancer，AJCC）联合制定的肿瘤原发性（tumor，T）、区域淋巴结（node，N）、远处转移（metastasis，M）系统，即我们常说的 TNM 分期。总的来说，肿块越大、淋巴结转移得越远，分期也就越晚，病肺的对侧肺和胸膜、肝和肾上腺、骨、脑出现转移灶都是病变晚期的表现，化疗、靶向治疗、免疫治疗、放疗在这类患者的治疗中发挥的作用更大。

根据分期依据的不同，TNM 分期分为以下两种。

（1）临床 TNM 分期（clinical TNM，cTNM）

主要依据体格检查和影像学检查。每一位患者在确诊肺癌后都要做分期检查，明确分期后才能制定治疗方案。不同分期患者的治疗方案、治疗结果差别很大，可以说没有规范的分期就没有规范的治疗。一旦确诊肺癌后要想取得好的疗效，下一步最重要的就是尽最大努力准确分期。

（2）病理 TNM 分期（pathological TNM，pTNM）

根据手术标本及病理检查所做的分期。适用于能够进行手术切除的患者，是最准确的分期，可作为术后辅助治疗和判断预后的依据。

下附第 8 版 UICC/AJCC 肺癌 TNM 分期表（表 3-4，2017 年 1 月 1 日开始执行）。

表 3-4　肺癌的 TNM 分期

原发肿瘤（T）分期		区域淋巴结（N）分期		远处转移（M）分期	
T_x	原发肿瘤大小无法测量；痰脱落细胞、支气管冲洗液中找到癌细胞，但影像学检查和支气管镜检查未发现原发肿瘤	N_x	淋巴结转移情况无法判断	M_x	无法评价有无远处转移
T_0	没有原发肿瘤的证据				
T_{is}	原位癌 原位鳞癌 原位腺癌：肿瘤细胞沿肺泡壁呈附壁样生长，最大径≤3 cm	N_0	无区域淋巴结转移	M_0	无远处转移

续表

原发肿瘤（T）分期			区域淋巴结（N）分期	远处转移（M）分期	
T_1	肿瘤最大径≤3 cm，局限于肺和脏层胸膜内，未累及主支气管		N_1 同侧支气管、肺门和肺内淋巴结转移，包括肿瘤直接侵犯	M_{1a} 对侧肺叶内散在的单个或多个肿瘤结节；胸膜或心包有肿瘤结节或恶性胸腔/心包积液	
	T_{1mi}	微浸润腺癌：肿瘤最大径≤3 cm且主要沿肺泡壁呈附壁样生长；肿瘤最大浸润直径≤5mm			
	T_{1a}	原发肿瘤最大径≤1 cm；局限于管壁的肿瘤，不论大小，可能外侵至临近的主支气管也认为是T_{1a}，但此类不常见			
	T_{1b}	原发肿瘤最大径>1 cm，≤2 cm		M_{1b} 胸腔外器官有单发转移灶（包括单个非区域淋巴结受累）	
	T_{1c}	原发肿瘤最大径>2 cm，≤3 cm			
T_2	原发肿瘤最大径>3 cm，≤5 cm或具有以下任一种情况：累及主支气管但未及距隆突；累及脏层胸膜；伴有扩展到肺门的阻塞性肺炎或肺不张，累计部分或全肺		N_2 同侧纵隔、隆突下淋巴结转移	M_{1c} 胸腔外单个或多个器官有多发转移灶	
	T_{2a}	原发肿瘤最大径>3 cm，≤4 cm			
	T_{2b}	肿瘤最大径>4 cm，≤5 cm			
T_3	肿瘤最大径>5 cm，≤7 cm或具有以下任一种情况：累及周围组织胸壁、心包壁；原发肿瘤同一肺叶出现卫星结节		N_3 对侧纵隔、对侧肺门、同侧或对侧前斜角肌或锁骨上淋巴结转移		
T_4	肿瘤最大径>7 cm或侵及心脏、食管、气管、纵隔、横膈、隆突或椎体；原发肿瘤同侧不同肺叶出现卫星结节				

29. 肺癌的Ⅰ、Ⅱ、Ⅲ、Ⅳ四期的临床意义是什么？

通常情况下，肺癌在临床上被分为Ⅰ、Ⅱ、Ⅲ、Ⅳ四期，下附第 8 版 UICC/AJCC 肺癌分期表（表 3-5）。

表 3-5　肺癌分期

	N_0	N_1	N_2	N_3
T_{1a}	Ⅰ A1			
T_{1b}	Ⅰ A2			
T_{1c}	Ⅰ A3	Ⅱ B	Ⅲ A	Ⅲ B
T_{2a}	Ⅰ B			
T_{2b}	Ⅱ A			
T_3	Ⅱ B	Ⅲ A	Ⅲ B	Ⅲ C
T_4	Ⅲ A			
M_{1a}	Ⅳ A			
M_{1b}				
M_{1c}	Ⅳ B			

肺癌的分期决定着患者能够采取什么样的治疗方法，也和患者可能获得的生存期有很大关系，因此，肺癌分期主要是用于指导治疗和判断患者的预后情况。

（1）若肿瘤直径不足 3 cm，且未出现淋巴转移和肺内外转移，多属Ⅰ期，也就是我们一般说的早期肺癌，手术基本可以完整切除，多会有较为优良的预后。

（2）若肿瘤直径已达到 4~5 cm 甚至直接侵犯胸壁等邻近组织，伴或者不伴有同侧肺内的淋巴转移，或肿瘤直径达 5~7 cm 但未见到淋巴转移，或者肿瘤直径不足 3~4 cm 但已经出现同侧肺内的淋巴结转移，多为Ⅱ期，此期仍属于较早的情况，肿瘤相对局限，手术仍可能完整切除，但切除范围可能较大，且部分患者术后需要辅助化疗。

（3）若肿瘤情况经过评估已经超过Ⅱ期，但未出现肺外组织或对侧肺部转移（即远处转移），多为Ⅲ期，此期已较晚，除少数患者经全面评估可进行包含手术的综合治疗外，多不建议手术，而以放化疗为主。

（4）无论肿瘤体积多大，一旦出现远处转移，即提示进入Ⅳ期，即晚期/终末期，此期患者基本失去手术机会，以姑息治疗为主。对于转移灶总数≤5个的患者，属于寡转移，在全身治疗的基础上采用立体定向放疗等，仍然能取得较好疗效。

注意，TNM分期主要用于非小细胞肺癌，小细胞肺癌由于恶性程度高，发现时多已为晚期，TNM应用实际意义较小，目前主要在临床研究和癌症登记中使用。由于放疗在小细胞肺癌治疗中的重要地位，目前临床上小细胞肺癌应用较多的是简化的分期办法：①局限期（limited-stage，LS）：肿瘤局限于一侧胸腔、同侧肺门、双侧纵隔、同侧锁骨上区，且除外恶性心包积液或恶性胸腔积液等情况，实际上肿瘤范围能被一个放射野包括；②广泛期（extensive-stage，ES）：Ⅳ期或者肺内有多发转移或肿瘤病灶、转移淋巴结过大，通过放疗无法完全消除病灶。小细胞肺癌的标准治疗是放化疗综合治疗，广泛期以化疗为主，可根据临床需要加用胸部放疗以提高肿瘤控制率。

30. 什么是晚期肺癌？肺癌晚期是"不治之症"吗？

晚期肺癌通常指的是TNM分期为Ⅳ期，发生了远处转移的肺癌。TNM分期为Ⅲ期患者属于局部晚期（肿瘤直径>7 cm，侵及周围脏器或者肿瘤侵犯了区域淋巴结）。即使是疾病的晚期，我们仍有许多相应的治疗和缓解措施，部分患者仍然可实现长期生存，获得较好的生活质量。

在肺癌患者中有30%~40%确诊时已经为晚期。总的来说，晚期肺癌患者相比早期患者预后要差，如果不进行治疗，中位生存时间只有3~4个月，仅有10%~15%患者能够存活超过1年。

过去许多患者受影视剧和媒体影响，常以为癌症晚期等于"被判了死刑"。然而随着医学的进步，尤其是靶向治疗和免疫治疗的出现，晚期肺癌患者的生存期已经大大改善。另外，虽然分期都是晚期，但是具体到每个患者，生存时间和肺癌的病理类型、转移部位、肿瘤大小、数目，以及患者的个人体质、治疗情况等都有关系，具体能活多久不能一概而论。总的来说，尽管肺癌到了晚期，已经无法治愈，但患者仍有可能有效控制肿瘤，有许多晚期患者能够稳定生存好几年，甚至有患者实现了长期生存。

还有一些患者认为到了肺癌晚期即使接受治疗也会很痛苦，生活质量很差，因而产生放弃治疗的想法。实际上，晚期肺癌并没有患者想象的那样可怕，随着临床经验的积累和医疗的发展，化疗的副作用已经大大减轻，临床上也有许多预防和治疗因化疗引起不良反应的措施，而靶向治疗的副作用更少、更轻微，许多长期服用靶向药的患者没有明显症状，仍然能够继续正常的生活，甚至还能像以前一样跳广场舞、打太极。即使是因肿瘤压迫或者转移出现了疼痛等症状的患者，我们也会用镇痛药等来对症处理。

肺癌的症状

31. 肺癌的常见症状有哪些?

（1）刺激性干咳/大量黏痰

对机体来说，肿瘤毕竟是一个异物，因而随着肿瘤细胞的不断增生，常会对支气管黏膜等产生刺激，进而可能引发少痰或无痰的刺激性干咳，且这种干咳常常持续存在，会随着肿瘤的不断增长而加重。若肿瘤突入管腔引发气道狭窄，咳嗽将会加重，并呈现高调的"金属音"。此外，若肿瘤细胞分泌黏液（如腺癌），咳嗽时可伴有大量黏液性痰。

（2）呼吸困难/呼吸道感染

若肿瘤突入管腔引发管腔闭塞，将阻碍下游肺组织的正常通气，外界大气难以进入肺部而导致肺不张（因气体无法进入肺组织而使本应该充气的肺组织塌陷），肺功能下降而出现气短表现。由于气流受阻，气流中的细菌等病原体易停留，进而引发感染，称为"阻塞性肺炎"，可有发热、脓痰等表现。

除此以外，还有很多会引起患者呼吸困难的因素，如肿瘤转移压迫大气道、大量恶性胸腔积液压迫肺组织、肿瘤侵犯神经导致膈肌麻痹或者肺内广泛的肿瘤病灶都会影响呼吸功能，而肿瘤引起的心包积液、上腔静脉阻塞则会使血液循环受阻而导致供氧不足进而使患者感觉气短。

（3）咯血

若肿瘤向气管腔内生长并侵及血管或出现糜烂等情况，血液将进入气管腔，引起间断性或持续性的痰中带血，当侵及大血管时甚至可以引发大咯血（咳出满口鲜血，一天内总量超过 500 mL 或一小时内超过 100 mL）。

（4）胸痛/胸腔积液

若肿瘤所处位置邻近胸膜，可能会对胸膜产生刺激并导致胸腔积液、胸痛。随着肺癌的进展，邻近胸膜的肿瘤对胸膜进行侵犯从而引发明显而持续的胸痛、胸腔积液。

（5）其他局部侵犯表现

①吞咽困难：肿瘤直接蔓延至邻近的食管或肿瘤较大压迫食管。

②声音嘶哑：肿瘤侵犯或者压迫喉返神经导致声带麻痹。

③上腔静脉阻塞综合征：肿瘤侵犯或者压迫上腔静脉会使上半身的血液回流受阻，表现为静脉怒张，甚至会出现皮肤紫黯、眼结膜充血水肿、视物不清、头晕、头痛等表现。

④Horner 综合征：肿瘤压迫颈部交感神经会引起受压的同侧上眼睑下垂、瞳孔缩小、眼球内陷、面部与胸壁少汗的表现。

⑤臂丛神经压迫症：肿瘤压迫臂丛神经导致剧烈、烧灼样的胸肩痛、臂痛。

肺尖周围是许多神经、血管出入的部位，发生在肺尖部的肺癌有一个特殊的名字，称为肺上沟瘤（又称 Pancoast 瘤）。这是因为发生在此处的肿瘤常会压迫该处的组织产生 Horner 综合征、臂丛神经压迫症、上腔静脉阻塞综合征这些特殊症状。

（6）远处转移表现

若肿瘤进一步经血液循环等途径发生全身转移，将对其发生转移的器官造成损伤并引发相应的症状，常见转移部位包括脑、骨、肝、肾上腺等。如发生脑部转移后可导致颅腔内压力升高而出现头痛、眩晕、呕吐，还可引发性格改变、视力改变甚至癫痫、偏瘫等情况。发生骨转移后可出现骨痛、病理性骨折，发生肝转移会导致食欲缺乏、黄疸、腹水等。

（7）副癌综合征

肺癌还会引起一些少见的肺外表现，但并不是转移，称为副癌综合征。

需要注意的是，早期肺癌可以没有症状，多在体检时发现。常见的症状也没有特异性，许多呼吸系统的其他疾病也可以有这些表现，需要结合肿瘤标志物、影像学检查、活检结果等综合判断。所以，强调定期体检对于发现早期肺癌很重要。

32. 什么是副癌综合征？

副癌综合征又称为肺癌的肺外表现，是肺癌患者出现的胸部以外器官的症状，然而这些症状又不是由肺癌转移所致，已知的病因包括激素分泌异常，但多数情况下病因不明。副癌综合征常见于小细胞肺癌。

前面我们已经了解到，小细胞肺癌的恶性肿瘤细胞存在神经内分泌功能，也就是说，对于小细胞肺癌患者，除了上面的相关表现外，由于肿瘤细胞的内分泌功能扰乱了机体正常的激素平衡，还会出现神经内分泌紊乱的表现。根据分泌的激素不同，可以出现不同的表现。①抗利尿激素异常分泌综合征：若肿瘤细胞分泌抗利尿激素（促进肾脏对水分的重吸收，使尿液中的水分减少而体内水分增多），大量水被重吸收将导致血液被稀释，引起低钠血症（血液中的钠离子被稀释）和低渗透压，患者会出现厌食、恶心、呕吐及嗜睡、易激动甚至类似癫痫发作症状、昏迷等一系列表现。②异位促肾上腺皮质激素综合征：若肿瘤细胞分泌促肾上腺皮质激素，则可促进肾上腺皮质激素释放。肾上腺皮质激素有多种，其中的糖皮质激素可以促进脂肪重新分布，典型表现为向心性肥胖，患者出现"满月脸，水牛背，四肢细"的形象；盐皮质激素可以促进肾脏对钠、水的重吸收，大量钠离子和水被重吸收入血，会引起高血压等一系列情况。不过肺癌患者表现多不典型，向心性肥胖少见，多数患者表现为皮肤色素沉着、肌肉萎缩、低钾血症、高血糖、高血压等表现。③高钙血症：肿瘤细胞分泌甲状旁腺激素，可导致高钙血症，症状轻的患者出现口渴和尿量增加，重症患者会出现恶心、呕吐、便秘甚至嗜睡、昏迷。高钙血症常发生于鳞癌患者。

此外，大约15%患者还可以出现骨骼－结缔组织综合征（肥大性骨关节病、肌无力样综合征、多发性周围神经炎）等复杂表现。①肥大性骨关节病：多发生于非小细胞肺癌患者，患者会出现杵状指（手指肥大如杵状）、关节肿胀、疼痛。②肌无力样综合征：多见于小细胞肺癌，患者会出现类似重症肌无力的症状，有些患者经化疗后症状可以改善。③多发性周围神经炎：患者常出现感觉和运动障碍。

33. 肺癌一定会出现咯血症状吗？

咯血不是肺癌的特异症状，许多呼吸系统的其他疾病如支气管扩张、肺结核等也都可出现咯血。但是当反复出现咯血又没有其他疾病可以解释时，尤其是患者同时有肺癌危险因素如高龄、长期吸烟史时，应怀疑肺癌的可能性并及时排查。

同时，咯血也并非肺癌一定会出现的症状。很多肺癌患者在早期是没有任何症状的。另外，咯血较常见于中央型肺癌患者，周围型肺癌患者很少出现咯血。如前所述，肺癌生长侵犯血管或者发生肿瘤血管破裂导致血液进入支气管腔时才会出现咯血，这一般需要肿瘤生长到足够大才行。中央型肺癌生长于靠近肺门的大气道，对气道产生刺激，导致患者咳嗽，在咳嗽过程中，瘤体表面丰富的血管不断受到震动、摩擦而破裂出血经气管咳出。

多数肺癌患者的咯血表现为痰中带血丝，通常医生会给予止血药物对症处理，重要的是控制原发病。然而，如果是肿瘤侵及大血管而出现大咯血时患者可能会有窒息风险，需要紧急处理。

肺癌的预防

34. 哪些人群应该警惕肺癌？如何筛查？

低剂量螺旋 CT 是肺癌筛查的主要手段。据《中国肺癌低剂量螺旋 CT 筛查指南（2018 年版）》推荐：年龄介于 50～74 岁，至少有 20 包/年的吸烟史，或者戒烟 5 年以内的为肺癌高危人群，推荐每年进行胸部低剂量螺旋 CT 检查。

研究证明应用低剂量螺旋 CT 不仅可以早期发现可疑肺部结节，提高肺癌的早期检出率，还可降低 20% 肺癌的死亡率，是目前公认最有效的肺癌筛查手段。美国国立综合癌症网络（National Comprehensive Cancer Network，NCCN）肺癌筛查指南（2021 年第 1 版）对肺癌高危人群的定义是年龄在 55～74 岁和 ≥30 包/年吸烟史和戒烟 15 年以内，或年龄 ≥50 岁和 ≥20 包/年吸烟史和附加一项危险因素（危险因素包括氡气暴露史、职业暴露史、恶性肿瘤病史、一级亲属肺癌家族史、慢性阻塞性肺气肿或肺纤维化病史）。在一些肺癌高发地区如果存在肺癌高危因素也可以用来确定高危人群，比如我国云南宣威肺癌发病率显著高于全国，既往研究显示当地居民有使用没有烟囱的火塘烧煤取暖做饭的习惯，由此造成的室内空气污染是当地肺癌高发的主要原因，因此在无通风或者通风差的室内燃煤 ≥15 年可作为宣威地区肺癌筛查条件之一。云南个旧市锡工业发达，当地男性肺癌死亡率高居全国之首，坑下作业或者冶炼 ≥10 年可作为当地肺癌高危人群筛查条件。

对胸部低剂量螺旋 CT 发现的肺结节应该立刻开始全面评估和治疗（图 3-1）。

（1）对于单个直径 <5 mm 的实性或部分实性肺结节，以及直径 <8 mm

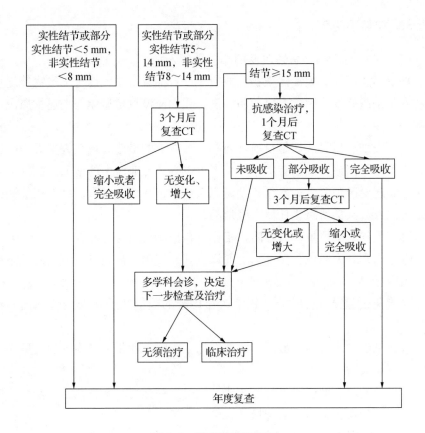

图 3-1　肺癌筛查流程图

的非实性肺结节，在一年后复查低剂量螺旋 CT 即可。

（2）对于单个直径在 5～14 mm 的实性或部分实性肺结节，以及直径在 8～14 mm 非实性肺结节，可在 3 个月后进行低剂量螺旋 CT 复查结节是否有增大。

（3）对于直径≥15 mm 的结节，有两种处理方案：一种办法是请肿瘤内科、放疗科、胸外科及影像科等科室专家进行多学科会诊，全面评估后给出下一步的诊治建议；另一种办法是可以抗感染治疗 5～7 天，休息 1 个月后再复查 CT；若病灶完全吸收则一年后再行低剂量螺旋 CT 复查；若病灶部分吸收则 3 个月后进行复查；若病灶无变化需进行多学科会诊以确定具体诊疗措施。筛查发现气管、支气管的可疑病变，需要及时进行支气管镜检查以进一步明确。

35. 如何预防肺癌?

(1) 从引起干细胞恶性改变的相关因素入手

烟草燃烧产物、大气污染物、放射线、石棉及可吸入性化工毒物等均可以诱发干细胞恶变,因此,要预防肺癌,我们应该尽量避免与上述物质发生接触。

①不吸烟、尽早戒烟是目前预防肺癌最有效的措施。现在许多大医院已经开展了戒烟门诊,戒烟有困难的患者可以寻求专业医生的帮助。此外,日常生活中还要避免二手烟暴露,劝诫家人戒烟,在部分城市,已有相关法律授予公民在公共场所阻止任何人吸烟的权利。

②在大气污染严重时做好防护工作,积极参与或支持环保工作。

③室内常开窗通风,保证厨房通风良好,使用抽油烟机。不在通风条件差的室内燃煤。

④避免接触过量放射线(正常医疗检查的放射线均在安全范围内,不必担忧)。

⑤在工作中不得不接触致癌物如石棉、可吸入性化工毒物等的人员应当积极做好个人防护。

⑥目前没有证据证明任何药物或者维生素补充剂对预防肺癌有效,保持合理、健康的饮食是明智的选择。

(2) 定期体检

特殊职业人员,以及所有中老年人群,均应当定期进行体检,肺癌高危人群应该每年进行胸部低剂量螺旋 CT 检查。因为肺癌发现的越早,发生转移的概率越小,越容易治疗,患者也就越能获得更好的预后。定期体检有利于及早发现可疑病灶,并及时进行医疗干预,以避免造成不可逆转的损害。需要注意的是,定期体检不能替代戒烟,对于吸烟人群,唯有戒烟才能从根本上减少肺癌发生风险。中国肺癌患者的平均年龄要小于美国患者,建议一般 40 岁以后开始体检。

36. 戒烟有哪些益处?

我们常说吸烟有害健康,那么戒烟后你能获得哪些益处呢?

①戒烟越早越好,但任何时候开始戒烟你都能获益。

②降低吸烟相关死亡风险,戒烟时间越长,死亡风险越低。

③降低脑卒中、心脏病等心脑血管疾病发病风险。

④降低肺癌、膀胱癌、胃癌、口腔癌等癌症发病风险。

⑤降低肺气肿、慢性支气管炎、慢性阻塞性肺疾病等慢性呼吸系统疾病发病风险。

⑥降低呼吸道感染的发生风险。

⑦患有吸烟相关疾病的患者戒烟能够改善疾病的预后。

⑧戒烟可以使你呼吸更顺畅，还能改善体力状况，减少皱纹，提升生活质量。

⑨吸烟的女性在怀孕前或妊娠早期戒烟，可以降低早产、低出生体重儿等妊娠问题的发生风险。

⑩消除头发、衣物和口气中的烟味，使你在人际交往中更受欢迎。

⑪避免家人、朋友吸二手烟，有益于亲友的健康。

⑫母亲在怀孕期间及产后戒烟可以减少儿童发生呼吸道疾病的风险。

⑬戒烟以后可以节省一笔开支，你可以用来做任何你认为有意义的事。

37. 有没有戒烟的小窍门？

（1）明确戒烟的原因

列出戒烟的理由，可以是保护自己和家人的健康、美白牙齿，也可以是省钱，不管是什么，将戒烟的原因写下来并贴在醒目的地方，每天读几遍能帮助你在戒烟的路上坚持下来。

（2）确定戒烟时间

戒烟的最佳时间是何时？理论上来说，吸烟有百害而无一利，戒烟越早越好，早一天戒烟，就可以减少一天烟草对健康的损害。如果你现在已经面临心肺疾病，那么最好从现在就开始戒烟。而如果你曾经多次尝试戒烟但因为工作压力等原因复吸，那么选择工作压力、强度相对较小的时期戒烟有助于提高戒烟成功率。

（3）制订戒烟计划

你可以选择一次戒掉，也可以每天减少吸烟次数和量，在几周内逐渐戒烟。不论选择哪种方法，都要制订切实可行的计划，定好开始戒烟或者减少吸烟量的日期，然后严格执行。如果选择逐步戒烟的话，那么最好明确每天的戒烟计划，你可以通过推迟每天抽第一支烟的时间来减少吸烟次数和量。

（4）获得外界的支持

和家人、朋友讨论你的戒烟计划，分享你的戒烟决心，获得他们的理解和支持，还可以请他们帮忙监督。戒烟可能是一件考验毅力的事，亲友的支持和鼓励能帮助你树立信心。你还可以加入戒烟俱乐部或者邀请一位同样吸烟的朋友和你一起戒烟，相互扶持和鼓励。

（5）改变自身环境

当你决定彻底不吸烟时，不妨处理掉家里和工作场所的香烟、烟灰缸、打火机，给房间通风换气，将充满烟味的衣服全部晾晒一遍，清新的环境能让你感受到无烟生活的美好，很快你就会厌恶抽烟者的霉臭味。

（6）不为吸烟创造可乘之机

现在我国多个城市的室内公共场所已经全面禁烟，室外公共场所没有设置吸烟点的区域被视为禁烟区。外出乘车、就餐、娱乐时，尽量选择无烟环境，比如可以选择商场、电影院等区域，减少可以吸烟的心理暗示。另外，身边如果有亲戚朋友吸烟，可能会让戒烟更加困难，因此要减少和吸烟者的接触，远离可能会吸烟的环境如喝酒聚餐、打麻将等。

（7）学会转移注意力

戒烟初期，可以在触手可及的地方放置水果、口香糖、矿泉水等作为替代。还可以寻找新的兴趣爱好来转移注意力以忘掉抽烟这件事，比如制作手工艺品、填字游戏等。

如果你之前常常在工作压力大的时候想抽烟，那么可以想一个缓解压力的新办法，比如深呼吸、户外运动等。

（8）奖励自己

你还可以将戒烟省下来的钱存起来，用来做某件你认为有意义的事，能让你更容易坚持戒烟。

（9）增强自控能力

开始戒烟后，可能仍会遇到一些人向你敬烟，这时只需简单告诉他们"谢谢，我不抽烟"即可。如果是知道你以前抽烟的朋友，可能会说你会抽，这时你可以回答他们"我以前抽，但现在不抽了"，反复这样说使他们相信，很快他们也不会再向你敬烟了。

（10）获得医学帮助

有些长期大量吸烟者在戒烟初期会出现烦躁易怒、焦虑、抑郁、头痛、头晕，以及迫切想要吸烟、体重增加等戒断症状，这是因为已经产生了烟草依赖（主要是对烟草中的尼古丁产生依赖），这些症状一般持续 2 ~ 3 周，尤其在戒烟的头几天会比较严重。轻度的烟草依赖可以凭借意志力克服，一般停止吸烟几个月后，烟瘾就会彻底消失。症状严重、屡次戒烟失败的患者可以尝试尼古丁替代疗法或者使用专门的戒烟药物治疗，现在许多大医院都设有戒烟门诊，在那里你可以得到专业医生的指导。

38. 什么是尼古丁替代疗法？

尼古丁是导致香烟成瘾的主要物质，而其本身的危害性不大，因此，利用尼古丁这种特性，以咀嚼片或喷剂等形式向患者提供小剂量的尼古丁，可帮助患者逐渐戒掉香烟，这种治疗即为尼古丁替代疗法。

尼古丁又称烟碱，说到香烟中的尼古丁，人们往往认为它是危害人体健康的罪魁祸首，其实这种观点存在一定的误区。烟草烟雾由超过 4000 多种化合物组成，在已知的 69 种致癌物中，烟焦油、CO、氢氰酸、氨及芳香化合物是主要的有害物质，并不包括尼古丁，目前的临床研究均表明尼古丁不具有致癌作用。你可能还听说过"尼古丁有剧毒""一包香烟中的尼古丁能毒死一只牛"等说法，实际上，香烟中的尼古丁含量并不足以导致中毒。目前认为尼古丁的致死剂量要远超 60 mg，市售的香烟中尼古丁含量平均只有 10 mg 左右，而经过烟雾挥发、烟头残留等过程，平均每支香烟中只有 1 mg 尼古丁被吸收，同时进入人体的尼古丁半衰期仅有 2 ~ 3 小时，很快就会被肝脏代谢掉，不会在体内蓄积。可以说，香烟中的尼古丁并非是主要的有害物质，而是一种能导致成瘾的主要物质。所谓的吸烟成瘾其实就是烟草依赖，我们把烟草依赖又称为尼古丁依赖。尼古丁依赖的患者，为了维持大脑中的尼古丁水平，每 30 ~ 40 分钟就需要吸一支烟，否则就会出现烦躁不安、情绪低落、生理不适、恶心头痛，以及对尼古丁的极度渴求等戒断症状。

尼古丁替代疗法（nicotine replacement therapy，NRT）就是以非烟草的形式，包括尼古丁咀嚼片、尼古丁贴片、尼古丁舌下含片、尼古丁吸入剂、尼古丁喷鼻剂等，向戒烟者提供安全小剂量的尼古丁，减轻戒断症状，减少吸烟的欲望，然后逐渐减少提供的尼古丁量，使戒烟者逐渐适应不吸烟的生活，直到戒烟成功。尼古丁替代疗法提供的尼古丁含量足以戒除烟瘾，但远远低于烟草中的尼古丁含量，并且不含有烟草中的其他有害物质。尼古丁替代疗法在 20 世纪 90 年代就进入了美国市场，大量数据证实其具有较好的疗效和安全性。研究显示，NRT能够增加50%~60%的戒烟率。

除了NRT以外，目前临床上使用的一线戒烟药物还有安非他酮和伐尼克兰，直接作用于中枢神经系统，不含有尼古丁，且有很好的戒烟效果，并且安全性较好。其中临床试验证实，伐尼克兰比NRT和安非他酮的戒烟效果更好、效率更高，不过有报道称伐尼克兰可能和酒精相互作用，有导致癫痫发生的罕见不良反应。

戒烟药物能够帮助严重的尼古丁依赖患者有效戒除烟瘾，明显提高戒烟成功率。对于那些戒烟困难的患者，尤其是已经面临心脑血管疾病或者癌症威胁的患者，寻求专业医生的帮助，在他们的指导下使用戒烟药物，必要时联合心理治疗，能够大大提高成功戒烟的概率。

39. 电子烟戒烟可行吗？

电子烟戒烟不可行，其戒烟效果和安全性均没有经过严格的临床评估，可能具有潜在的未知风险，且电子烟的本质是烟草公司推出的一种娱乐性质的产品，仍会向人体传送香烟中的致癌物质，不可用于戒烟的治疗。

在我国大部分人眼里，电子烟还是一种新生事物。其实早在2004年，电子烟就作为传统纸烟替代品在我国被发明并迅速出现在国内外市场上。自出现以来，商家就宣传电子烟"健康""多种口味选择""口感好""在传统纸烟被禁止的场所也可以使用"，并且还"有助于戒烟"。电子烟真的那么健康吗？使用电子烟能帮助戒掉烟瘾吗？

要解答这些问题，首先让我们看一下电子烟的成分和工作原理。电子烟不是通过燃烧的方式，而是通过加热一种液体来产生超细颗粒组成的可吸入的气雾，液体的成分通常包括丙二醇、植物甘油、尼古丁、调味剂。和传统纸烟相比，电子烟能够更高效地将尼古丁传送至肺内。

既然和尼古丁替代疗法一样，也是含有尼古丁的产品，那么电子烟不是也可以用来戒烟吗？实际上，我们前面所说的NRT产品包括尼古丁贴片、尼古丁咀嚼片、尼古丁喷鼻剂等，其含有的尼古丁在人体内如何吸收、代谢经过了严格的测试，并通过大量研究和临床试验证明其能够有效戒烟且使用安全。而现有的电子烟产业多属于传统烟草产业的一部分，大部分的电子烟厂家属于传统烟草公司，商家推广电子烟的目的并非是用来替代传统香烟的使用，而是作为一种娱乐性质的尼古丁产品吸引更多的购买人群。电子烟的戒烟效果和安全性都没有经过严格的临床评估。

　　许多烟民选择电子烟是认为它"比传统香烟危害更低"或者方便在禁止纸烟但是不禁止电子烟的场所使用。电子烟还吸引了一批追求新奇的年轻人，尤其是电子烟的多种口味比如水果味、巧克力味、泡泡糖味等对于青少年很有吸引力。那些以戒烟为目的的选择电子烟的烟民也并没能获得更高的戒烟率。实际上，大部分尝试吸电子烟的烟民会继续吸烟（调查显示，2014年在美国有93%电子烟使用者继续吸烟，法国有83%，英国有60%），最终成为同时吸纸烟和电子烟的双重用户。多项临床研究的结果也支持电子烟对戒烟没有益处，反而会降低戒烟率这一结论。

　　另外，电子烟也不像人们想象的那么安全。尽管电子烟中含有的致癌物质比传统香烟要少，但仍然会向人体内传送亚硝胺等致癌物质，长期的低剂量暴露也会增加患癌风险。在电子烟使用者的尿液中还检测出了膀胱癌致癌物质，在不使用电子烟的人中则不存在。同时，现有研究提示电子烟烟雾中含有的超细颗粒和其他有害物质与纸烟中的成分具有相似的作用机制，能够引发炎症反应，增加心血管疾病、慢性肺脏疾病发生风险，甚至直接诱发急性心血管事件。电子烟的二手烟暴露同样存在风险。许多国家和地区都已经出台法律将电子烟纳入控烟范围，甚至直接禁止电子烟的生产和销售。2019年我国也出台相关政策禁止电子烟的网上销售，要求各地控烟立法禁止公共场所吸电子烟。

　　国内外指南和专家建议，电子烟具有未知的潜在风险，用于戒烟不可行。戒烟应该选择有充分证据支持的手段如尼古丁替代疗法、使用戒烟药物等。

40. 雾霾天气如何做好个人防护？

　　（1）雾霾天气尽量减少外出，尤其是抵抗力低下的老人和儿童。如果需要外出，尽量避开早晚两个车流量大、污染重的交通高峰，避开主干道，选择人少的小巷。

　　（2）雾霾天外出不要骑自行车、电动车、摩托车等，可以改乘地铁、公交等公共交通工具。

　　（3）佩戴有效阻挡$PM_{2.5}$的防尘口罩是最重要的个人防护措施。目前国内市场上常见的能够阻挡$PM_{2.5}$的防霾口罩主要有以下几种。

　　①中国标准：KN类（KN90、KN95、KN99、KN100）及KP类。

　　②美国标准：N类（N90、N95、N99、N100）、R类和P类。

③欧盟标准：EN 类（FFP1、FFP2、FFP3）。

字母代表的是不同的国家标准，后面的数字代表对粉尘的过滤效率，数字越大，过滤能力越强。例如，过滤效率为 90% 的 KN90/N90 口罩，对粉尘的过滤效率达 90%，可以作为雾霾天气的基本防护。而另一种市面上常见的 KN95/N95 口罩，过滤效率达 95% 以上，不仅能够阻挡粉尘，对空气中的流感病毒、结核杆菌等病原体也有过滤作用。欧盟标准的 FFP1、FFP2、FFP3 的过滤效果分别在 80%、94%、97% 以上。

（4）过滤效率越高的防雾霾口罩，呼吸阻力越大。肺功能下降的老年人如果佩戴 N95 口罩感到憋气，可以选用 N90 口罩，而没有必要过度追求最好的防护效果。有中重度心肺疾病者、身体极度衰弱者、孕妇及两岁以下婴幼儿则不宜佩戴防雾霾口罩。带有呼吸阀的口罩能减小呼气阻力，增加舒适度，但不适合有呼吸道感染的患者，因为容易将体内病原体播散到周围空气中，造成疾病传播。

（5）防雾霾口罩具有使用期限，需参照说明书使用，常见的 N95 口罩使用期限为 40 小时。如果感到呼吸费力、不顺畅，也应该更换口罩，不宜继续使用。

（6）棉布口罩、普通医用口罩、普通一次性口罩、活性炭口罩等不能阻挡 $PM_{2.5}$，在雾霾天气不能起到有效的防护效果。

（7）在雾霾天气下如需室外活动，不宜进行剧烈活动，快走甚至跑步等剧烈运动会使呼吸加深、加快，吸入更多的粉尘。佩戴防雾霾口罩时也不宜剧烈运动，因为剧烈运动时人体需氧量高，而防雾霾口罩呼吸阻力大，不能满足人体气体交换的需求，容易造成心肺损伤。

（8）外出时戴帽子可以减少 $PM_{2.5}$ 沉积在头发上，在面部及双手等裸露的皮肤上擦防护霜可减少雾霾对皮肤的损伤。不宜佩戴隐形眼镜，因为 $PM_{2.5}$ 容易吸附在镜片上，损伤眼角膜、眼结膜。

（9）外出返家后应该立刻摘下口罩、帽子，更换衣物，并清洗面部、双手及其他暴露的皮肤，用温水漱口、清洗鼻腔，减少细颗粒物对身体的持续损伤，同时避免携带的颗粒物造成室内污染。将摘下的防雾霾口罩内面对折后，最好找一个洁净的容器密封存放，以便下次继续使用。换下的衣物及时清洗，但不宜晾晒到室外，以免继续吸附颗粒物。

（10）在雾霾天气下咽喉容易受到刺激和损伤，不要再吃辛辣刺激性食物，多吃新鲜的蔬菜和水果。多饮水能够加快体内代谢，加速吸入体内的细颗粒物排出。

41. 有什么办法能减少厨房油烟？

厨房油烟是家庭室内污染的重要来源，更是危害我国女性健康的"一大杀手"，减少厨房油烟是预防肺癌的重要措施。下面提供一些减少厨房油烟的烹饪小贴士。

（1）按照最新的国家标准，我国食用油分为一级、二级、三级、四级四个质量等级，分别相当于原来的色拉油、高级烹调油、一级油、二级油。四级为最低等级，等级越高，食用油的纯度越高。选购食用油时，仔细阅读商品说明，尽量选择质量好的食用油，从源头上减少烹饪时产生有害物质。

（2）减少高温煎炸、烟熏、烧烤的烹饪方式，高温煎炸不仅会使食物产生有害物质，还会增加厨房油烟中的致癌物。多用蒸、煮等烹饪手段，不仅能避免产生有害物质，还能避免破坏食物的营养成分，保留食物原有的风味。

（3）炒菜时尽可能控制油温不要过高。油锅冒烟说明油温到达极限（200 ℃左右），此时油烟中有害物质也达到顶峰。

（4）花生油和菜籽油等加热到 150 ℃ 即可。可以将筷子放入油锅中，如果筷子周围几乎不起油泡，说明油温较低；筷子周围冒少许油泡时说明油温中等，此时将菜下锅较为合适；如果筷子周围快速冒起很多的油泡，往往说明油温已经超过 150 ℃。

（5）橄榄油适合低温烹饪，较为健康，可以在油一下锅时就马上放菜，避免油过热。

（6）避免使用多次烹炸过的油。反复加热后的油本身含有致癌物质，而且其产生的油烟中致癌物质也会增加。

（7）厨房保持通风良好。独立厨房可以减少油烟在居室内的扩散、残留。

（8）选择性能好的油烟机，并将油烟机安置在合适的高度。有研究提示，油烟机距离锅内的油超过 70 cm 时，油烟样品具有致突变性（存在能引起基因突变、DNA 损伤等不同生物学效应的遗传毒性物质），而油烟小于 50 cm 时油烟样品不具有致突变性。

（9）炒菜前提前打开油烟机，炒菜结束后至少 3 ~ 5 分钟再关油烟机。

（10）没有油烟机的家庭做饭期间一定要开窗通风，做完饭后至少通风

10分钟，待油烟散尽后才可关窗。

（11）做完饭后及时洗脸、洗手，去除附着在皮肤上的油烟残渍。

（12）减少或避免室内燃煤。在不通风的环境中燃煤做饭或取暖会产生致癌物质，增加肺癌发病风险。

第 4 章

肺癌的检查与诊断

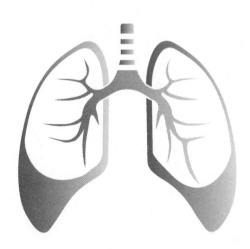
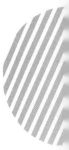

肺癌的检查手段

42. 肺癌的检查手段有哪些？肺癌确诊为何要做那么多检查？

肺癌的检查多种多样，常用检查手段包括血清肿瘤标志物、痰细胞学检查、影像学检查（包括胸部 X 线片、胸部 CT、胸部磁共振成像等），以及支气管镜检查灌洗及穿刺活检（支气管镜、B 超、CT 引导下）等。一旦确诊肺癌，还应该进行全身转移评估，通过颅脑增强磁共振成像（或头部 CT）、腹部及肾上腺 CT（或 B 超）、全身骨扫描或者全身 PET-CT 等评估有无其他脏器转移。上述的检查手段为全面评估患者病情从而确定下一步的治疗策略奠定了基础。

大部分肺癌患者都是通过支气管镜、CT 引导下穿刺确诊，也就是取米粒大小的组织经病理专家在显微镜下仔细观察确诊的。核心问题是肺癌治疗方案的确定不能仅仅根据病理化验，还要看是否已经扩散和扩散到哪儿了。肺癌最常见的扩散部位是脑、骨、肝、肾上腺，所以要做脑核磁、骨扫描、肝和肾上腺的超声或增强 CT。这些检查对制定治疗方案都十分重要，医学上叫分期检查。只有确定肺癌临床分期才可以根据分期选择适合患者的最佳治疗方案。

另外，近年来针对特定基因突变的靶向治疗在肺癌尤其是肺腺癌患者中获得了良好的疗效，然而只有存在基因突变的患者使用靶向药物才有效。要确定是否存在靶点，往往还需要进行分子病理检测，获得患者的基因突变情况。应当特别提醒的是，目前靶向治疗肺癌的主要适应证是已经有转移的晚期非小细胞肺癌，至于早期肺癌，即使有突变也不要使用靶向治疗，而是尽量采用立体定向放疗等有科学证据的方法。此外，近几年免疫治疗发展迅速，为晚期肺癌患者带来了曙光，部分患者考虑使用免疫治疗前还需检测PD-L1 的表达情况。

总的来说，对肺癌患者所做的一系列检查都是为了全面彻底地评估其病情，并为下一步的个体化、精准治疗做准备。病理诊断（含基因、免疫检测）、分期检查、患者的体质是确定肺癌正确治疗方案的三大基本资料，就像三角凳的三条腿缺一不可。

痰液检查

43. 什么是痰细胞学检查？有哪些优点和缺点及注意事项？

痰细胞学检查就是采集患者痰液检查其中是否有肿瘤细胞的方法。连续送检痰液 3 次以上具有诊断价值，可由此发现癌细胞，有助于肺癌良恶性的鉴别，还可以帮助进行组织学分型。收集 6 次以上痰标本，可以将肺癌诊断率提升到 80% 左右。

痰细胞学检查具有简单易行、经济、无创的优点，是肺癌常规的检查方法。痰细胞学检查准确性高，但其缺点在于敏感性较低。痰细胞学检查敏感性低于 70%，也就是相当于仅有不到 70% 肺癌患者能够被检出，痰细胞学检查的检出率容易受到包括标本质量、组织学类型和癌肿生长位置、大小、分期等多种因素影响。中央型肺癌的检出率高于周围型肺癌，鳞癌、小细胞肺癌检出率高于腺癌，这在解剖位置上也是很好理解的。相比位于肺周边部的腺癌，鳞癌和小细胞肺癌多为中央型，更靠近大气道，咳痰时脱落的肿瘤细胞更容易随之咳出。另外，中晚期、体积较大的肿瘤检出率较早期、体积小的肿瘤要高，这与较大的肿瘤供血不良，肿瘤细胞容易缺血坏死而脱落有关。

为提高检出率，痰液的采集应该注意两个环节：痰标本必须是从肺部咳出（不要混入唾液、鼻咽分泌物、食物、漱口水等）及痰液必须十分新鲜。

痰液检查注意事项：

（1）通常清晨第一口痰效果最佳，所以咳痰时间选在清晨餐前。

（2）医生一般会提前给患者一个取样杯，用于盛放痰液，杯中会有一些液体固定剂用以保存样本，不要饮用。

（3）咳痰前用清水反复漱口三次，以清除口腔中的细菌。

（4）咳痰前先深呼吸几次，再短咳几次，然后用力深咳，使痰液从肺部深处咳出至取样杯，注意不要混入太多唾液。

（5）咳出的痰液应该当天尽快送检，避免放置过久后细胞自溶影响结果。

（6）至少连续取样 3 天。

（7）医生会对痰液进行显微镜下检查，符合肺癌细胞标准者，结合患者的其他临床信息，可以确立诊断。如果痰液中混入唾液、鼻咽分泌物过多，或者样本太少、不够新鲜，可能失去诊断价值。

肿瘤标志物检查

44. 肿瘤标志物是什么？

肿瘤标志物其实就是能够反映肿瘤存在的化学物质，其存在和多少可以提示肿瘤病理类型和疾病严重程度。

与肺癌有关的常见肿瘤标志物包括 CEA、CA125、TPA、SCC、NSE、CYFRA21-1、ProGRP 等，联合使用对肺癌诊断有一定提示作用，也有助于肿瘤的分类、预后判断、随访。临床上常抽取血标本以测定血清中肿瘤标志物水平。对于存在胸腔积液的患者，还可检测胸腔积液中肿瘤标志物水平，如果胸腔积液中的肿瘤标志物升高，对鉴别胸腔积液是由良性病变引起还是恶性病变引起具有重要提示意义，甚至可早于血清肿瘤标志物的升高。

下面简要介绍肺癌相关的几种常见肿瘤标志物。

（1）癌胚抗原（CEA）

①最早是在结肠癌和胚胎组织中发现的，其升高主要见于消化道肿瘤，后证明肺癌、乳腺癌在内的多种癌症，甚至一些肝脏的良性疾病也可出现 CEA 水平升高。健康吸烟者的 CEA 水平也可能升高。

②在肺癌中，腺癌 CEA 升高明显，且分期越晚升高越明显。

③单独的 CEA 升高不能提示肺癌，但与 SCC、CYFRA21-1 联用则可提高对非小细胞肺癌的诊断意义。

④CEA 对非小细胞肺癌的预后具有提示意义，治疗前 CEA 水平明显升高提示预后较差。手术患者术后 CEA 水平仍高者，其 5 年生存率明显要低于恢复正常者。

（2）糖类抗原 125（CA125）

①最早是在卵巢癌中发现的肿瘤标志物，后发现在多种恶性肿瘤中都可升高。

②肺癌中主要见于肺腺癌患者。

③CA125 可以用于评估肺癌患者的预后和疗效。有文献报道 CA125 甚至较 CEA 对非小细胞肺癌有更强的提示价值。

（3）组织多肽抗原（TPA）

①存在于恶性肿瘤细胞中的一种化学物质，其在血清中的浓度可以反映细胞增殖和生长速度。同时 TPA 的升高也可见于良性疾病，如感染性疾病、急性肝炎、妊娠、自身免疫性疾病，因此特异性较差。

②多种类型的肺癌都可有 TPA 升高，因此不能用于判断分型。

③对已经确诊肺癌的患者，TPA 升高的水平可以提示分期和预后。TPA 越高，分期越晚，预后越差。

（4）细胞角蛋白 19 片段（CYFRA21-1）

①肺鳞癌患者升高明显，敏感性较高。一些肺部良性疾病也可出现升高。

②CYFRA21-1 与 CEA 联用可检测出 81% 非小细胞肺癌，但特异性仍不高，即使这两者同时升高，也不一定为肺癌。

③CYFRA21-1 的浓度同样可提示疾病严重程度，若治疗后浓度下降可提示治疗有效。

（5）鳞状上皮细胞癌抗原（SCC）

①各种类型的鳞状上皮细胞癌（如宫颈鳞状细胞癌、肺鳞癌、食管鳞癌、膀胱鳞癌等）都可以升高。

②SCC 对肺鳞癌有较高的敏感性和特异性。但肺部感染和患皮肤病时也会升高。

③SCC 评估预后的价值目前仍有争议，有研究分析 SCC 水平对于生存期影响不大，也有研究显示术前 SCC 水平升高者较 SCC 正常者 5 年生存率明显下降。

（6）神经元特异性烯醇化酶（NSE）和胃泌素释放肽前体（ProGRP）

①小细胞肺癌作为一种神经内分泌来源的恶性肿瘤，能够分泌 NSE 和 ProGRP。

②ProGRP 较 NSE 对小细胞肺癌的敏感性更高，尤其在局限期小细胞肺癌中。而 NSE 主要是对广泛期小细胞肺癌有较好的提示作用。

③NSE 和 ProGRP 联合应用可评估小细胞肺癌的生存期及治疗疗效、复发情况。

④同样应注意，在一些良性疾病如感染、肾衰竭和其他器官的恶性肿瘤中，ProGRP 和 NSE 都可升高。

肺癌肿瘤标志物突出的缺点是敏感性低，特别是小细胞肺癌患者敏感性更低，不能过于依赖。特别是怀疑肺癌的患者查出来标志物正常，误认为可以排除肺癌，需要医师们特别注意。

45. 肿瘤标志物升高就代表患有癌症吗？

肿瘤标志物只是众多检查项目中的一个参考指标，仅起着提示的作用。除肿瘤标志物以外，还应结合患者的症状、影像学表现等多方面进行综合的判断。

肺癌肿瘤标志物与胸部低剂量螺旋 CT 联合应用是肺癌高危人群的常用筛查手段。在一般人群的常规体检中也大多纳入了肿瘤标志物的检查，许多人在体检中都会发现肿瘤标志物或多或少地升高，往往会感到非常紧张，肿瘤标志物升高是否说明自己已经得了癌症呢？

前面已经提到，肿瘤标志物特异性较差，许多良性疾病如感染都可导致上述肿瘤标志物的升高。因此，肿瘤标志物只是一个参考指标，肿瘤标志物升高并不代表就患了癌症。如果发现肿瘤标志物升高，医生应该根据肿瘤标志物的水平，结合患者的病史和症状进行综合判断，排除一些良性疾病（良性疾病引起的肿瘤标志物升高一般不明显）。那么肿瘤标志物多高才对癌症有提示意义呢？各医院由于检测条件的不同，每种肿瘤标志物的正常参考值范围也会有所不同，一般来说，高于正常参考值 2 ~ 3 倍应该引起警惕。

如果肿瘤标志物升高不明显（在正常参考值的 2 ~ 3 倍），且没有肺癌的其他证据，则考虑肺癌的可能性小，可能是由于其他原因导致的肿瘤标志物升高，可以 1 ~ 2 个月后复查一次，如果有持续升高趋势再进行胸部 CT 检查。肿瘤标志物升高明显者，无论是否有症状都应该进行影像学检查，密切随访。但是无论如何，肿瘤标志物都不能作为确诊依据，当前条件下肺癌的最终确诊还是要靠病理学诊断。

灵敏度与特异度

灵敏度：指的是某项检查能够将患者识别出来的能力，灵敏度越高，漏诊率越低，越不容易将患者漏掉。

特异度：指的是检查手段能够正确将非患者判断为无病的能力，特异度越高，误诊率越低，越不容易将没有患病的人误认为患者。

这是特别费脑子的指标，好像绕口令。需要大家记住的是，目前肺癌的标志物在筛选患者方面并不理想，只能作为一个参考指标，不要过于依赖。

胸部 X 线检查

46. 胸部 X 线如何用于肺癌诊治？胸部 X 线检查有哪些注意事项？

胸部 X 线检查即通常所说的胸片，也就是我们说的 X 线片，其工作原理是使用 X 线对人体进行单方向的投射，不同密度的人体组织对 X 线的阻挡能力不同，密度越低，阻挡能力越弱，穿过人体后剩余 X 线通过显像设备形成黑白不同的影像。脂肪、气体对 X 线的阻挡能力弱，在 X 线片上表现为黑色影像，肌肉、内脏等软组织的阻挡能力中等，表现为灰白色，骨骼或者钙化部位阻挡能力强，表现为白色，由此在 X 线片上我们可以分辨不同的组织形态。

胸片具有简便、价格低、辐射小的优点，是胸部最基本的影像学检查手段，但现有的科学证据证明：胸片体检不能减少因肺癌死亡的人数，不建议用于体检。

注意事项

（1）检查前

1）怀孕期间一般不应做 X 线检查，因为射线可能会对胎儿造成不良影响。尤其是在怀孕前 3 个月内对辐射比较敏感，容易造成胎儿心血管系统、神经系统畸形。如果怀孕期间一定要做此检查，应该做好防护措施，可戴铅围裙保护胎儿。

2）由于金属物品对射线的透过性低，会造成检查结果的假阳性。因此检查前应该去除身上的金属物品，如手机、金属饰品。女性检查时不要穿带金属钢圈的内衣。

（2）检查时

按照医生的要求取站立位，胸部面向仪器，屏住呼吸数秒，以排除呼吸运动对图像的干扰。

（3）检查后

1）如果胸片发现异常，一般需要行胸部 CT 以进一步明确病变性质。

2）胸片检查接触的辐射在安全范围内，在检查后会逐渐释放，不必过于担心。不过对于准备怀孕的患者，最好在做完胸片 3 个月后再开始备孕。

胸部 CT 检查

47. 胸部 CT 有哪些种类？各有什么特点？

CT（computed tomography）即计算机断层扫描。CT 与 X 线片相似，都是利用 X 线成像。与 X 线片不同的是，CT 是对人体进行横断面扫描，显示的是人体某一个横断面的影像，图像清晰，精确度高，可检测到直径小于 1 cm 的病灶，还可以提取所有横断面的信息，进行三维重建获得三维图像。

通过胸部 CT 对胸部进行连续的断层扫描，可以评估肺癌的范围和淋巴结转移的情况，在肺癌诊断、分期、随访中具有十分重要的作用。临床上常用于肺癌诊断的检查技术包括胸部 CT 平扫、胸部 CT 增强、高分辨胸部 CT、胸部低剂量螺旋 CT 等。

（1）胸部 CT 平扫：与增强 CT 相比，不注射对比剂（又称"造影剂"，是一种人为引入的和检查部位组织密度不同的药物）的普通扫描手段，是一种最常用的 CT。CT 平扫发现可疑肺部肿物时一般需进行 CT 增强以进一步诊断。

（2）胸部 CT 增强：提前静脉注射对比剂，再进行计算机断层扫描。增强 CT 可以加大肿瘤组织和正常组织的密度差，发现平扫上显示不清或者未显示的病变。更重要的是，增强 CT 有助于显示肿瘤的血供情况，明确肿瘤与血管的关系。

（3）高分辨胸部 CT：在分辨率上较普通 CT 更优，每一断层厚度仅有 1～2 mm，能够更好地显示微小病灶，有助于鉴别肺结节的性质和早期肺癌的诊断。

（4）胸部低剂量螺旋 CT：胸部低剂量螺旋 CT 辐射量明显低于诊断性胸部 CT 检查，可以使患者少受 80% 以上辐射量。3～4 次胸部低剂量螺旋 CT，仅相当于 1 次常规 CT 检查的辐射量，同时可以满足肺癌筛查的图像质量要求，能够有效降低肺癌死亡率，是目前高危人群筛查肺癌的推荐手段。

48. 胸部 CT 检查有哪些注意事项？

（1）检查前
①与你的医生充分交流，告知你的病史及检查结果，尤其是如果已经有

影像学的检查结果应该提供给医生作为参考，帮助医生决策。

②孕妇、婴幼儿一般不应做胸部 CT 检查，如果必须做，要采取一定的保护措施。

③与胸片相似，金属物品同样会造成胸部 CT 检查结果的假阳性。因此检查前同样应该去除身上的金属物品，如手机、金属饰品、钥匙等。

④增强 CT 需要注射造影剂，检查前需要详细告知医生过敏史、既往史，尤其是有无海鲜类食物过敏、碘造影剂过敏，以及支气管哮喘、肝肾功能不全等疾病。

⑤造影剂可能造成呕吐反应，在做增强 CT 检查前一般需要空腹 3 小时以上。

（2）检查时

由于呼吸时肺部的运动会造成影像的模糊，因此检查时需要按照医生的要求憋气、吸气、呼气，更不能随意移动，以免影响检查结果。整个扫描过程大约十几秒。

（3）检查后

①做增强 CT 的患者，检查后应该多饮水，以利于造影剂的排出。造影剂一般会在 24 小时内排出，不必过于担心。

②增强 CT 结束后一般需要观察半小时左右，以防出现过敏反应。

③CT 辐射较 X 线检查要高一些，但也在安全范围内。为保险起见，备孕者最好在 CT 检查 3~6 个月后再准备怀孕。

④检查后应与你的医生充分沟通，了解结果的意义及下一步的诊治方案。

磁共振成像检查

49. 什么是磁共振成像？在肺癌诊治中有哪些应用？

磁共振成像（magnetic resonance imaging，MRI）是一种利用核磁共振原理的影像学检查手段，通过发射电子脉冲，激发人体中的氢原子产生磁共振现象，然后通过磁共振仪捕捉磁共振信号，并通过计算机处理、重建生成一系列图像。与 CT 相似，磁共振成像也是显示的断层影像，不过可以根据需求显示包括横断面、矢状面、冠状面等任意维度的图像。

磁共振原理最早是在 1946 年被发现的，1973 年美国科学家 Lauterbur 运用磁共振原理发明了磁共振成像技术，为医学影像学发展做出了巨大贡献，Lauterbur 还因此于 2003 年荣获诺贝尔生理学或医学奖。

磁共振成像对显示肌肉、内脏、神经系统等软组织的病变有显著优势，能够清晰显示不同组织间的层次，并且与 X 线片、CT 相比，MRI 没有辐射，是一种无害的检查方法。不过磁共振成像也有其局限性，对含气的肺组织及骨骼的显示不如 CT。

肺癌诊治中磁共振成像主要应用有以下几个方面。

（1）胸部 MRI

MRI 在肺癌原发病灶评价方面应用并不多，因为胸部 MRI 通常不能很好地显示肺部肿物，也不能显示钙化病灶（通常为良性），更多的是作为胸部 CT 的补充诊断方法。当患者已经确诊肺癌时，肿瘤的分期对预后评估和指导治疗非常重要，有时 CT 很难清楚显示肿瘤是否已经侵及血管、胸壁、心包等软组织，这时使用胸部 MRI 可以较为清楚地显示肿瘤与周围软组织的关系，为准确评估肿瘤的分期提供依据。近年来，由于磁共振没有电离辐射，更受患者欢迎，在鉴别肺结节性质、纵隔淋巴结性质方面显示了独特的优势，尤其是派特磁共振的出现，使磁共振更是如虎添翼，今后的应用将更广泛。

（2）腹部 MRI

上腹部增强 CT 是肺癌腹部及肾上腺转移的首选评估方法，其中 CT 对肾上腺转移瘤的诊断率可达 98%，但通过 CT 难以区分肺癌肾上腺转移瘤和原发于肾上腺的恶性肿瘤，尤其是单发的肾上腺转移瘤。当难以判断时，腹部 MRI 可以提供重要的影像学补充信息，帮助进一步鉴别。

（3）脑部 MRI

脑部增强 MRI 是判断肺癌有无脑转移的首选手段，是肺癌分期诊断的标准方案。MRI 对脑组织显像有明显优势，能够清晰显示病灶的大小、部位、水肿范围、有无出血及周围脑组织受压的程度，做增强 MRI 前给患者静脉注入造影剂，更有利于显示病灶，可以发现 CT 不能发现的小转移灶。对磁共振成像有禁忌的患者选择头部增强 CT 替代。

50. 磁共振成像检查有哪些注意事项?

（1）检查前

①虽然 MRI 对人体无害，但并非所有人都可以做此检查。体内有金属物质比如安装心脏起搏器和胰岛素泵、体内金属异物存留或安装金属假体、

植入节育环的人可能会受到磁场的吸引而出现危险，是 MRI 的禁忌。

②磁共振成像对患者制动要求比较高，且检查时间比较长，患者需要保持同一姿势半小时左右，因此，病情危重或不能配合的患者、幽闭恐惧症患者不宜做 MRI。

③尽管磁共振成像没有放射性，但是如果不是必要，孕妇尽量不要做磁共振检查。尤其是怀孕前 12 周，检查期间的噪音和热量可能对胎儿有一定危害，因此怀孕不到 3 个月的孕妇最好不要做磁共振检查。

④有纹身的患者要提前告知医生，请医生视情况决定，如果在检查过程中出现纹身处的皮肤疼痛不适，要立刻停止检查。

⑤做增强 MRI 前需要注射造影剂，肾功能不全的患者是禁忌，因此，检查前应该向医生详细告知过敏史、既往病史，尤其是肾脏相关疾病。

⑥如果是做头部磁共振成像，前一天晚上要提前洗头，当天不要带发夹，不要使用护发品如发胶等。

⑦化妆品中可能含有重金属物质，女性患者检查前不要化妆，以免在磁场内发生意外。

⑧腹部磁共振检查前需要至少禁食 4 小时。

⑨检查前应该除去身上的金属物品，比如眼镜、手表、金属饰品、带钢圈的女性内衣、腰带、信用卡等，不要穿带有金属的衣服。

⑩检查过程中会有一定的噪音，必要时可以提前准备耳塞，检查时带上以缓解噪音。

（2）检查时

①胸腹部 MRI 会受到呼吸运动的影响。因此检查时需要按照医生的要求屏气、呼吸。

②在检查过程中按照医生的指示保持放松，避免身体移动，以免造成伪影影响检查效果。

③一般进行一个部位的磁共振成像检查时间为半小时左右，检查多个部位，需要半小时以上。如果检查时前面还有人排队，那么可能需要较长时间，所以最好准备半天到一天的时间。

（3）检查后

①注射造影剂的患者，检查后应该多饮水，以利于造影剂的排出。

②磁共振成像没有辐射，一般不会对人体造成损伤。如果病情需要，可以随时再次检查。

PET 正电子扫描

51. 什么是 PET 正电子扫描?

人体许多病变如恶性肿瘤、炎性病灶都会出现代谢明显增高的特点,PET 就是利用这一原理,使用正电子核素标记葡萄糖等人体代谢物,作为显像剂注入人体后会被代谢活跃的细胞所摄取,使用正电子扫描仪对体内放射性显像剂进行精确的定位、定量分析,再由计算机进行三维重建,就可以得到人体 PET 图像。

近年来在正电子扫描的基础上,发展出将 PET 与 CT 结合的 PET-CT 技术,将正电子扫描发现的病灶在 CT 上显示出来,实现了对病灶的精确定位,可以同时显示组织器官的形态和功能,是医学影像技术发展史上的一个重大突破。由于 PET 反映的是组织细胞在代谢水平上的差异,相当于通过无创的手段在体外观察体内的生理和病理变化,所以 PET-CT 尤其适用于在没有出现形态学改变之前早期诊断疾病和发现亚临床病变。同时兼具安全无创、精准快速等优点,目前在临床上被广泛应用于肿瘤、冠心病、脑部疾病的诊治。

在肿瘤领域,PET-CT 常用于良恶性疾病的鉴别。恶性肿瘤组织代谢活跃,比正常组织摄取更多的显像剂,当使用正电子扫描仪扫描时就会比正常组织显像更显著。由于肿瘤组织在代谢水平上发生改变而还没有形态学改变时就可以被检测到,因此在诊断上要明显早于一般的影像学检查手段。另外,PET-CT 一次可进行除脑部以外的全身扫描,有利于全面准确地评估肿瘤的原发灶和转移情况,在判断肿瘤分期中扮演着重要角色。

52. PET-CT 在肺癌诊治中的应用

(1)肺癌的早期诊断和良恶性鉴别

发现肺部可疑肿物,首先要进行胸部增强 CT 检查,当使用胸部增强 CT 等手段不易鉴别肺部肿块的良恶性时,可使用 PET-CT 进一步诊断。

(2)确定肺癌的分期和分级

确诊肺癌后,使用 PET-CT 可全面准确评估淋巴结转移及远处转移的情况,为临床医生确定分期和分级以及制订下一步诊治计划提供可靠依据,推荐有条件的患者进行此检查。

（3）评估疗效和判断预后

目前国际公认的指南不推荐将 PET-CT 作为治疗后随访的常规检查手段。此外，研究表明治疗后早期放射性核素标记物摄取的减少与较好的预后有关，所以 PET-CT 在一定程度上还可用于判断疾病预后，但目前临床上尚未广泛应用。

（4）早期鉴别肺癌的复发

肺癌治疗后如果出现了症状首先使用胸腹部增强 CT、骨扫描等进行复查，当这些检查手段难以判断是否为肿瘤复发或者转移时，可行 PET-CT 进行鉴别，及早发现肿瘤复发和转移。

（5）寻找肿瘤原发病灶

由于 PET-CT 可以做全身扫描，可以发现传统检查手段不易发现的病灶，所以如果患者首先被发现肺癌是其他部位的转移瘤，而难以找到原发病灶时，PET-CT 是有效的检查手段。

（6）放疗前进行 PET-CT 检查有助于放疗靶区的定位

放疗前进行 PET-CT 检查可以提供精确的靶区定位，提高治疗效果，同时减少不必要的放疗损伤，降低毒副作用。有研究表明，根据 CT 和 PET-CT 检查结果确定放疗靶区，可以显著改善多数患者的放疗疗效。

53. 接受正电子扫描检查有哪些注意事项？

（1）检查前

①首先要明确检查的目的、流程，使患者了解检查所用的示踪剂用量小、代谢快、辐射量小，消除紧张情绪，以免患者个人情绪影响检查结果。

②临床上应用的示踪剂 90% 以上都是氟代脱氧葡萄糖（18F-FDG），18F-FDG 与体内葡萄糖存在竞争抑制作用。检查前一晚应尽量少进食含糖量高的食物，进食过多糖类会影响肿瘤组织对正电子核素标记的葡萄糖的吸收，少吃主食和水果，可以吃肉类、蛋类、海鲜等高蛋白食物，不要饮用含糖饮料或是止咳糖浆等含糖药物。

③检查前 24 小时内不要饮酒、喝咖啡，也不要吸烟。

④检查前空腹至少 4~6 小时（禁食、禁水），如果是早上检查，晚上 22 点后最好不要再进食。下午检查的患者不要吃午饭。

⑤检查当天注意保暖，寒冷会使体内棕色脂肪组织摄取葡萄糖。

⑥检查前 2 小时不要做剧烈运动。剧烈运动会使肌肉过多地吸收核素标记的葡萄糖，影响检查结果。

⑦高血糖状态同样会影响肿瘤组织对标志物的吸收。糖尿病患者需将血糖控制到 8.5 mmol/L 以下，至少不能超过 11.1 mmol/L，确定检查前咨询医生，调整好血糖。

⑧孕妇是正电子扫描的禁忌。

（2）检查时

①检查开始前会为患者测指尖血糖，血糖水平合格后才能注射示踪剂。

②注射示踪剂后 1 小时内应该完全休息，闭上眼睛，避免说话或活动，等待示踪剂被组织细胞摄取。

③扫描时听从医嘱，不要随意移动。整个检查过程一般需要 1~3 小时。

（3）检查后

①PET-CT 的辐射略高于常规 CT 检查，但在安全范围内。一般情况下，绝大部分示踪剂可以在 24 小时内经尿液排出体外。

②检查后 1 天内多饮水，以便于示踪剂尽快排出。

③为了保证安全，检查后 1 天内最好不要接触孕妇和婴儿。

④示踪剂可以经母乳排出，哺乳者需要暂停哺乳两天。

⑤示踪剂很少会出现过敏反应，偶尔会出现注射部位的疼痛或肿胀，用湿毛巾热敷即可缓解。

54. 长期吸烟的人是否应该定期接受 PET-CT 检查肺部状况呢？

目前对于吸烟的高危人群，肺癌筛查手段为低剂量螺旋 CT 检查，PET-CT 并不适合作为筛查手段。

（1）PET-CT 辐射量高于 CT

尽管理论上进行一次 PET-CT 所受的辐射剂量在安全范围内，不会对人体产生损伤，但是辐射造成的致癌风险是累积的，患者很可能还会接受其他的检查。对于高度怀疑或者确诊肺癌的人来说，PET-CT 带来的效益高于辐射带来的风险，然而健康人将 PET-CT 作为体检项目的"弊"大于"利"。

（2）PET-CT 不是万能的

尽管正电子扫描具有早期诊断肿瘤的优点，但却不是万能的。PET-CT 存在一定的假阴性和假阳性率，在肺癌诊断中 PET-CT 的假阳性率为 10% 左右，假阴性率不到 5%。这是由 PET 的工作原理决定的，PET 显示的是代谢增高的细胞，很多良性病变如结核、炎症、结节病、曲霉菌病、组织胞浆菌病及寄生虫病等引起的炎性肿块也可表现为代谢增加而显示为放射性浓聚，从而出现假阳性结果。而一些代谢活性低、分化较好、生长缓慢的肿瘤如原位腺癌、类癌甚至一些分化较好的腺癌则不一定呈高代谢活性，容易漏诊。另外，受 PET 的分辨力限制，直径小于 7 mm 的病灶也可能出现假阴性。

（3）费用昂贵

PET-CT 成本高，目前大多数医院做躯干 PET-CT 检查的价格在 1 万元左右，作为常规体检的性价比并不高。

55. 手术切除已经满一年，除了在门诊接受定期复查，是否也应定期接受正电子扫描检查呢？此外，在接受肺癌治疗（放疗或化疗）过程中，是否也需要接受正电子扫描检查以确认治疗效果呢？

根据 2020 年《中国临床肿瘤学会（Chinese Society of Clinical Oncology，CSCO）原发性肺癌诊疗指南》，建议肺癌手术治疗后常规复查选择胸腹部（包括肾上腺）增强 CT，不建议患者使用 PET-CT 复查，仅在有相应部位症状时才选用头部 MRI/CT、骨扫描或全身 PET-CT 检查。

目前肺癌复查手段以胸部 CT 为主。一些研究探讨了术后使用 PET-CT 随访的效果。国外一项研究对 101 位非小细胞肺癌术后患者采用了 PET-CT 随访，结果提示 PET-CT 对于一些无症状复发患者的诊断有较好的敏感性和特异性，然而该研究并没有设置对照组，也就是说没有与其他检查方法进行直接比较。另一项研究对 92 个非小细胞肺癌术后患者使用全身 CT、颅脑磁共振等传统影像检查方法和 PET-CT 随访进行对比，结果并未发现两种手段在敏感性、准确性上具有明显差别。因此，目前缺乏 PET-CT 在术后随访上具有明显优势的确切证据。

放疗和化疗时肿瘤在形态上变化缓慢，使用传统的 CT 进行疗效评价具有局限性。PET-CT 评估的是代谢水平的改变，可以早期在分子水平上了解肺癌治疗的效果，及时发现治疗效果差的肿瘤，并可以及时调整治疗方案，降低治疗毒性，在放化疗疗效评价中具有一定的应用价值。

PET-CT 通过比较治疗前后细胞对 18F-FDG 的摄取可以了解疗效如何，治疗有效的肿瘤对 18F-FDG 的摄取会减少。不过目前 PET-CT 价格昂贵，相关研究还比较少，缺乏统一的代谢参数及其标准，临床上尚未得到广泛应用。此外 PET-CT 用于疗效评估存在假阴性和假阳性的问题，化疗会对全身代谢产生影响，推荐在化学治疗 10 ~ 14 天后才可进行 PET-CT 检查。放疗会造成局部组织的高代谢反应（假阳性），从而影响 PET-CT 结果，进行放化疗的患者在做 PET-CT 检查前，至少需中断治疗 12 天。

因此，在接受肺癌治疗（放化疗）过程中，正电子扫描检查对疗效评价有一定的价值，但由于放化疗本身会对组织代谢产生影响，故行 PET-CT 检查前需至少中断治疗 12 天。

骨扫描

56. 什么是骨扫描？

肺癌患者容易发生骨转移，有一半的骨转移患者不会出现症状，而使用传统的 X 线不易发现早期转移病灶，检查骨转移瘤的首选方法是骨扫描。

骨扫描是一种检测骨骼的手段，检查中利用放射性核素显像，属于核医学的范畴。骨扫描的原理是将骨显像剂（放射性同位素标记的物质）注入体内，与骨组织形成的有关成分结合，当局部骨组织形成旺盛时，即出现成骨活动时，骨组织就会摄取结合有骨显像剂的有关成分，从而使显像剂在该处浓聚，如果局部骨组织出现破坏，即出现溶骨活动的话，该处就会表现为显像剂稀疏。通过特殊的成像设备可以接收显像剂的信号，从而标记出人体上显像剂的分布。

显像剂摄取增加多见于一些炎症、骨折、骨肿瘤等疾病，局部血流和代谢增加，局部骨组织对显像剂摄取增加，表现为放射性浓聚区。缺血性骨坏死及一些以溶解骨组织为主的骨肿瘤、多发性骨髓瘤等疾病因局部血流减少，成骨活动较少，则表现为显像剂稀疏。转移性骨肿瘤往往表现为浓聚区，少数骨转移瘤由于溶骨活动旺盛表现为显像剂稀疏区。

骨扫描在肺癌诊治中具有重要作用，肺癌确诊后进行骨扫描是肿瘤分期中的常规检查，治疗中及治疗后定期进行骨扫描，有助于动态观察患者疗效，早期发现骨转移，及时进行治疗。出现骨转移的患者在治疗过程中病灶减少、放射性显影变淡预示着病变治疗有效。不过接受放疗和化疗的患者，治疗后局部肿瘤坏死会出现炎症修复反应，导致局部放射性摄取增加，这一现象被称为"闪烁现象"。"闪烁现象"是一种治疗后的正常现象，并不意味着疾病恶化，出现"闪烁现象"可以在治疗后半年复查骨扫描，待炎症反应消失后再评估。

57. 骨扫描的优点和缺点是什么？

（1）骨扫描的优点

①高敏感度

与传统影像学检查手段相比，骨扫描的最大优点是灵敏度高，不易出现漏诊，研究显示，骨显像对骨转移灶的检出率达94.3%，而X线检查的检出率仅为60%，X线检查某些肿瘤骨转移灶漏诊率高达50%，而对大多数转移瘤，骨显像总漏诊率仅为2%～5%。

②早期诊断

骨显像可发现代谢水平的改变，能够早期发现骨转移的细微病灶，而X线片、CT则需要转移灶在钙含量出现30%～70%变化时，才能显示出差异。与X线相比，骨扫描可提早3～6个月发现骨转移，有助于肺癌患者的准确分期，对临床治疗决策有重要的决定意义，还能及早对转移病灶进行干预，预防出现病理性骨折（局部骨组织被肿瘤组织侵袭而变得质地脆弱，即使轻微的外力也可能造成骨折），改善患者的生活质量。

③一次性全身成像

骨扫描一次就可扫描全身骨骼，检查方便快速，而其他检查手段如X线片、CT、MRI等则是针对局部的成像，全身扫描多需要进行相当长时间。

（2）骨扫描的缺点

骨扫描也有局限性，其特异性低，容易出现假阳性，许多良性病变如多发性骨髓炎、活动性关节炎、畸形性骨炎、骨坏死等由于局部血流和代谢状态改变也可出现显像剂浓聚或者稀疏的现象。一般来说，医生会根据病变的形态、位置、分布等特征区分良恶性病变。然而，对于一些骨扫描发现的不能明确性质的病灶，则需要进一步CT或磁共振成像检查。

58. 骨扫描的注意事项是什么？

（1）检查前

①骨扫描检查前可以正常进食、服药。

②近4天内服用过钡剂（如进行过钡造影X线检查）或者服用含铋药物的患者不宜进行骨扫描，钡剂或者铋剂会影响检查结果。

③注射的显像剂带有放射性，会影响胎儿发育，所以孕妇不宜进行骨

扫描。

④哺乳期的患者在接受骨扫描后 2 天内不宜哺乳。因为含有放射性同位素的显像剂会随母乳分泌，若哺乳会对婴儿造成不良影响。

⑤检查前除去患者的金属物品如金属配饰、硬币等，如果有金属假肢应该提前向医生说明，避免影响显像而出现结果误读。

（2）检查时

①检查时需静脉注射骨显像剂，注射后需要等待显像剂被骨骼吸收结合，一般需要等待 1~5 小时才进行扫描成像。

②显像剂是通过肾脏排泄的，应该注意多饮水，以排出体内没有与骨骼结合的多余显像剂。

③扫描前排空膀胱，避免显像剂随尿液进入膀胱后在膀胱内聚集而影响骨盆的显像。排尿时应避免尿液污染体表或者衣裤而影响检查结果。

④扫描时需要躺在检查床上，由特殊成像设备进行缓慢扫描。根据检查需求不同，整个检查过程需要 10 分钟到 1 小时，检查过程一般不会引起不适，检查时需听从医生的要求变换体位或保持不动，以保证最佳的检查效果。

（3）检查后

①检查后几天内多饮水，排出体内剩余的显像剂。

②骨扫描检查一般不会使患者出现不适，如果静脉注射的部位出现了红肿疼痛，可以热敷毛巾来缓解。

59. 骨扫描的安全性如何？

（1）骨扫描的辐射

骨扫描是目前临床上常用的检查，骨扫描使用的显像剂含有放射性成分，会产生一定的辐射。不过患者不必过于担心，骨扫描的辐射在安全范围内，只要不是经常接触，造成损伤的概率是很低的。尤其是对于肺癌患者来说，骨扫描带来的获益要比可能引起的损伤重要得多。只要采取适当的防护措施，骨扫描的辐射危险会进一步减少。

以下列出减少骨扫描辐射的注意事项。

①骨显像剂主要通过肾脏排泄，检查后 1~2 天注意多饮水，大量饮水可以促进体内放射性物质排出。

②一般来说，大多数显像剂在 1 天内即可通过尿液排出，因此尿液中会

含有放射性物质，患者上完卫生间要立刻冲水，并注意用肥皂或洗手液彻底洗手。

③骨显像剂代谢快（半衰期只有 6 小时）、辐射小，患者体内的显像剂很快就会排出，不会长期存在，一般来说不会给周围人造成危险，患者家属不必过于紧张。患者检查后可以回家，注意在注射显像剂后 1～2 天内减少和周围人的近距离接触即可，尤其应注意与婴幼儿和孕妇保持距离，因为这些人群可能对辐射比较敏感。

（2）显像剂过敏反应

骨扫描使用的显像剂很少引起过敏反应。静脉注射部位可能出现肿胀或疼痛，一般用湿毛巾热敷手臂即可缓解。如果情况严重、不能缓解，及时请医生帮忙处理。

支气管镜检查

60. 什么是支气管镜检查？

支气管镜检查是诊断肺癌最常用的方法，包括软性支气管镜检查和硬质支气管镜检查两种类型。其中常用的是软性支气管镜检查，又称"纤维支气管镜检查"。

软性支气管镜是将一个顶部装有微型镜头的柔软细管通过口腔或者鼻腔送入气管，在实时图像下查看支气管内情况，并可进行各种操作，包括在支气管镜直视下刷检、活检、针吸及支气管灌洗等，以获取细胞学和组织学标本。软性支气管镜可以观察到较小的气道，通常只需局部麻醉就可进行，也有部分患者要求在全身麻醉下进行软性支气管镜检查，可以减少检查时的不适，不过一般需要自费，并且全身麻醉对患者的身体条件要求比较高，其风险要高于局部麻醉。

硬质支气管镜是将一个空心金属直管伸入气道，需要在全身麻醉下进行，常用于需要取较大的组织样本进行活组织检查的情况。

下面介绍支气管镜检查常见的操作。临床上常将几种操作联合使用，提高对病变的检出率。

（1）支气管刷检：在支气管镜检查的同时送入小刷子刷取细胞，是检查有无癌细胞的方法。

（2）经支气管镜肺活检：在支气管镜直视下钳取可疑的小块肺组织，再通过进行病理学检查判断其性质，适用于较靠近中央的肿块。

（3）支气管内超声引导经支气管镜肺穿刺活检（EBUS-TBLB）：支气管镜的口径是有限的，难以到达外周的细小支气管，位于肺外周的肿块可以在超声支气管镜辅助下定位穿刺，发生咯血、气胸等并发症的风险较低，不过操作技术难度高，在临床上未得到大范围应用。

（4）经支气管细针吸取：对位于支气管旁的肿块和可疑肿大淋巴结，可以伸入活检针，刺入支气管壁，获取组织样本。

（5）超声支气管镜引导下的经支气管针吸活检术（EBUS-TBNA）：有时也可在超声支气管镜引导下进行针吸，就是在支气管镜孔道内引入超声探头，实时获得气管、支气管周围组织及纵隔结构成像，实现精准定位，尤其适用于对纵隔肿大淋巴结的穿刺活检。

（6）支气管灌洗：通过支气管镜孔道注入无菌水冲洗细支气管，再将冲洗液抽回，检查是否存在肿瘤细胞。

61. 什么是荧光支气管镜，有何特别之处？

传统支气管镜采用的是白光支气管镜，镜下所见为原本的颜色。荧光支气管镜利用正常组织与异常组织产生的荧光不同而显示为不同的颜色，从而快速识别出病变组织。荧光支气管镜的敏感性高于白光支气管镜，可以在疾病的早期阶段检测出病灶，在发现早期支气管肺癌和术后肺癌复发中均有重要作用。

（1）荧光支气管镜的工作原理

20 世纪早期，人们发现当人体组织暴露于某种合适波长的光照时会发出荧光，且正常组织和肿瘤组织发出的荧光存在细微差异，并提出了用于检测气道肿瘤的假想，但由于荧光强度较低，无法通过肉眼识别，多次尝试未能成功。随着图像采集和处理技术的进步，这一设想终于被实现。自发荧光支气管镜使用蓝色激光照射支气管黏膜组织，然后将获得的图像进行处理，最终正常的支气管黏膜呈现绿色，而早期病变包括不典型增生、原位癌、微浸润癌、浸润癌则出现绿色减弱甚至消失，表现为棕色或红棕色。

（2）荧光支气管镜在肺癌诊治中的应用

①痰液检查异常但影像学检查阴性患者的诊断

有些患者的痰液中发现早期病变的细胞，但胸部 CT 等放射影像学并未显示异常，病变可能尚处于早期，支气管黏膜的形态改变并不明显，此时单独使用传统的白光支气管镜可能并不能发现病灶，而联合荧光支气管镜有利于提高病变的诊断率。

②早期病变的检测

当发现癌变风险较高的支气管黏膜早期病变，如中度至重度异型增生、原位癌时，可以进行相关治疗或定期进行荧光支气管镜检查随访。

③肺癌治疗前的评估

已发展为浸润癌的患者在接受支气管镜治疗或者手术切除前进行荧光支气管镜检查，有助于确定病变的范围。

（3）荧光支气管镜的优势和不足

荧光支气管镜对早期病变的敏感性高，安全可靠，临床上常与传统白光支气管镜联用以提高诊断率。不过荧光支气管镜也有一定的局限性，那就是特异性比较低，支气管黏膜炎症、充血、损伤等病变可能出现假阳性，因此荧光支气管镜不能作为确诊依据，一旦发现异常需进行活检确诊。

62. 支气管镜检查有哪些流程?

（1）检查前准备

①检查前医生会询问你的既往病史、用药情况及过敏史并为你测量血压及进行心肺功能、凝血功能、术前检验（检查是否有血源性传染病）等检查。使用阿司匹林、氯吡格雷、替格瑞洛等抗血小板药或华法林、利伐沙班、达比加群酯等抗凝药的患者需要提前停药或换药。

②存在以下疾病者是支气管镜检查的相对禁忌，不建议进行支气管镜检查：4周内发生过急性心肌梗死的患者、有出血倾向的患者、妊娠患者。大量咯血的患者有出血加重而窒息的风险，如果必须进行支气管镜检查通常需要做好急救准备。此外，4～6周内发生过急性心肌梗死，以及存在严重危及生命的心肺脑疾病、严重精神疾病或者极度衰竭的患者出现并发症的风险较高，检查中可能需要抢救，一般需要医生、患者及其家属权衡利弊，谨慎决定。

③支气管镜检查是一种有创操作，有出现麻醉意外及操作引起出血、气胸甚至恶性心律失常、休克等并发症的风险，不过对于身体状况较好、基础病少的患者来说，发生严重并发症的概率是很低的，即使发生也有相应的抢救措施，检查前医生会向你详细告知风险，并请你及家属签署知情

同意书。

④支气管镜检查前一般需要有近期胸部 CT，以便于行支气管镜检查时对病变精准定位。

⑤检查前医护人员会为患者在手臂上扎一个静脉留置针，以方便检查时给药。

（2）支气管镜检查

①检查时患者平躺在检查台上，肩膀和脖子下会垫一个枕头。医生给患者使用镇静药来帮助其放松。

②检查时医生需要将支气管镜经口腔或鼻腔推入气道，软性支气管镜检查采用局部麻醉，患者能够保持清醒，器械进入时刺激喉部会有异物感。为了减少患者的呕吐反应，开始检查前医生会对患者的咽喉部喷洒麻醉药，使喉部麻木。有时经过口腔操作不顺利，医生也可能通过鼻腔进入，这时就需要麻醉鼻腔内的通道。

③器械通过喉部时是整个过程中最不舒适的部分，这时候患者如果感到不适可以举手示意，一定不要说话，因为说话会引起气道损伤。

④硬质支气管镜通常为全身麻醉，使用镇静剂、麻醉剂使患者睡着后再操作，医生会将空心金属直管缓慢、轻轻地伸入气管，然后再将支气管镜插入。

⑤支气管镜进入气管后医生会根据情况进行刷检、活检、灌洗等操作，这一过程中患者气道受刺激可能会出现大量咯痰，医护人员会帮其擦去痰液。

（3）检查后

①全身麻醉的患者检查后需要在检查室苏醒并观察半小时左右方可由医生陪同回病房。

②如果是门诊检查，局部麻醉的患者需要观察半小时左右，全身麻醉的患者需观察至少 6 小时，直到患者状况平稳，没有意识异常、咯血、胸痛、呼吸困难等表现才可离开医院。

63. 支气管镜检查的注意事项是什么？

（1）检查前

①检查时注意携带最近一次的影像资料，方便医生检查时查看病灶位置。

②局部麻醉患者于术前 4 小时开始禁食，术前 2 小时开始不要饮水，全身麻醉患者在支气管镜检查前至少禁食 8 小时，术前 2 小时开始禁饮水，以免检查时出现胃内食物反流呛咳而引起吸入性肺炎。

③有假牙的患者检查前要提前取下假牙。

④患者在检查中因气道受到刺激及肺泡灌洗可能会有大量气道分泌物，所以检查前要备好一包纸巾，携带到气管镜室以备患者擦痰用。

（2）检查时

①如果是进行局部麻醉，患者意识能够保持清醒，医生会使用镇静剂和麻醉剂来帮助患者减少呕吐反射等反应，不过在器械推进过程中患者仍可能感受到不适，请尽量配合医生，听从医生的要求能够帮助检查更为顺利地进行、减轻不适。

②检查时不要说话，以免损伤声带，如果感觉到不舒服可以举手向医生示意。

（3）检查后

①检查后咽喉需要一段时间才能恢复正常的吞咽功能，为了避免误吸，局部麻醉患者术后 2 小时内、全身麻醉患者术后 6 小时内不要进食、饮水，之后可以先小口喝水，如无呛咳，再恢复饮食。

②支气管镜检查如果没有明显禁忌，常规会应用镇静剂，如果是门诊检查的患者，注意检查后 24 小时内不要开车，高龄或者检查风险较高的患者检查后一天在家并且要有家人陪同。

③检查后许多患者可能会出现痰中或者唾液带血丝，这是正常的，不必过于紧张，如果出现持续大量咯血则需警惕，应立刻就诊。

④支气管镜检查后有气胸发生风险，总的气胸发生率在 0.1% 左右，但是患者如果做了经支气管镜肺活检则气胸发生率可达 1%~6%，检查后需要密切观察，如果出现突然的剧烈胸痛、憋气，要立刻告知医生。

⑤支气管镜检查后许多患者会出现一过性的发热，这是由检查过程中炎性因子释放引起，通常不需要处理，但如果持续发热不能缓解，则考虑并发感染的可能。

CT、B 超引导下穿刺

64. 简要介绍 CT、B 超引导下穿刺

实际临床上大部分患者在确诊肺癌时多为中晚期，已失去手术根治的机会，因此支气管镜检查或者在影像引导下通过皮肤穿刺取肺组织（经皮肺穿刺活检）是获得病理标本的主要方式。经支气管镜穿刺主要是针对靠近中央的肿块，对于肺外周的肿物主要是通过影像引导下经皮穿刺获取病灶组织，影像引导方式包括 X 线透视、C 形臂锥束 CT 或 CT 透视、超声及 MRI 等。其中，X 线透视显示病灶周围血管的效果不佳，目前已经被 CT 替代；C 形臂锥束 CT 相比 CT 辐射小，但图像分辨率低；磁共振成像对软组织的分辨率高，没有辐射，具有独特的优势，但检查成本高、耗时长；目前临床上常用的是 CT 和 B 超引导下穿刺。

（1）CT 引导下穿刺

CT 引导下穿刺是首选的影像引导穿刺方式，在临床上应用最为广泛。CT 分辨率高，可以清晰显示病灶的大小和深度及病灶和周围组织的关系，设计出安全的穿刺路径。使用增强 CT 能够鉴别病灶内情况，明确病灶的血供情况，进一步提高活检成功率，减少出血等并发症。而 CT 透视是一种接近实时成像的方式，可以减少呼吸运动对穿刺造成的影响，尤其适合老年患者和不能很好配合的患者，不过辐射剂量较大。

（2）B 超引导下穿刺

对肿块邻近胸膜或侵犯胸壁的肿瘤，也可采用 B 超引导下的穿刺。超声是一种实时成像方式，在穿刺中可以对病灶精确定位，并监控进针的深度、角度，减少对周围组织的损伤。还可以使用造影剂进行超声造影，提高超声分辨力，观察肿物的血供和内部情况，减少漏诊和并发症。

需要注意的是，由于穿刺活检是对局部组织取样，不一定能代表整个肿块的性质，仍有一定的漏诊率。对年龄大、临床 CT 见到肿块的患者可多次活检，定期复查，减少漏诊。

65. CT、B 超引导下穿刺注意事项是什么？

（1）检查前

①检查前医生会详细询问患者的既往病史、目前服用的药物、药物过敏史，并完善血常规、凝血功能、血源性传染病筛查等检查。

②严重的心肺功能不全（如严重肺动脉高压、肺心病）和凝血功能障碍的患者不能接受穿刺，肺气肿、慢性阻塞性肺疾病、肺大疱、肺纤维化或者穿刺路径上有感染、接受呼吸机机械辅助呼吸及另一侧肺切除或者失去功能的患者是肺部穿刺的相对禁忌，需要严格评估后谨慎决定，有肺部基础病的患者需要进行肺功能检查。

③使用阿司匹林、氯吡格雷等抗血小板药物和华法林等抗凝药物及贝伐珠单抗等抗血管生成药物的患者请告知医生，需要提前停药或者换用其他药物。

④穿刺活检是有创检查，需要进行局部麻醉，有出现出血、气胸等并发症及麻醉意外的风险。不过对于身体状况较好、基础病少的患者来说，发生严重并发症的概率是很低的；据统计，胸部肿瘤经皮穿刺的死亡风险仅有 0.02%～0.15%。检查前医生会向患者详细告知风险，并请患者及其家属签署知情同意书。

⑤穿刺前需要进行增强 CT 检查以明确肿物与周围组织的关系及血供情况，从而设计合适的穿刺路径。

（2）检查时

穿刺时医生会为患者选择合适的体位，先为患者注射局部麻醉剂，然后进行穿刺。请患者尽量保持平静的呼吸，避免咳嗽、说话，配合医生的要求。

（3）检查后

①CT 引导下经皮穿刺活检后需立刻复查胸部 CT，如果出现气胸、出血等应视情况进行处理。不需处理时才可回病房继续观察，检查后 1 天内应该复查一次胸片。

②门诊检查的患者需要观察 4 小时，如果没有异常症状，且复查胸片也没有异常时才能离开。

③检查后 1 天内如果出现剧烈胸痛、呼吸困难、咯血等表现时要立即告知医生，及时复查胸片或者胸部 CT。

66. 穿刺活检会造成针道转移吗？

目前，随着医学技术的发展进步，已最大限度地减少了穿刺过程中肿瘤组织与正常组织的接触，发生转移的风险也是很低的。

获得肿物组织标本并进行病理学检查是肺癌诊断的"金标准"，而在影像引导下穿刺是取得病理标本的重要手段，尤其是对于不能手术的患者，往往需要通过穿刺活检来明确肺癌的类型、分子病理诊断，以指导下一步的治疗。

然而，长久以来人们存在这样的认识误区，即认为进行穿刺活检可能会导致肿瘤细胞在穿刺路径中脱落，造成肿瘤扩散，也就是医学上所说的"针道转移"。那么到底穿刺活检是否存在这种风险呢？实际上，穿刺的确有可能造成肿瘤细胞脱落，然而人体的天然免疫系统对脱落的肿瘤细胞有一定的清除能力，且脱落的环境并不一定适合肿瘤的生长。早在 20 世纪末进行的研究就显示，经胸穿刺活检发生针道转移的风险不到千分之一，可见因为穿刺活检而导致肿瘤扩散的风险是很低的。

此外，随着医学发展，穿刺技术也在不断进步。如今穿刺针的外面都带有一根保护套管，如同圆珠笔的笔芯外面套了笔杆一样，穿刺针到达肿瘤组织表面时，将内部的针芯刺入肿瘤组织，获得标本后针芯退回套管，然后再一同拔出体外，最大限度地减少了肿瘤组织和正常组织的接触，减少针道转移的风险。

因此，因为担心穿刺造成肿瘤转移而耽误诊治，是完全没有必要的。

病理学检查

病理诊断是确诊肺癌的"金标准"，所谓"金标准"，也就是确诊最可靠的手段。对于有条件取得病理诊断的患者，这是必不可少的检查。除了确定肺癌的诊断，病理诊断还具有明确肺癌的病理类型、分化程度的作用。如前所述，肺癌根据病理组织学可以分为非小细胞肺癌和小细胞肺癌，非小细胞肺癌又包括腺癌、鳞癌、大细胞肺癌等类型。不同的病理类型对不同治疗方法的敏感性不同，如小细胞肺癌就对放化疗敏感，而不太适合手术，腺癌患者中的驱动基因突变阳性率高，常常可以采用靶向治疗。因此，明确病理类型甚至是取得分子病理诊断对于确定进一步的治疗方案、指导药物的使用十分重要。

67. 病理诊断的流程是什么？

目前病理诊断主要是通过手术切除或者通过经皮穿刺、气管镜检查、淋巴结活检、胸水细胞学检查、胸腔镜检查取得标本。临床上大部分患者在确诊肺癌时已经失去手术根治的机会，因此通过支气管镜检查或者 CT 引导下穿刺取肺组织是获得病理标本的主要方式。

获得标本后送至病理科，由病理科医生制成切片进行专业的染色，然后在显微镜下观察以确定是否存在肿瘤细胞。如果明确为恶性，还要确定其分化程度如何。分化程度越高，越接近正常组织，恶性程度就越低，侵袭力越低，预后相对较好；反之，分化程度越低，恶性程度越高，侵袭力越高，患者的预后也就越差。

有时肿瘤的病理表现不典型，进行常规的染色、形态学检查不能完全判断时，还需要进行一些特殊的检查如免疫组织化学染色、特殊染色和分子病理检查。

不同类型的肿瘤细胞可以表达特异的蛋白质，称为"抗原"，如肺腺癌常用免疫标志物 TTF-1、NapsinA、CK7 等，肺鳞癌常用免疫标志物 p63 及 p40、CK5/6，这些蛋白质可以特异地与某种抗体结合，免疫组化正是利用了这一原理，并将特定抗体采用特定荧光标记，这样便可识别标记出不同类型的肿瘤细胞。

另外还有一些特殊染色，弹力纤维特殊染色用于判断肿瘤是否累及胸膜，AB/PAS 染色、黏液卡红染色可以判断肿瘤是否分泌黏液。

鳞癌以外的其他类型癌症，尤其是肺腺癌，常常存在驱动基因突变，常需进一步行分子病理诊断，为进一步治疗提供参考。

68. 肺癌分子病理诊断的意义是什么？

肺癌的分子病理诊断有助于指导下一步可能使用的分子靶向治疗药物。

肺癌分子病理诊断是针对肿瘤细胞基因水平的特征进行检查诊断，如 *EGFR*、*ALK*、*ROS1*、*K-RAS*、*HER2* 等。目前许多针对 *EGFR*、*ALK* 等基因位点的靶向药物已证明有确切疗效，在临床上被广泛应用，进行分子病理诊断有助于指导下一步可能使用的分子靶向治疗。因此，对于失去手术机会的 Ⅲ 期及 Ⅳ 期非小细胞肺癌患者，建议进行分子分型，如果检测结果显示为驱动基因阳性的患者优先选择靶向治疗，驱动基因阴性的患者考虑免疫治疗和化疗。另外，近年来靶向治疗作为手术患者的辅助治疗成为一个新的研究方向，Ⅰ～Ⅲ期手术患者，如果术后病理检查结果显示淋巴结侵犯为 N_1 和 N_2 的患者，也可进行分子病理诊断，为医生决策术后辅助治疗提供依据。

（1）表皮生长因子受体（epidermal growth factor receptor，EGFR）

①发生率

EGFR 基因是非小细胞肺癌最常见的驱动基因，敏感突变发生率在亚裔人群腺癌中为 30%～40%，常见于一些不吸烟的女性肺腺癌患者。

②作用机制

EGFR 是一种与细胞增殖、转移、凋亡等多种重要机制有关的跨膜受体蛋白，通常位于上皮细胞的表面，在多种人类恶性肿瘤中过度表达。编码 *EGFR* 的基因位于第 7 号染色体的短臂，当这一基因发生突变时，表皮生长因子受体的内在酪氨酸激酶会受到影响，进而通过一系列的机制促进细胞分裂并使细胞凋亡受阻。EGFR – 酪氨酸激酶抑制剂（EGFR-TKIs）类药物就是通过阻断这一通路，抑制酪氨酸激酶，进一步抑制肿瘤细胞的增殖、转移并促进肿瘤细胞的凋亡从而发挥作用。

③靶向治疗

EGFR 基因突变发生在基因的外显子 18～21 位置，包括点突变、插入、缺失及拷贝数变异等类型，根据是否对药物敏感又分为敏感突变和耐药突变。在敏感突变中，外显子 19 缺失突变和外显子 21 点突变（称为 *L858R*）最为常见，这两种类型共占 90% 左右，携带这些基因突变的患者通常对一代 EGFR-TKIs 反应良好，属于敏感突变。而其他的外显子 18～21 的突变较为罕见，二代 EGFR-TKIs 阿法替尼对携带罕见突变患者效果较好。大约一半的患者在接受一代、二代 EGFR-TKIs 药物治疗后会发生耐药，外显子 20 的 *T790M* 突变是治疗后复发最常见的相关耐药突变，三代 EGFR-TKIs 奥希替尼对 *T790M* 突变导致耐药的患者有效，建议患者在一代、二代耐药后进行 *T790M* 突变的检测。

④检测方法

EGFR 突变的首选检测方法是利用活检组织标本检测，如果不能获得组织标本的话，可以抽取血液标本进行检查。*EGFR* 突变的检测方法包括：ARMS 法、Super ARMS 法、cobas、微滴式数字 PCR（ddPCR）和 NGS 法等。其中二代测序技术（next generation sequencing，NGS）最常用，可以一次性确定包括 *EGFR* 突变、*KRAS* 突变、*HER2* 突变、*BRAF V600E* 突变，

ALK 融合、*ROS1* 融合等在内的多种具有临床意义的基因变异。

（2）间变性淋巴瘤激酶（anaplastic lymphoma kinase，ALK）融合

①发生率

ALK 融合在中国等亚裔人群中为 3%～7%。在我国腺癌中 ALK 阳性率为 5.1%，在 EGFR 和 KRAS 均为野生型（也就是 *EGFR* 和 *KRAS* 驱动基因突变阴性）的腺癌患者中，ALK 阳性率明显增高，可达 30%～42%。研究表明，年轻患者 ALK 阳性的发生率更高。

②作用机制

ALK 基因位于 2 号染色体的短臂，编码跨膜酪氨酸激酶蛋白。2007 年，研究者首次在肺癌患者中发现 *ALK-EML4*（棘皮动物微管相关蛋白样 4）基因重排，患者 2 号染色体短臂中存在倒位，使 *EML4* 基因的 1～13 号外显子与 *ALK* 基因的 20～29 号外显子相连接，形成新的融合基因 *EML4-ALK*，这一结构变化会引起患者的酪氨酸激酶异常，细胞增殖失控，在肿瘤发生中起重要作用。研究发现除了 *EML4-ALK* 外，肺癌患者中亦存在 *ALK* 基因与其他基因的融合，但都不如 *EML4-ALK* 常见。

③靶向治疗

ALK 阳性肿瘤对 ALK 酪氨酸激酶抑制剂治疗反应良好。

④检测方法

目前 ALK 融合的检测方法包括：荧光原位杂交（fluorescence in situ hybridization，FISH）、免疫组织化学（immunohistochemistry，IHC），和 cDNA 反转录 – 聚合酶链反应。

FISH 是 ALK 融合检测的"金标准"，也就是验证其他检测手段的标准，不仅能够检测出所有的 ALK 融合，而且准确性、可靠性均较好，但其缺点是成本较高且技术难度高，因而限制了其在临床上的广泛应用。

免疫组织化学的方法费用低、简便易行，目前已经开发出了多种单克隆抗体用于 *ALK* 基因融合检测，敏感性和特异性均较好，可以作为筛查手段。

cDNA 反转录 – 聚合酶链反应的方法简单可行，费用也较低，但是不能检测出罕见和新的变异。

NGS 可以检测已知的和新的 *ALK* 融合基因，有望成为有效的检测方法。

（3）*ROS1* 融合

①发生率

2007 年人们首次在非小细胞肺癌中发现 *ROS1* 融合，其在非小细胞肺癌

患者中发生概率为 1%～2%，常发生于年轻不吸烟的亚裔女性腺癌患者。

②作用机制

ROS1 基因位于第 6 号染色体 q21 区，编码一种跨膜受体酪氨酸激酶。*ROS1* 基因发生重排后会引起下游信号通路的持续激活，进而参与肿瘤的发生。

③靶向治疗

研究表明 *ROS1* 基因重排的患者使用克唑替尼治疗有效。

④检测方法

目前我国批准的 *ROS1* 融合检测试剂盒为荧光 PCR 法。

69. 不能手术的患者，可以通过哪些检查取得标本做基因检查？

肺癌患者中仅有 20% 患者可以进行手术，大部分患者诊断时已经是中晚期，失去了手术机会，而靶向治疗目前主要在晚期肺癌治疗中发挥了巨大作用。那么这些不能手术的患者，要通过什么手段取得标本进行分子病理检测呢？

（1）组织学标本

通过支气管镜检、经皮肺穿刺、淋巴结活检等获得组织学标本是首选。不论是肺部的原发病灶还是转移灶都可进行分子病理检查。一般来说，局部晚期和晚期肺癌患者取活检进行病理诊断时常规会保留足够的组织进行分子病理检测。

（2）细胞学标本

通过恶性胸腔积液、心包积液、痰液或者支气管灌洗液和细胞学穿刺获得的细胞学标本也可用于突变基因的检测。不过细胞学样本细胞数量少，可能不能代表肿瘤的情况，可以作为组织学基因检测的补充。

（3）外周血游离肿瘤 DNA 检测

对于 *EGFR* 基因突变检查，无法取得组织学或者细胞学标本时，还可抽取外周血进行外周血游离肿瘤 DNA 检测（ctDNA 检测），目前此法被证实特异性可达 97.2%～100%，不过敏感度仍有争议，研究报道其敏感度在 50.0%～81.8%。外周血游离肿瘤 DNA 检测可用于难以获得组织标本的患者的替代选择，也适用于组织诊断不明确患者的补充诊断。*ALK/ROS1* 融合基因的血液检测技术尚在研究中，*ALK/ROS1* 融合基因检测目前仍尽可能选用组织学或者细胞血标本进行基因检查。

第 5 章

肺癌的治疗

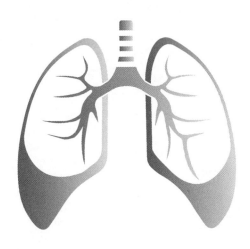

肺癌的治疗手段及方式

治疗肺癌的目的是使患者达到根治或最大限度地控制肿瘤，以提升患者的生活质量，延长患者的生存期。

70. 刚诊断为肺癌时，家属和患者需要注意的事情有哪些？

首先应该调整心态。确诊为癌症是一件不幸的事情，但并非确诊后即被宣判死刑。肺癌有早期、中期、晚期之分，许多早期肺癌经过积极治疗后可以获得较好的预后。即使是较晚期癌症，我们也有许多可为之事。如果你觉得一时难以接受，不要忘记你不必独自承受这一打击，请积极向家人、朋友寻求帮助，请他们同你一起共渡难关。切记不可盲目放弃治疗。

待你调整好心态，首先你应该做的是与医生详细交流，建议请家属陪同你参与讨论，以了解你的病情，为你提供必要的心理支持。你应该和医生讨论的情况包括以下几点。

（1）肺癌的类型：是小细胞肺癌还是非小细胞肺癌？是腺癌还是鳞癌，还是其他类型？不同类型的肺癌在治疗、预后上可能有很大差别。

（2）分期：目前肺癌的 TNM 分期是怎样的？原发肺部肿瘤的情况如何？是否存在淋巴结转移？是否有远处转移？相信这也是许多患者极为关心的情况。事实上，分期与治疗方案、预后关系密切。早期肺癌患者预后往往较晚期肺癌要好。

（3）患者体质：医生要了解其年龄，有无心脏病，是否做过支架或搭桥，有无脑血管病、结缔组织病、血栓、肿瘤病史等，这都对确定治疗方案十分重要。

（4）下一步的治疗方案：在全面评估病情后，结合患者自身的健康状况，能够采取怎样的治疗方案？是手术还是放化疗？这些方案可能存在何种风险或者不良作用？针对不良反应，可以采取什么措施减轻？预期达到怎样的治疗效果？如何评估疗效？如果出现病情变化，是否有替代方案可选择？

（5）生活上应做的调整：为全力与疾病战斗，是否需要停止工作？可能会出现什么症状？家人可以采取什么措施减轻患者的痛苦？

（6）患者本人及家属可能面临什么样的挑战：如果发现较早，那么应当尽力寻求较好的预后，对于较为晚期的患者，治疗的目的主要是减轻患者的痛苦和延长生存期。不论如何，未来治疗过程都可能对你和你的家人造成一定的经济负担，在生活上和心理上也可能会遇到一定的困难，需要提前向你的医生了解，做好心理准备。

71. 肺癌的治疗手段有哪些？

肺癌的治疗包括外科手术、放疗、化疗、靶向治疗、免疫治疗、中医中药治疗等多种手段。手术、放疗属于局部治疗手段，化学治疗、靶向治疗、免疫治疗、中医中药治疗则属于全身治疗。

（1）手术治疗

外科手术是肺癌重要的治疗手段，早期肺癌通过手术切除可能达到治愈，但目前大部分患者发现肺癌较晚，明确诊断时已失去了手术机会，仅有少部分患者（20% 左右）可以进行手术。

（2）放射治疗

放疗也是一种局部消除病灶的手段，可用于不能手术的早期肺癌患者的根治性治疗和外科手术前后的辅助治疗以提高缓解率。与手术治疗相比，放疗创伤小、风险低。对于可以手术的早期肺癌患者，许多研究正在探讨放疗与手术疗效的差异。放射线虽然看不到，但可以定量测量到，而且射线照射到人体后在人体内的分布规律性强，在专业电脑上都能准确显示，其科学性是毋庸置疑的。另外，最近几年的研究发现，小范围、高剂量的放射治疗对早期肺癌的疗效甚至高于手术，接受放疗的早期肺腺癌患者有正常生活八年的病例。

（3）化学治疗

化学治疗是肺癌的重要治疗手段，可用于局部晚期、晚期肺癌的系统治疗，也可与手术、放疗联合应用以减少转移、复发风险。但化疗也有其局限性，如不良反应多、缓解期有限。

（4）靶向治疗

靶向治疗是一种新兴的治疗方法，针对肿瘤发生过程中的分子机制，特异性地阻断癌细胞增殖过程的个别靶点，从而达到精准打击肿瘤的目的。较化疗而言，靶向治疗副作用少，可有效延长生存期，是驱动基因突变阳性的晚期非小细胞肺癌患者的首选。

（5）免疫治疗

近年来以 PD-1 免疫抑制剂为代表的免疫治疗备受关注，其原理是打破肿瘤细胞对机体的免疫抑制，"重启"机体自身的免疫系统杀灭肿瘤，主要用于驱动基因阴性的晚期非小细胞肺癌患者，具有广阔的应用前景。

（6）中医中药治疗

中医中药对改善肺癌患者症状、提高患者生活质量也有一定帮助，主要作用是减毒增效。中日友好医院在中西医结合治疗肺癌方面有丰富的经验。

总的来说，肺癌作为一种全身性疾病，往往需要多种疗法联合才能提高疗效，达到控制肿瘤进展、延长寿命的目的。

72. 如何确定治疗方案？认识多学科综合治疗

患者一旦确诊肿瘤就想着赶快治疗，往往忽视了治瘤战略。何为治瘤战略？治瘤战略首先是指制定正确的治疗方案，比如：是单一治疗还是联合治疗？联合治疗的手段是二联还是三联？联合治疗的顺序是谁先谁后？选择手术、放疗、化疗、根治性放疗、分子靶向治疗、生物免疫治疗、中医中药治疗，还是何种组合？组合中的先后次序如放疗加手术、放化疗加手术、放疗加化疗、手术加放疗加化疗、化疗加靶向治疗，哪种手段或组合治疗后患者活得更长？肺癌的治疗手段多种多样，然而肺癌是一种全身性疾病，单纯通过手术、放疗、化疗或者靶向治疗、免疫治疗任何一种手段都很难取得最佳的疗效，目前国际上通用的是基于病理分型、分期和分子分型的个体化的多学科综合治疗（multimodality therapy，MDT）。

肺癌有不同病理类型，即使是同一类型的肺癌也会有肿瘤大小、临床分期、分化程度的差异，驱动基因突变的情况也可能不同，同时患者自身的健康状况也有很大差异，对于治疗的反应不同，因此治疗方案上有很大差别。通俗地讲，个体化治疗就是结合每个患者的情况制定适合自己的治疗策略，尤其是要根据患者的基因变异情况，选择最适合患者的治疗方案，提高治疗效果，减轻不良反应，减少不必要的治疗。多学科综合治疗就是符合个体化治疗需求的治疗模式。

多学科综合治疗涉及肿瘤外科、肿瘤内科、放疗科、介入科、影像科、病理科及专科护理等多个学科，是由来自多学科专家组成的团队基于每个患者的具体情况（肿瘤类型、分期、分子病理改变及患者的年龄、身体和心理状况），评估各种治疗手段的可行性、疗效、不良反应，从而给出最佳的治疗方案建议，使患者获得最佳的疗效和生存质量，同时也会考虑治疗的经济费用。尤其应当指出，这种 MDT 会议在患者诊疗过程中可能需要多次进行，比如治疗中疾病出现进展；而且肺癌患者多数年龄偏大，可能合并各种各样的肺部疾病、心脑血管疾病、肝脏疾病、肾脏疾病、糖尿病等，一个好的治疗方案需要多个学科的专业医生参与，也体现了大型综合医院组织肺癌多学科会诊的优势。

需要注意的是，MDT 会议不同于普通科室间会诊。普通的科室间会诊往往仅是针对患者治疗中的某一特定问题讨论解决对策，而 MDT 会议是一种新的医学模式，是由来自不同科室的专家组成肿瘤团队，定期举行会议，对有需要的肿瘤患者全面评估，共同进行临床决策，然后有计划地实施和配合。这一模式得到了国内外指南的推荐，在欧美国家得到广泛应用。据报道，截止到 2004 年，在英国有超过 80% 的癌症患者接受多学科治疗。

我国 MDT 发展相对滞后，不过近年来在我国一些大医院也越来越多地出现由多学科专家组成的团队，为肿瘤患者提供 MDT 诊疗服务。中日友好医院肺结节（肺癌）多学科团队每周四下午 3 点开始会诊，为许多患者解决了疑难问题。曾有一位患者入住某三甲医院呼吸科重症监护室，患者家属来就诊，专家团队分析病情后，判断患者呼吸困难的原因是肿瘤复发，而不是原医院判断的靶向药物所致的药物性肺炎，建议患者改用新型靶向药。家属回去后告诉主管医生，但主管医生仍坚持原来的意见。患者家属再次来中日医院肺结节（肺癌）多学科门诊，这一次由专家给予解释后，患者家属决定遵从专家意见，给患者口服了新型靶向药，当晚患者症状明显好转，次日转至普通病房。

73. 多学科综合治疗有哪些优势？

（1）有助于肺癌的精准诊断和分期

获得组织学诊断对于肺癌确诊、分期及进一步的诊治十分重要。然而，有时要获得好的组织学标本并不容易，临床上常常出现患者多次活检但均未得到阳性结果的情况。通过多学科专家团队的商讨，往往能够提高组织学检查的阳性率，减少重复检查，不仅帮助患者避免了不必要的痛苦和经济负担，而且有助于对患者进行精确的肿瘤分期，这对于患者进行下一步的治疗和预后都有重要意义。例如，对于医生来说，肺癌患者是否存在纵隔淋巴结转移往往对治疗决策有关键意义，某些不明确的纵隔淋巴结如果能够在术前通过活检确认其性质，可以帮助医生决定对患者采取手术还是同步放化疗。

（2）保证及时、规范化的治疗

当前肺癌的治疗往往需要手术、化疗、放疗等多种治疗手段相结合，选择什么样的治疗方案是困扰许多患者及其家属的难题。肿瘤分科越来越细致，多学科中的每一学科都有新技术、新发展，但也导致专科医生可能对其他方向的治疗规范并不了解，如果仅在单一科室就诊并决定治疗方案的话，无法保证患者能够获得最理想的治疗，MDT 中有来自肿瘤外科、肿瘤内科、放疗科等各学科的专家，可以充分比较各种治疗方案的优劣，为患者提供具有临床证据支持的最佳方案。举个例子，一个局部晚期非小细胞肺癌患者到胸外科就诊，外科大夫看到患者能够手术可能会建议手术切除，假如患者一开始就诊的是放疗科，那么放疗科医生可能会建议同步放化疗，然而究竟对于这个患者来说哪个是最佳的选择呢？多学科会诊可以帮助各学科专家取长补短，给出最佳方案。许多研究表明，接受 MDT 治疗的患者更贴近临床指南的规范治疗。

此外，研究表明 MDT 模式能够缩短患者从诊断到开始治疗的时间间隔，保证患者及时得到治疗，这对于治疗快速倍增的肺癌具有重要意义，因为治疗的延误可能会导致病情和预后的恶化。

MDT 也为患者提供了治疗上的更多可能性。有研究报道参加 MDT 后未接受手术治疗的非小细胞肺癌 I 期和 II 期患者更可能选择放疗，未接受手术的 III A 期非小细胞肺癌患者和局限期小细胞肺癌患者更可能接受联合放化疗。另外，有研究提示经过 MDT 讨论的患者参与临床试验的机会也更高，这为患者提供了从最前沿的治疗方式中获益的机会。

多学科会诊时，专家面对面，避免了单一学科的单向思维。有一句谚语：当你的手中只有锤子时，看什么都像钉子，都想敲一下。这种思维完全背离以患者利益（生存期和生活质量）为最高利益的多学科会诊原则。

（3）提高患者的生活质量，延长生存期

对于有症状的肺癌患者尤其是中晚期患者来说，提早介入姑息治疗（现在称"安宁疗护"），对患者进行症状管理能够在很大程度上帮助患者提高生活质量，改善患者的心理状态。专科护理人员和姑息治疗专家的 MDT 及早为患者提供专业护理指导，这也使得许多患者拥有更高的生活质量和满意度。

目前，多学科综合治疗能否从根本上改善肺癌患者的生存尚有争议。已有一些临床试验表明，多学科综合治疗能够延长包括乳腺癌、卵巢癌及头颈部肿瘤等癌症患者的生存，然而在肺癌治疗领域尚缺乏有力的直接证据，不过有研究提示那些能从精准分期和联合治疗模式中获益的复杂病例，如早期非小细胞肺癌、广泛期小细胞肺癌，似乎尤其适合 MDT 模式。

74. 如何看待媒体报道的最新治疗方式？

每一种治疗方式都有各自的适应证和局限性，由于患者缺乏相应的医疗背景知识，因此需要咨询相关疾病方面的专家，请他们结合具体的病情给出专业意见。

许多患者可能会从网络渠道看到或者从病友口中听闻一些最新的治疗方式，或者媒体报道关于治疗上的新突破，迫切想知道是否能够应用在自己身上。

需要注意的是，虽然癌症治疗日新月异，靶向治疗、免疫治疗不断发展，但每一种治疗手段都有自己的适应证和局限性。举例来说，靶向治疗在晚期非小细胞肺癌患者中取得了良好的效果，大大降低了治疗的副作用，然而仅有驱动基因阳性的患者才可以使用，驱动基因阴性的患者就不应考虑。免疫治疗是近年来肿瘤治疗的热点，为晚期肺癌患者带来了新的希望，然而并非所有患者都适合优先选择免疫治疗，如果患者驱动基因检测阳性，那么一线治疗的首选仍然是靶向治疗，因为目前的证据表明对驱动基因阳性的患者行靶向治疗的效果要优于免疫治疗。

一般来说，医生建议的治疗方案都是基于对患者病情全面评估，是符合临床指南推荐的方案，是经过大量数据验证、目前能够给患者带来最大获益的标准治疗，而且治疗毒性、费用也是大多数患者能接受的。而一些最新的治疗方式尤其是没有经过大规模临床试验验证的治疗手段，其疗效并不确切，因此，盲目追求最新的治疗手段可能并不能从中获益。

对于没有医学背景的患者及其家属来说，判断一种治疗方式的可行性和能否获益可能是困难的。因此，如果您听说了一种最新的治疗手段，一定要到正规医院咨询相关专家，请他们结合具体病情给出建议。

75. 肺癌治疗会很痛苦吗？

在肺癌治疗过程中出现的大部分副作用都是可逆的，并且有较为成熟的预防和处理措施，医生也会竭尽全力地降低治疗带来的不良反应，患者不必过于担心。

肺癌治疗中的化学治疗副作用较重，对患者生活质量影响较大，常见副作用有恶心、呕吐、贫血、中性粒细胞减少、肾脏和神经毒性。人们常会有"化疗难以忍受"的印象，然而近些年随着医学的进步，临床上已经研发出有效的手段预防和治疗化疗的毒副作用，化疗的副作用已经大大减轻。比如针对恶心、呕吐，一般会在化疗同期使用护胃、止吐药物预防及对症处理；化疗所致的中性粒细胞减少会增加患者的感染风险，可以使用重组人粒细胞治疗；化疗导致的肝功能异常，可以使用保肝药处理。除此之外，还可通过饮食、生活习惯调理。此外中医中药治疗等手段对不良反应也有一定的改善和缓解作用。因此需要接受化疗的患者不必有太重的心理负担，安心接受治疗，才能达到最佳治疗效果。

靶向治疗的副作用较化疗明显较少和轻微，可出现腹泻、痤疮样皮疹、甲沟炎、口腔黏膜炎等，均可以预防和对症处理。

肺癌患者放疗的副作用以放射性肺炎和放射性食管炎常见，前者大部分没有症状，并发感染后可出现咳嗽、咳痰、发热、胸闷、气短等症状，一般使用激素和抗感染药物治疗可好转。放疗引起的放射性食管炎表现为食管黏膜损伤、吞咽疼痛，饮食上注意以半流食、流食为主，使用镇痛药物可以缓解，治疗结束后通常可以逐渐恢复。放疗导致的心脏损伤如心包炎和脊髓损伤均罕见。

近几年来，肺癌的免疫治疗效果明显，但副作用面广，包括免疫性甲状腺炎、肠炎、垂体炎、心肌炎、肝炎等，特别是免疫性心肌炎的致死率较高，值得警惕，一定要提前做好检查、防治，治疗过程中也要定期检查相关指标。

小细胞肺癌的治疗

76. 对于小细胞肺癌，目前有效的治疗方式有哪些？

小细胞肺癌对放化疗敏感，是目前主要有效的治疗方式，根据分期和症状不同，治疗又有不同的方案。

（1）手术治疗

手术治疗适合局限期 I ～ IIA 期（$T_{1-2}N_0$）的患者。

研究表明，I 期小细胞肺癌的患者进行肺叶切除后 5 年生存率显著高于仅接受放疗的非手术患者。然而，由于小细胞肺癌恶性程度高，容易早期发生转移，手术仅适用于很小部分的患者，需要进行全面严格的分期，确定没有纵隔淋巴结转移后才可进行。一般需要进行胸腹部 CT、双侧颈部和锁骨上淋巴结彩超、全身骨扫描、脑部增强 MRI，条件允许的话还可进行 PET-CT。影像学检查发现难以定性的淋巴结转移，可以进行经支气管超声内镜或者纵隔镜检查。如果是在术中发现的淋巴结转移，推荐进行术后辅助放化疗、预防性脑放疗。

（2）化疗

小细胞肺癌对化疗敏感，目前化疗仍是其重要的治疗手段。

对于局限期小细胞肺癌可以手术的患者，化疗是辅助治疗手段。对于不能手术的局限期患者，同步放化疗是标准治疗。局限期小细胞肺癌标准化疗方案为顺铂或卡铂联合依托泊苷。研究表明顺铂和卡铂的疗效无明显差别，主要是副作用有差别，卡铂骨髓抑制的毒性强，但在恶心、呕吐、肾脏毒性和神经毒性上小于顺铂，医生会根据患者的年龄、器官功能状态、并发症等情况决定具体选择何种药物。

化疗在广泛期小细胞肺癌治疗中仍占主导地位，初始治疗最常用的化疗方案为铂类联合依托泊苷，伊立替康联合铂类也是可以选择的方案。

（3）放疗

放疗是小细胞肺癌治疗的重要手段。

局限期小细胞肺癌选择手术治疗的患者若术中发现淋巴结转移，2020年第 3 版 NCCN 指南推荐若进行术后放化疗。局限期小细胞肺癌脑预防放疗是全世界二三十年来最重要的研究成果。手术后有较高脑转移风险的患者和同步放化疗后达到完全缓解或部分缓解的患者应进行预防性全脑照射。不能手术的局限期小细胞肺癌标准治疗为同步放化疗。虽然小细胞肺癌对化疗敏感，但是据统计 80% 治疗失败的患者都有局部复发。化疗联合放疗能够提高局部控制率，减少远处转移。

对于广泛期小细胞肺癌患者以全身治疗为主，放疗则作为预防转移和巩固治疗的手段。尤其是化疗后对原发灶、纵隔淋巴结转移灶进行精准放疗能明显延长患者生存期。

（4）免疫治疗

小细胞肺癌恶性程度高、预后差，一旦确诊生存时间短，其治疗在过去的 20 ~ 30 年一直没有重大进展。近年来免疫治疗发展迅速，研究者开始尝试对小细胞肺癌使用 PD-1/PD-L1 等免疫抑制剂，取得了重大突破。

国外研究证实纳武利尤单抗（Nivolumab）联合伊匹木单抗（Ipilimumab）用于初治后复发的小细胞肺癌可以显著提高生存率，NCCN 推荐这一方案用于初治后 6 个月内复发的小细胞肺癌患者，CSCO 也已经推荐纳武利尤单抗用于小细胞肺癌复发后的三线治疗。

更引人注目的是，两项重要研究分别显示，PD-L1 免疫抑制剂阿特珠单抗（Atezolizumab）和度伐利尤单抗（Durvalumab）联合标准化疗方案用于广泛期 SCLC 的初始治疗都可以延长生存期，其中度伐利尤单抗联合化疗还取得了目前广泛期小细胞肺癌系统治疗的最长生存期 13 个月，这是小细胞肺癌治疗中里程碑式的进展。基于这两项研究，美国 NCCN 推荐卡铂＋依托泊苷＋阿特珠单抗维持，或顺铂/卡铂＋依托泊苷＋度伐利尤单抗维持作为广泛期小细胞肺癌初始治疗的优选方案。目前阿特珠单抗已经在我国获批上市并联合依托泊苷/卡铂用于广泛期 SCLC 的一线治疗，而度伐利尤单抗在国内获批也指日可待。

免疫治疗为小细胞肺癌的治疗带来了曙光，对小细胞肺癌的治疗无药可选的局面终于被打破。虽然其目前对生存期的改善仍然有限，但相信随着更多研究的进行，一定还会取得更加丰硕的成果。

77. 小细胞肺癌的治疗原则是什么？

小细胞肺癌是一种神经内分泌来源的肿瘤，与非小细胞肺癌相比，小细胞肺癌恶性程度高、增殖快、转移早，治疗、预后都和非小细胞肺癌不同。小细胞肺癌以放化疗综合治疗为主。

传统上基于放疗在小细胞肺癌治疗中的重要地位，将其分为局限期和广泛期。简单来说，局限期小细胞肺癌就是肿瘤范围较小能够进行根治性放疗，而广泛期小细胞肺癌则是病变超过了一侧胸腔，包括发生了转移的患者，失去了进行根治性放疗的机会。这一分期方法简单易行，但却比较笼统，随着对小细胞肺癌认识的深入和治疗方法的进步，2010 年国际癌症研究协会（International Association for the Study of Lung Cancer，IASLC）推荐小细胞肺癌参照非小细胞肺癌的 TNM 分期法进行分期，这一分期方法有利于对局限期不同情况的患者进行个体化治疗。

按照 TNM 分期选择治疗方案。总的来说，临床评估为局限期 Ⅰ ~ ⅡA 期的小细胞肺癌首选手术治疗，术后还要进行辅助化疗以巩固治疗效果，手术病理检查存在纵隔淋巴结转移的患者还要进行术后纵隔放疗。

　　临床评估为局限期ⅡB～ⅢC期的患者首选同步放化疗，不能耐受同步放化疗的患者可以选择序贯放化疗。大量研究支持对病变体积较小的小细胞肺癌可早期开始放疗，尤其是在化疗的前2个周期开始放疗。然而近年来也有研究提示早放疗和晚放疗的疗效没有优劣之分。韩国一项纳入222例局限期小细胞肺癌患者的Ⅲ期随机对照研究显示，早期放疗组（化疗第一周期开始同步放疗）和晚期放疗组（化疗第三周期开始同步放疗）的总生存期和无进展生存期均无显著差异。另外，多项研究提示早期放疗会增加患者的毒副反应，对于病变体积较大的小细胞肺癌，在第二周期化疗的第十天左右开始准备放疗，在化疗第三周期的同时开始进行放疗。

　　临床评估为Ⅳ期小细胞肺癌，也就是原来所说的广泛期小细胞肺癌，以全身治疗为主，脑转移者或者转移部位存在局部症状的患者加用局部放疗以缓解症状，提高患者生活质量。

78. 小细胞肺癌按照分期如何选择治疗方案？

　　（1）局限期Ⅰ～ⅡA期（$T_{1-2}N_0M_0$）

　　既往局限期小细胞肺癌传统治疗为放疗而非手术，越来越多的研究表明早期小细胞肺癌手术治疗相比放疗可以明显提高5年生存率。因此，针对术前系统分期检查为Ⅰ～ⅡA期（$T_{1-2}N_0M_0$）的患者，首选肺叶切除＋纵隔淋巴结清扫，并对术中切除的淋巴结进行病理活检。对淋巴结病理检查结果为N_0的患者进行辅助化疗，化疗方案可选择依托泊苷＋顺铂或依托泊苷＋卡铂。如果术后病理结果为N_{1-2}，推荐进行术后放疗，可以选择与化疗同步或者序贯进行。

　　（2）局限期ⅡB～ⅢC（$T_{3-4}N_0M_0$；$T_{1-4}N_{1-3}M_0$）

　　局限期可以手术的患者仅占5%左右，大部分局限期SCLC患者超过了T_{1-2}，首选全身化疗联合同步的胸部放疗，化疗方案可选择依托泊苷＋顺铂或依托泊苷＋卡铂。如果因为肿瘤原因导致患者一般情况差，体力状况评分为3～4分的患者可以先选择单药或者减量联合化疗，经过治疗以后如果能够改善，体力状况评分恢复到2分以上，可以选择同步或者化疗后再放疗，如果治疗后患者一般状况不能得到改善，医生会根据患者情况谨慎考虑是否还要加用放疗。

（3）广泛期Ⅳ期（$T_{1-4}N_{0-3}M_1$）

广泛期小细胞肺癌以全身治疗为主，存在局部症状或者脑转移者加以局部放疗。

既往广泛期小细胞肺癌的一线治疗主要是化疗，化疗方案可选择顺铂或者卡铂联合依托泊苷或者伊立替康中的任一种。近两年小细胞肺癌免疫治疗领域捷报频传。2018 年一项全球随机Ⅲ期临床试验结果表明，PD-L1 抑制剂阿特珠单抗联合标准治疗方案（卡铂 + 依托泊苷）用于一线治疗广泛期小细胞肺癌，中位生存期可以增加两个月，这是广泛期小细胞肺癌的初始治疗近 20 年来取得首次进展。目前这一方案已被美国 NCCN 指南推荐作为广泛期小细胞肺癌的一线治疗优选方案。2019 年 PD-L1 抑制剂阿特珠单抗被美国食品药品监督管理局批准与卡铂和依托泊苷联合用于广泛期小细胞肺癌的一线治疗，2020 年 2 月，阿特珠单抗在国内获批联合化疗用于一线治疗广泛期小细胞肺癌，商品名为泰圣奇（Tecentrip）。

继阿特珠单抗之后，2019 年的世界肺癌大会公布了另一项重要研究结果，显示度伐利尤单抗联合化疗用于广泛期小细胞肺癌治疗，中位生存期为13.0 个月，较化疗组的 10.3 个月延长了近 3 个月，这也是广泛期小细胞肺癌通过一线治疗获得的最长生存期。基于这一研究，2020 年 NCCN 指南也将度伐利尤单抗联合化疗作为广泛期小细胞肺癌的一线治疗优选方案之一。

对存在脑转移、脊髓压迫症、严重的上腔静脉综合征等症状的广泛期患者先放疗以缓解症状，再进行全身治疗。有骨转移的患者骨质受到侵蚀后容易发生病理性骨折，除了外照射放疗外，可以进行骨科固定以减少骨折风险。存在阻塞性肺不张的患者在化疗两个周期后再进行放疗可以减少放疗照射的体积，患者更容易耐受。

79. 肺癌治疗中一线、二线和三线治疗指的是什么？

一线、二线和三线治疗，实际上指的是治疗方案的应用顺序（图 5–1）。
（1）一线治疗
一线治疗指的是明确诊断和分期后选择一定的治疗方案，进行的第一轮

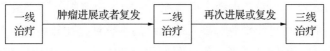

图 5–1　治疗方案的应用顺序

治疗。对于敏感肿瘤，争取通过一线治疗方案达到完全缓解。

举例来说，治疗局限期不能手术的小细胞肺癌的依托泊苷＋铂类化疗方案就是经典的一线治疗方案，可以使大部分局限期小细胞肺癌得到控制，甚至达到根治效果。

一线治疗是最重要的治疗，也直接决定患者的生存预后。因为如果患者一线治疗失败，出现耐药，患者的身体状况就会大不如前，并非所有患者能耐受后线治疗。即使能够进行后线治疗，效果也会越来越差。

（2）二线治疗

二线治疗指的是一线治疗后、患者再次出现肿瘤进展或者复发后的治疗，这时的肿瘤已经对一线治疗方案耐药，所以会换另一组药理机制不同的方案，这就是二线治疗。和一线相比，二线治疗方案可能是疗效劣于一线，或是副作用偏大，或价格偏高等。还以小细胞肺癌为例：一线化疗方案治疗失败后，二线推荐的治疗方案是拓扑替康，这也是经典的二线推荐。

（3）三线治疗

三线治疗指的是二线治疗失败后，再次换用其他方案的治疗。一般到三线时，可选择的药物和有效的治疗方案就比较少了，患者预后通常也比较差。

80. 小细胞肺癌在不同期别治疗效果如何？小细胞肺癌可以存活多久？

小细胞肺癌约占所有肺癌发病总数的 15%，但其恶性程度高、转移早。局限期小细胞肺癌仅占所有小细胞肺癌的 30%，确诊时有 70% 左右患者已经处于广泛期。如果不进行治疗，预期生存时间将会很短。

约 5% 局限期小细胞肺癌患者（处于 $T_{1-2}N_0M_0$ 的患者）能够采取手术治疗，对于这部分患者，手术治疗可以明显提高生存期。根据研究报道 I 期患者术后 5 年生存率可达 40%~60%，术后证实淋巴结没有转移的患者中位生存期为 40 个月，术后病理证实为淋巴结转移 N_1 和 N_2 期的患者中位生存期在 20~30 个月。

局限期小细胞肺癌接受放化疗的患者总体缓解率在 80%~90%，其中完全缓解率在 50%~60%，也就是说有 50%~60% 患者初始接受放化疗后可以达到完全缓解，可见小细胞肺癌对放化疗的敏感性是比较高的。但是小细胞肺癌容易复发，局限期患者 5 年生存率仅为 20% 左右，中位生存期为 17 个月左右，大多数患者因为肿瘤复发而去世。

广泛期小细胞肺癌初始采用含铂双药化疗方案的缓解率在 60% ~ 70%，中位生存期为 9 ~ 11 个月，2 年生存率不到 5%。而在标准化疗基础上加入 PD-L1 免疫抑制剂治疗广泛期小细胞肺癌，可将中位生存期延长 2 ~ 3 个月，疾病进展风险和死亡风险明显降低。

目前小细胞肺癌仍然是一种难治性的肿瘤，预后较差，但免疫治疗等新兴治疗手段已经为患者带来了新的希望，相信随着医疗进步，未来将会取得更多的进展。

81. 临床研究中评价疗效的指标是什么？

评价疗效指标包括：

（1）总生存期（overall survival，OS）：指的是临床试验中患者从随机化分组至因任何原因（包括非肿瘤原因）引起的死亡时间。OS 被认为是肿瘤 Ⅲ 期临床试验中最佳的疗效终点，当患者的生存期能充分评估时，它是首选终点。OS 显著延长往往是新药获批的有力支持。OS 的缺点是在大型临床试验中随访时间较长，所以临床上常使用 5 年生存率。

（2）无进展生存期（progression-free survival，PFS）：指从随机化临床试验开始到肿瘤发生（任何方面）进展或因任何原因导致死亡的时间。疾病进展指的是肿瘤增长或者发生转移或者发现新的病灶。PFS 可以这样简单理解，只要"疾病未进展"或"患者未死亡"，那么药物就是一直有效的。实际上，在有些情况下，有些药物 PFS 无获益但是 OS 延长的情况是存在的，也就是说，患者疾病发生了进展，但是并没有影响患者生存时间，患者可"带瘤生存"。因此，PFS 的说服力没有 OS 强。但在一些新药研发的初始阶段，尚不能取得 OS 结果时，PFS 的结果也可提供一些参考。

（3）中位生存期（median survival time，MST）：又称为半数生存期，指的是有且仅有 50% 的个体可以活过的时间。举个例子，假如一项临床试验有 1000 人参加，试验结束后将每个人的生存时间由短至长排序，第 501 人生存时间为 20 个月，该临床试验的中位生存期即为 20 个月。无论是总生存期还是无进展生存期，都是取的半数生存期作为代表。

（4）5 年生存率（5-year survivals）：某一种肿瘤经过综合治疗后，生存期超过 5 年的患者比例。一般来说肿瘤的复发和转移大部分发生在 5 年之内，如果肿瘤在 5 年之内不出现复发和转移，那么一般认为之后复发和转移的机会也很少了。生存期如果能够超过 5 年，那么患者长期生存的可能性是比较大的。因此用 5 年生存率来预测患者生存是有一定道理的。

（5）总缓解率（overall response rate，ORR）：指的是在实体肿瘤治疗研究中，经过治疗完全缓解和部分缓解的患者总数占总的可评价病例数的比例。

①完全缓解（complete response，CR）：所有靶病灶消失。

②部分缓解（partial response，PR）：靶病灶长径总和缩小≥30%。

（6）客观缓解率（objective response rate，ORR）：指肿瘤缩小达到一定量并且保持一定时间的患者比例。与总缓解率不同，客观缓解率还考虑再复发间隔时间，能够反映预后的情况。有时使 ORR 显著提高的药物并不能获得 OS 的最终获益。因此 ORR 只能作为药物有效的初步依据，常用于 Ⅱ 期临床试验的疗效观察。

（7）疾病控制率（disease control rate，DCR）：指的是治疗后达到缓解或稳定的患者数占总的可评价病例数的比例。

82. 小细胞肺癌若对第一线化疗有效，能使用维持性化疗吗？

一般一线化疗为 4 ~ 6 个周期，不使用维持性化疗。化疗有效的患者在远处转移灶控制满意、一般状态较好的前提下，可以加用胸部放疗巩固治疗，进一步降低复发风险，提高生存率。

目前小细胞肺癌主要还是通过放化疗治疗，化疗在小细胞肺癌的治疗中仍然扮演着重要的角色。虽然小细胞肺癌对放化疗敏感，但是预后却很差，局限期小细胞肺癌 5 年生存率仅有 20%，而广泛期小细胞肺癌 2 年生存率不到 5%。这是因为小细胞肺癌即使治疗后缓解，也容易复发，一旦复发，再次接受化疗后中位生存期仅有 4 ~ 5 个月。大部分的患者由于肿瘤复发而死亡，如何提高小细胞肺癌的治疗疗效，减少复发一直是医学界的难题。

过去医学界一直在尝试改进小细胞肺癌的标准治疗方案，但是一直没有取得成果。研究表明，联合化疗较单药化疗效果要好，但是除此之外，研究者尝试了维持化疗、提高化疗剂量强度及联合化疗采取交替化疗等多种方案均证明不能显著改善患者生存，甚至还会增加毒性，因此依托泊苷加顺铂或卡铂仍是小细胞肺癌的标准化疗方案。

随着免疫治疗的兴起，研究者们也在尝试能否将免疫抑制剂用于小细胞肺癌的治疗。著名的 IMpower133 临床试验对广泛期小细胞肺癌的初始治疗，在标准化疗的基础上加入了阿特珠单抗进行 4 个周期的联合治疗，并使用阿特珠单抗维持治疗，而对照组使用安慰剂联合标准化疗方案并以安慰剂作为维持治疗药物，结果显示阿特珠单抗组中位生存期为 12.3 个月，而安慰剂组为 10.3 个月，基于这一研究，美国 NCCN 推荐卡铂 + 依托泊苷 + 阿特珠单抗，然后使用阿特珠单抗维持治疗作为广泛期小细胞肺癌初始治疗的首选方案。

83. 如何治疗复发的小细胞肺癌？

小细胞肺癌虽然对放化疗敏感，但治疗后容易复发。复发患者往往预后较差，接受后续化疗后也仅能生存几个月。复发后的治疗疗效主要与初始治疗后的复发时间有关，治疗后复发时间越短，往往预后也越差，初始治疗后 3 个月内复发称为"难治或耐药性复发"，继续治疗也往往效果不佳。3 ~ 6 个月内复发称为"敏感性复发"，敏感性复发后对药物反应性稍好，但反应率也只有 25%。尽管如此，复发后的治疗也能使许多患者的症状得到显著缓解，对于减轻患者痛苦仍有一定意义。

（1）化疗

初始治疗后 3 个月内复发首选拓扑替康治疗，也可采用伊立替康、吉西他滨、紫杉醇等第三代化疗药治疗。初始治疗后 3 ~ 6 个月内复发者首选方案仍为拓扑替康，其他可选方案包括伊立替康、吉西他滨、多西他赛或长春瑞滨。若在 6 个月以后复发，仍可选用原方案。

（2）靶向治疗

研究显示，我国自主研发的靶向药物安罗替尼用于复发小细胞肺癌的三线治疗，与安慰剂相比可延长无进展生存期 3.4 个月（安罗替尼组达 4.1 个月，而安慰剂组仅为 0.7 个月）。基于这一研究，我国 CSCO 指南推荐安罗替尼用于小细胞肺癌的三线及以上治疗，2019 年我国国家药品监督管理局批准安罗替尼三线治疗小细胞肺癌的适应证，这是我国首个获批的小细胞肺癌三线治疗药物。2019 年这项研究更新了结果，显示安罗替尼组中位总生存期为 7.3 个月，而安慰剂组仅为 4.9 个月，进一步证实了安罗替尼用于小细胞肺癌的三线及以上治疗的疗效。

（3）免疫治疗

免疫治疗在复发小细胞肺癌的治疗中也取得了一定成果。

国外一项研究使用纳武利尤单抗单药或者不同剂量的纳武利尤单抗 + 伊匹木单抗治疗复发的小细胞肺癌患者，结果显示接受纳武利尤单抗 3 mg/kg

单药治疗的患者客观缓解率为10%，接受纳武利尤单抗1 mg/kg＋伊匹木单抗3 mg/kg治疗患者的客观缓解率达23%，接受纳武利尤单抗3 mg/kg＋伊匹木单抗1 mg/kg治疗患者的客观缓解率为19%。而对单独使用纳武利尤单抗治疗组的分析也显示出免疫治疗的优势，使用纳武利尤单抗治疗组的中位OS达5.6个月，12个月内的总生存率为28.3%，而相同特征的患者接受不包括免疫治疗的三线治疗，12个月内的总生存率仅为11%。

基于这一结果，美国食品药品监督管理局批准纳武利尤单抗单独用于治疗既往接受过含铂方案化疗及至少一种其他疗法后疾病进展的转移性小细胞肺癌患者，我国CSCO指南也推荐用于小细胞肺癌的三线及以上治疗。不过目前相关适应证在国内尚未获批。

另外，PD-1抑制剂帕博利珠单抗（Pembrolizumab，商品名Keytruda，简称K药）治疗复发SCLC也显示出较好疗效和安全性，在总患者人群中客观缓解率达18.7%，中位生存期达8.7个月，PD-L1表达阳性的患者获益尤其显著，客观缓解率达35.9%，中位生存期达14.9个月。目前帕博利珠单抗已经得到美国NCCN推荐用于复发小细胞肺癌的治疗。

84. 小细胞肺癌目前有无进行新药临床试验？

小细胞肺癌恶性程度高，缺乏特效药，多种新药临床试验正在加快进行中，尤其是免疫抑制剂近两年发展迅速，在小细胞肺癌的治疗领域取得了里程碑式进展，也成了研究热点。

（1）化疗新药

雷帕霉素（Lurbinectedin，PM01183）是一种新型化疗药，属于RNAⅡ聚合酶抑制剂，它来源于海洋生物。Ⅰ期临床试验显示雷帕霉素联合多柔比星（另一种化疗药）用于小细胞肺癌的二线治疗效果显著，敏感复发组反应率为91.7%，难治复发组反应率为33.3%。而单药二线治疗SCLC的Ⅱ期研究结果显示，总体人群中客观缓解率达35.2%，中位PFS和OS达3.9和9.3个月，敏感复发组效果更佳，进一步证实了前期试验结果。目前雷帕霉素联合多柔比星二线治疗小细胞肺癌的Ⅲ期临床试验正在进行中。

另一种用于小细胞肺癌二线化疗的新药叫作NKTR-102，英文名又叫作Etirnotecan pegol，是小细胞肺癌二线化疗药伊立替康（Irinotecan）的聚乙二醇共轭物，可以理解为伊立替康的升级版。和伊立替康相比，它能够延长肿瘤细胞的药物暴露时间，已经在乳腺癌、宫颈癌等其他恶性肿瘤的治疗中展现出了潜在前景。美国一家研究所进行的一项Ⅱ期临床试验初步显示其对于复发小细胞肺癌患者具有可靠疗效，且毒副反应在安全范围内。

（2）靶向治疗新药

靶向治疗的迅速发展，已经极大地改变了非小细胞肺癌治疗的现状，针对小细胞肺癌，研究者也在进行对各类靶向药的探索。

阿帕替尼是一种我国自主研发的主要针对血管内皮细胞生长因子受体的酪氨酸激酶抑制剂，属于抗血管生成药，目前已经被批准用于晚期胃癌的治疗。最近有研究提示阿帕替尼可能对小细胞肺癌三线及以上治疗有较好疗效，相关的Ⅱ期临床试验正在进行中。

另外还有 Linsitinib、Dalotuzumab、Cixutumumab 等酪氨酸激酶抑制剂、Navitoclax（ABT-263）等 Bcl-2 蛋白抑制剂以及贝伐珠单抗等抗血管生成药，这些针对不同靶点的靶向药物都处于临床试验阶段，其临床价值正在进一步研究中。

（3）免疫治疗新药

免疫治疗发展日新月异，在小细胞肺癌治疗领域，纳武利尤单抗、帕博利珠单抗、阿特珠单抗和度伐利尤单抗相继获得美国 NCCN 推荐并被食品药品监督管理局批准用于小细胞肺癌治疗，其中纳武利尤单抗和帕博利珠单抗获批广泛期小细胞肺癌三线及三线以上治疗，阿特珠单抗和度伐利尤单抗获批联合化疗用于广泛期小细胞肺癌一线治疗，小细胞肺癌治疗终于告别无药可选的局面，迎来了曙光。而免疫治疗领域目前尚在进行的主要的临床试验包括 KEYNOTE-604、Checkmate-331。

KEYNOTE-604 是一项探索帕博利珠单抗联合化疗用于初始治疗广泛期小细胞肺癌的Ⅲ期临床试验，目前公布的结果显示可以显著提高 PFS，降低 25% 的疾病进展或者死亡风险，但未显示总生存期的获益。

Checkmate-331 是一项全球性的Ⅲ期临床试验，对比纳武利尤单抗和化疗对于一线化疗后复发或进展期小细胞肺癌患者的疗效，使用免疫抑制剂纳武利尤单抗挑战标准二线化疗方案拓扑替康，该试验在总体人群中没有显示纳武利尤单抗生存期的获益，但中国组的结果却显示总生存期比化疗组延长 3.5 个月（11.5 个月 vs 7.0 个月），对 20.6% 的患者有效，可以降低 30% 患者的死亡风险，且不良反应也低于化疗组，这一结果是喜人的，不过尚需后续大样本的验证。

85. 预防性脑部放射治疗有何好处？

（1）为什么要进行预防性脑照射

随着小细胞肺癌治疗手段的进步，患者生存率随之提高，但脑转移的发生率也随之提高，据报道 50% 以上小细胞肺癌患者会发生脑转移。患者可能会有疑问，为什么生存率提高了反而脑转移的发生率会增高呢？这是因为小细胞肺癌易早期转移，而脑部与循环血液之间存在血脑屏障，使得药物很难通过血液进入脑组织，导致脑部成为肿瘤细胞的"庇护所"，肿瘤细胞得以在脑部增生，因此，患者脑部往往会出现一些微小转移病灶。由于此时病灶较小，不会出现症状，影像学检查也不能发现。如果不加以治疗，这些微小转移灶日后就会发展壮大，最终为我们所发现。

所谓"预防性脑部放射治疗（prophylactic cranial irradiation，PCI）"，其实并非"预防"脑转移的发生，而是使这些微小转移病灶在影像学检查上表现出来或者在因出现症状而被发现前将其消灭。

（2）预防性脑照射的治疗效果

对于局限期小细胞肺癌已经证实对进行放化疗综合治疗后完全缓解和部分缓解的人群进行预防性全脑照射，可以有效降低症状性脑转移的发生率，并能增加小细胞肺癌的长期生存率。一项分析性研究显示 PCI 可以使症状性脑转移发生率减少 54%，减少小细胞肺癌患者 16% 的死亡风险。而另一项关于局限期小细胞肺癌患者的研究显示，与没有接受 PCI 组相比，PCI 组 2 年生存率提高了 19%，5 年生存率提高了 8%，10 年生存率提高了 3%。

对广泛期小细胞肺癌患者是否应该进行预防性脑照射尚存在争议，对于在初始治疗前无脑转移的患者，如果经化疗后达到或者接近完全缓解，可以考虑进行 PCI，降低脑转移的发生风险。但是也有研究提示预防性脑照射并不能延长广泛期小细胞肺癌患者的生存期。因此广泛期小细胞肺癌患者应该根据医生的建议，谨慎决定是否进行 PCI。

（3）是否照射剂量越高，治疗效果越好

既然预防性脑部放射治疗可以减少脑转移，提高生存率，那么是不是照射剂量越高越好呢？事实上并非如此，进行放射治疗需要考虑患者的耐受能力和远期生存质量，越高的照射剂量对神经的损伤越大。虽然从理论上看，照射剂量高可以降低脑转移风险，但是研究表明高剂量的照射和较低剂量的照射相比，并没有降低脑转移发生率，也不能提高生存率，反而会使神经系统毒性增加。合适的 PCI 剂量为 10 次共照射 25 Gy，每日 1 次，一般在放化疗结束后 3 周时开始进行预防性脑照射，并在两周内完成。

（4）并非所有患者都适合接受预防性脑照射

高龄患者进行 PCI 后神经系统毒性反应的概率也会增加，年龄大于 65 岁者不推荐进行 PCI。另外，有严重的其他系统疾病、存在神经系统认知功能受损和身体状况较差的卧床患者也不宜进行 PCI。

非小细胞肺癌的治疗原则

86. 非小细胞肺癌的治疗原则是什么？

若癌症尚未扩散，手术切除癌肿是治疗非小细胞肺癌最常用的方法，手术风险高者、高龄患者也可以使用立体定向放射治疗。若癌症已经扩散并且不能用手术治疗，则可采用放疗和化疗单独或联合治疗，促使肿瘤缩小，从而控制症状。驱动基因突变阳性的晚期肺癌患者还可以使用分子靶向药物治疗，驱动基因阴性的患者还可选择免疫治疗。

Ⅰ期、Ⅱ期的患者，首选手术治疗；年龄 75 岁以上、身体条件不允许手术者可选择精确放疗。

大家对手术都不陌生，手术就是用手术刀切掉病变组织。而对放疗相对陌生，所谓精确放疗就是在 CT 等图像指导下放疗；所谓三维立体定向放疗就是先把人体胸部用 CT 建立三维图像模型，再根据射线照射人体时在人体内分布的数学模型，精确模拟出照射时射线在人体内分布情况，再通过颜色显示出来。原理类似于大家儿童时代玩的放大镜照蚂蚁，当焦点集中在蚂蚁身体上时，局部温度很高，有起到毁损组织的作用，而不在焦点上的蚂蚁则不受影响。

现代医学公认随机对照是最可靠的医学研究方法，立体定向放疗治疗早期非小细胞肺癌最可靠的证据来自于美国安德森和荷兰的随机对照研究，研究对象为可以手术的早期非小细胞肺癌患者，肿块直径 ≤4 cm，没有肺门、纵隔等转移，研究的结果是经过立体定向放疗的早期非小细胞肺癌患者 3 年生存率是 95%，同期手术的患者 3 年生存率为 78%，并且在治疗完成 90 天内立体定向放疗组没有死亡的患者，手术组有 1 例死亡患者，说明立体定向放疗疗效和安全性均明显优于手术。在费用方面立体定向放疗也有很大优势。总之，立体定向放疗是早期肺癌患者可以选择的治疗方法。

87. Ⅲ期 N_2 患者的治疗方式选择手术还是放化疗？

出现纵隔淋巴结转移或者隆突下转移的患者的淋巴结分期为 N_2。实际上Ⅲ期 N_2 患者是一类异质性很大的群体，这些患者虽然分期一致，治疗方法上却有很大差别。

我们可以这样理解，没有出现纵隔淋巴结转移前的Ⅲ期患者（区域淋巴结分期为 N_{0-1} 患者，没有淋巴结转移或者仅有同侧支气管或者肺门淋巴结转移），肿瘤仍然是局限于肺内的，这些患者只要辅以化疗或者再追加放疗，手术仍然可以获得较好的效果。然而一旦发生纵隔淋巴结转移，患者就极有可能已经有我们用现有检查手段检测不到的远处微小转移，手术的效果就不是那么确定了。

尤其是单站纵隔淋巴结转移的 N_2 患者选择手术还是根治性同步放化疗，目前尚存在争议。一些Ⅱ期临床试验显示进行诱导放化疗后再行手术治疗可能对肿瘤的局部控制有一定益处，但目前已有的Ⅲ期随机对照临床试验并未证实手术治疗相对根治性同步放化疗具有生存优势，也就是患者的寿命并没有延长。目前可能在手术中获益的一些患者的特征包括：诱导治疗前肿瘤直径小于 3 cm；诱导治疗后纵隔淋巴结转为阴性；病变范围小、可以通过肺段切除术切除而不必进行全肺切除术。由于目前尚无手术可以使患者获得生存效益的确切证据，有许多专家建议对 N_2 患者一律采用同步放化疗。

出现多处纵隔淋巴结转移的患者，即使预计可以完全切除肿瘤，仍应首选根治性同步放化疗，一般采用以铂类为基础的化疗加全剂量放疗，因为根治性同步放化疗的疗效明显优于全肺切除术。

如果是肿瘤范围较大、预计手术不能完全切除的Ⅲ期 N_2 患者，应该直接选择同步放化疗。

88. Ⅳ期非小细胞肺癌患者如何选择化疗、靶向治疗、免疫治疗？

（1）驱动基因突变阳性者首选靶向治疗。*EGFR* 基因突变阳性者可以选择吉非替尼、埃克替尼、厄洛替尼、阿法替尼，存在 *ALK* 融合基因者首选阿来替尼，存在 *ROS1* 融合基因突变者首选克唑替尼。

（2）没有驱动基因突变的晚期非小细胞肺癌的传统治疗方案是化疗，含铂双药化疗是经典的一线治疗方案，不适合使用铂类者选择非铂双药方案，不能耐受双药化疗者可选择去除铂类后的单药化疗方案。

（3）对于除鳞癌外的其他驱动基因阴性的晚期非小细胞肺癌，研究者在传统化疗的基础上又探索出一些"改进"的方案。研究显示，培美曲塞联合铂类治疗后，使用培美曲塞维持治疗可以延长患者的无进展生存期和总生存期。另外，多项研究证实抗血管生成药物贝伐珠单抗联合化疗相比单纯化疗可以显著改善患者生活质量。基于这些研究，培美曲塞联合铂类＋培美曲塞单药维持治疗和贝伐珠单抗联合含铂双药＋贝伐珠单抗维持治疗也成了驱动基因阴性的晚期非鳞癌非小细胞肺癌患者的一线推荐化疗方案。

（4）对无驱动基因突变的晚期鳞癌患者，除了标准的一线含顺铂或卡铂双药化疗以外，近年来又出现奈达铂＋多西他赛及使用吉西他滨维持治疗等新的化疗方案，为晚期肺鳞癌患者提供了新的选择。

近年来，免疫治疗在非小细胞肺癌领域取得了突破性的进展，显著改善了晚期患者的生活质量，为晚期非小细胞肺癌患者带来了福音。帕博利珠单抗单药治疗或者联合化疗、阿特珠单抗联合紫杉醇＋卡铂＋贝伐珠单抗成了驱动基因阴性的晚期非鳞癌治疗新标准。帕博利珠单抗＋紫杉醇＋卡铂成为驱动基因阴性晚期肺鳞癌的一线标准治疗方案。相关适应证已经在美国获批。我国目前也批准帕博利珠单抗单药用于 PD-L1 肿瘤比例分数 $\geq 1\%$ 的 *EGFR* 基因突变阴性和 *ALK* 基因突变阴性的局部晚期或转移性非小细胞肺癌一线治疗。

89. 高龄肺癌患者治疗原则是什么？

目前临床上一般认为，60 岁以上为老年。70 岁以上肺癌患者即为高龄患者。年龄已经成为选择治疗方案的重要因素。

高龄患者各脏器功能减退，一般基础疾病比较多，高血压、心脏病、糖尿病、脑栓塞等是常见的合并症。尤其是常年吸烟的老年肺癌患者，往往还同时患有慢性支气管炎、肺气肿、慢性阻塞性肺疾病等疾病，肺功能比较差，不论是手术还是放化疗，患者的耐受力都会比较低。因此，所有患者在治疗前，都要进行体力状况评估，参考 PS 评分选择治疗方案。根据我国 CSCO 指南（2019 年第 5 版）和美国 NCCN 指南（2020 年第 3 版）推荐治疗方法如下。

（1）非小细胞肺癌

①早期肺癌患者经评估后，合并内科疾病（如冠心病、糖尿病、脑血管病等）、不能耐受手术者首选立体定向放射治疗。近年来放疗技术快速进

步，好的放疗设备本身带有 CT，使得放疗准确性大幅度提高。美国 MD 安德森癌症中心的张玉蛟教授等人采用的大剂量立体定向体部放疗技术在早期肺癌中取得了良好的局部控制率，达到和手术相媲美的临床结果，被专门定义为立体定向消融放疗。值得注意的是，肺癌手术、麻醉的风险，特别是手术相关死亡率随年龄增长而增加。于 2018 年发表在临床肿瘤学杂志的一篇研究分析了早期非小细胞肺癌患者分别接受手术和立体定向放疗的安全性，结果显示接受外科手术的 76 623 例患者术后 30 天死亡率为 2.5%，而立体定向体部放疗的疗效要安全得多，接受放疗的 8216 例患者的 30 天死亡率为 0.73%。其中对 71～75 岁年龄阶段人群，立体定向体部放疗的安全性仍优于手术治疗，30 天死亡率为 2.51% *vs* 0.64%；对于 76～80 岁年龄阶段的人群而言，上述数据为 3.56% *vs* 0.76%；对于 80 岁以上年龄阶段人群而言，上述数据则为 3.94% *vs* 0.91%。NCCN 指南建议，75 岁以上或不到 75 岁但肺功能差的患者应首选立体定向体部放疗。

②Ⅱ～Ⅲ期不适合手术的患者首选同步放化疗，如果不能耐受同步放化疗还可选择序贯放化疗方案。

③需要进行含铂双药化疗的晚期患者，如果不能耐受，可以选择单药化疗方案，症状严重、长期卧床的患者以姑息治疗为主，给予各种支持治疗以缓解症状、减轻患者痛苦。

（2）小细胞肺癌

全身化疗加局部放疗是小细胞肺癌常用的治疗手段，对于身体状况较差的高龄患者，医生会考虑单用化疗、放疗或者仅给予支持治疗。

不过随着生活条件和医疗环境的改善，许多高龄患者，尤其是不吸烟的患者，且其一般状况尚可，在严格评估的基础上，是有可能接受积极治疗的，应结合患者的身体状况综合判断。

手术治疗

90. 肺癌手术治疗的现状和未来如何？

多学科综合治疗已经成为肺癌比较普遍治疗模式，但外科治疗仍为肺癌重要的治疗方式。对于具有适应证、没有禁忌证的肺癌患者来说，手术治疗仍是首选。近些年，随着医学技术的进步，肺癌手术治疗正向着更微创、更精准、快速康复的方向发展。

（1）更微创

传统肺癌开胸手术需要切除肌肉、拉开肋骨，创伤大，患者术后恢复慢，影响生活质量。自 20 世纪 90 年代第一例电视辅助胸腔镜手术（video assisted thoracoscopic surgery，VATS）报道至今，VATS 不断发展，技术逐渐成熟，已经证实可以达到和开胸手术相同的疗效，目前在临床上被广泛应用于肺癌手术。胸腔镜手术不需要开胸，只需要在胸壁上开几个数厘米的小孔即可完成手术，一般不需要撑开肋骨，创伤小，患者术后并发症发生风险低，生存质量大幅度提高，极大地减少了患者的痛苦，使得既往手术时血肉模糊的场面成了历史。

近年来，胸腔镜手术进一步发展，从最初的四孔胸腔镜手术发展到被广泛应用的三孔胸腔镜手术再到如今兴起的单孔胸腔镜手术，微创手术已成为外科手术发展的趋势。虽然对一些较为复杂的手术是否应用胸腔镜手术仍然存在分歧，但随着技术进步，胸腔镜手术的适应证也在不断扩大。

（2）更精准

在胸腔镜手术的基础上，手术器械和显像技术的发展使得肺癌手术朝着更精准的方向前进，三维 CT 支气管血管成像（3D-CTBA）技术和达·芬奇机器人手术就是典型的代表。

3D-CTBA 是对 CT 图像进行信息提取，整理成三维立体图像，重建出肿瘤、肺血管、支气管、肺组织，并用不同颜色进行区分，帮助医生在手术前了解肺血管、支气管和肿瘤的空间关系，选择最佳的手术路径和操作过程，制定适合每个患者的个体化手术方案，从而缩短手术时间，减少手术损伤，达到精准治疗的目的。

而在电视胸腔镜手术基础上发展起来的达·芬奇机器人近年来也成为肺癌手术研究的热点，手术医生控制可以 360° 自由活动的机械臂进行手术，机械臂比人手的动作更灵活，并且可以"过滤"术者手的细微颤抖，更稳定，具有广阔的应用前景。

（3）快速康复

近年来，快速康复外科（fast track surgery，FTS），又称加速康复外科（enhanced recovery after surgery，ERAS）的理念逐渐应用于肺癌手术领域，主要通过对患者健康教育、微创手术、最佳疼痛控制、早期下床活动和减少禁食等措施减少手术创伤，促进患者快速康复，取得了良好效果，也是当今肺癌手术治疗的一大趋势。

91. 手术治疗的目的是什么?

肺癌手术根据治疗目的不同,可以分为根治性手术和姑息性手术两类。

(1) 根治性手术

根治性手术的目的是完全切除肺癌原发病灶及转移淋巴结,达到临床治愈。

前面已经说过,小细胞肺癌由于早期发生远处转移,往往在发现时已经失去了手术切除的机会,很少采用手术治疗。手术主要用于非小细胞肺癌。

近年来通过体检发现肺结节的患者非常多。前面已经提过,对于结节性质不明,怀疑恶性可能性大的患者可以进行楔形切除或是肺段切除术,切除后标本送检做病理检查,可同时达到明确诊断及临床治疗的效果。

由于单发的脑、肾上腺或骨转移等而被分为Ⅳ期的非小细胞肺癌患者,如果原发灶可切除,可以选择化疗联合原发肿瘤和转移病灶根治性切除,可以进一步提高生存率。

(2) 姑息性手术

有时对于一些晚期患者,也可选用姑息性手术作为辅助治疗手段,以缓解晚期患者的临床症状,提高生活质量。

92. 哪些患者适合接受手术治疗?

根据患者的具体情况,如果手术后的5年生存率高于放疗、化疗、靶向治疗、免疫治疗,就做手术;如果不能提高,就不做手术。

肺癌的早期患者仅占少部分,大部分为中晚期患者。有关资料表明,仅15%~20%患者来院就诊时被认为有手术指征,而其余80%以上患者需采用其他方法进行治疗。有经验的肿瘤外科医生判断是否手术的标准是手术能否提高患者的5年生存率,而不仅仅是手术能否切掉肿块。

对于有手术指征的患者,不应片面地强调手术切除,手术后应根据不同分期、不同病理、不同的肿瘤生物学行为,以及患者的全身情况进行全面考虑,采用综合治疗的原则,也就是要强调肺癌的多学科治疗。

(1) 手术治疗主要适用于非小细胞肺癌Ⅰ期和Ⅱ期患者,以根治性手术切除为首选。一般Ⅰ期患者不需要常规术后辅助性化疗、放疗。非小细胞肺癌ⅡB期行根治性手术后建议接受辅助化疗,巩固治疗效果,进一步提高治愈率。

（2）Ⅲ期患者的治疗相对复杂。经 PET-CT、超声支气管镜、纵隔镜严格评估后分期为 T_3N_1 和部分 T_4N_1 的Ⅲ A 期患者也可进行手术，并辅以术后化疗，有时还需进行术后放疗。对切除难度较大者，可以术前行新辅助放化疗以期降低肿瘤分期，为手术争取机会。Ⅲ B 期中非侵袭性 T_3N_2 的患者也可考虑新辅助化疗＋手术±辅助化疗±术后放疗。

（3）对于Ⅲ A 期淋巴结分期为 N_2 的患者，手术能否使患者获益尚存在争议，建议请胸外科、肿瘤内科、放射治疗科、影像科专家进行多学科会诊给出治疗意见。

（4）侵袭性 T_3、T_4 和 N_3 的Ⅲ B 期和已经有远处转移的患者一般不需要手术。

93. 非小细胞肺癌外科手术切除原则是什么？

肺癌的手术治疗原则是最大限度地切除肿瘤和最大限度地保留肺功能。

Ⅰ期和Ⅱ期 NSCLC 患者应尽可能地采用完全切除术治疗。对经仔细挑选的部分Ⅲ期患者，诱导化疗或放化疗后进行手术可能是恰当的方案。经过恰当选择的孤立转移Ⅳ期非小细胞肺癌，可选择切除转移灶。

不完全的手术不仅不能达到治愈的效果，还可能引起转移。因此肺癌手术应做到完全性切除，手术后需常规送病理检查。下表列出肺癌外科手术标准（表 5-1）。

表 5-1　肺癌外科手术标准

完全性切除	不完全性切除	不确定切除
手术切缘阴性，包括支气管、动脉、静脉、支气管周围、肿瘤附近组织	切缘肿瘤残留	支气管切缘为原位癌
不论采用何种术式，肺癌手术都需常规对淋巴结进行清扫。切除的淋巴结至少6组，其中肺内3组；纵隔3组（必须包括7区）		淋巴结清扫未达要求
切除的最高淋巴结病理检查在显微镜下观察为阴性	淋巴结阳性但不能切除	切除的最高纵隔淋巴结阳性

续表

完全性切除	不完全性切除	不确定切除
淋巴结无结外侵犯	淋巴结结外侵犯	
	胸腔积液或心包积液癌细胞阳性	胸腔冲洗液细胞学阳性

　　术后切缘病理检查发现肿瘤残留的患者，往往需要二次手术或者放疗，ⅡB 期及ⅡB 期以上患者还需要进行化疗。ⅠB 期和ⅡA 期患者可考虑在二次手术或放疗基础上加或不加化疗。

　　手术后切缘病理检查没有肿瘤残留而发现纵隔淋巴结转移者（术后病理分期 N_2），一般是采用先化疗后序贯放疗。目前对于术后病理 N_2 的患者术后放疗的随机对照临床试验还在进行中，但已有多项回顾性分析提示术后放疗可能提高生存率。

94. 肺癌有哪些手术方式？

　　肺癌手术常见的术式有亚肺叶切除、肺叶切除、全肺切除，多用于非小细胞肺癌的治疗。

　　要了解肺癌手术方式，首先需了解肺的解剖结构。前面已经讲过，左肺分为两叶，右肺分为三叶，根据所属的段支气管，各肺叶又分为不同的肺段。

　　（1）局限性（亚肺叶）切除

　　局限性（亚肺叶）切除是指楔形切除或者肺段切除。其中，肺段切除是切除肿瘤所在的肺段。楔形切除比肺段切除的范围更小，仅切除肿瘤及周围少量的正常组织。由于肺功能严重受损、高龄或其他广泛共存疾病而不能耐受肺叶切除术的患者，可选择局限性（亚肺叶）切除术，当然这种术式仅局限于肿瘤较小的患者。

　　（2）肺叶切除

　　肺叶切除即为切除肿瘤所在的整个肺叶。行肺叶切除术的同时行纵隔淋巴结清扫，是早期 NSCLC 普遍公认的最佳手术。微创手术只是手术的入口较小，内部的切除、清扫范围和开胸手术一样大，像烧瓶，口小肚子大。

　　（3）全肺切除

　　全肺切除是切除肿瘤所在侧的全部肺组织。全肺切除对呼吸功能影响较大，但对于肺功能较好的患者，仅靠一侧肺呼吸也可生存。全肺切除主要是用于靠近中央的近端肿瘤。

由于全肺切除的肺癌患者生存率、生活质量都不如同步放化疗，近年来这种手术已被废弃。

（4）支气管袖状肺叶切除术

累及一个肺叶的肿瘤同时侵及部分支气管时，可以将受累肺叶和受累的部分支气管切除后再将残余支气管两端缝合，这样可以保留未受累肺叶的功能，而不必进行全肺切除。袖套状切除适用于近端肿瘤，NCCN 指南（2020 年第 3 版）优先推荐袖套状切除术用于解剖学位置合适、能完整切除的患者。

95. 选择手术方式的依据是什么？

肺癌有这么多种切除方式，医生是怎么选择的呢？

一般来说，医生会评估肿瘤的范围、部位，同时考虑患者的肺功能情况。

（1）周围型肺癌

周围型肺癌病变一般位于周边，常进行肺叶切除。切除时以受累肺叶整体切除为首选（切除更彻底）。

对于部分高龄、肺功能较差比如一些长期吸烟、患有慢性阻塞性肺疾病的患者或者基础疾病较多的患者，整个肺叶切除后剩余的部分难以维持正常功能，术后可能会严重影响生活质量，出现明显的气短，可以选择切除范围更小的亚肺叶切除 + 肺门、纵隔淋巴结清扫术，以在保证完整切除的情况下尽可能保留更多的肺组织。

随着医疗水平提高，越来越多的患者在体检中发现肺结节而最终确诊早期肺癌，许多患者没有任何症状，原发肿瘤很小且没有淋巴结转移，对于这部分患者，是否应该行肺叶切除一直是一个有争议的问题，有一项基于 28 个研究的分析结果提示，对于直径 < 2 cm 的无症状 I 期周围型肺癌患者，行亚肺叶切除可取得与肺叶切除术相似的结果。

NCCN 指南（2020 年第 3 版）对肺段切除术或楔形切除术适应证的规定为以下几种。

①肺储备差或存在其他重要合并症，禁忌行肺叶切除术。②周围型结节 ≤2 cm 并至少符合以下标准中的一项：组织学类型为单纯原位腺癌；CT 上

显示结节≥50%表现为磨玻璃影；影像学监测证实肿瘤倍增时间较长（≥400天）。

（2）中心型肺癌

中心型肺癌距肺门较近，如果侵犯主支气管或者跨肺叶生长，肺叶很难切除干净，一般行袖套切除术。袖套切除可以更多地保留肺功能，患者术后生活质量较全肺切除术高。

96. 电视胸腔镜手术及机器人手臂辅助胸腔镜手术概况如何？

电视胸腔镜手术（video assisted thoracoscopic surgery，VATS）是治疗早期 NSCLC 的微创手术，从 1992 年第一例报道电视胸腔镜手术至今，胸腔镜手术的发展已经经历了 27 年的时间，随着显像技术和器械不断改良，电视胸腔镜手术的技术不断发展。目前临床上以三孔胸腔镜肺癌根治术的应用最为广泛。但目前为止，与普通开胸手术相比，胸腔镜手术患者的生存率并没有提高。

（1）三孔胸腔镜手术

三孔胸腔镜手术是在胸壁特定位置上取三个数厘米的切口（1 个观察口，2 个操作孔），将特制精细且适合小孔内操作的镜头和操作器械伸入孔内，通过观察口内的镜头上传图像并显示在电视屏幕上，医生一边观察显示在屏幕上的图像，一边操作器械完成手术。

（2）单孔胸腔镜手术

近几年又兴起了单孔胸腔镜肺叶切除 + 淋巴结清扫术，仅通过 1 个切口进行手术能够更有效地减少患者术后疼痛，提高术后短期生活质量，减轻患者心理负担，术后短期生存率与三孔胸腔镜手术相当，不过术后远期疗效还有待观察。

（3）胸腔镜手术优势

传统开胸手术切口大，术中需使用开胸器撑开肋骨，创伤大，对患者身体条件要求高。与传统开胸手术相比，胸腔镜具有手术创口小、术中出血少、对机体损伤小、术后恢复快、疼痛轻、并发症少、住院时间短的优点，同时也保证能有效清扫淋巴结，目前多项研究显示其在复发率、生存率方面与传统开胸手术无明显差异。胸腔镜手术在临床上得到了广泛应用，为许多肺癌患者减少了创伤与痛苦。NCCN 指南（2020 年第 3 版）推荐所有不具有禁忌证的患者使用电视辅助胸腔镜手术或微创手术（包括机器人手臂辅助胸腔镜手术）。

（4）胸腔镜手术的禁忌证

但是胸腔镜手术并非适用于所有人，由于需要充分的视野和在胸膜腔内操作器械的空间，术中要使术侧肺萎陷，要求患者能够仅使用对侧肺进行呼吸来耐受手术，因此许多慢阻肺、肺功能较差的患者不适合进行 VATS。另外，存在胸壁粘连的患者也不宜进行胸腔镜手术，因为不利于术野的暴露，还可能造成血管等组织损伤。

（5）机器人手臂辅助胸腔镜手术

近些年机器人手术迅速发展，获得医学界的广泛关注。机器人手臂辅助胸腔镜手术是在胸腔镜手术基础上的进一步发展，术者只需通过机器人手臂操作镜头和手术器械，不需站在手术台边。机器人手臂辅助胸腔镜采用的是三维技术，操作臂更灵活精准，相比传统开胸手术及胸腔镜手术，术者培训时间缩短，也具有胸腔镜手术的优点，但目前相对胸腔镜手术无明显优势而费用昂贵。随着医学技术的发展，机器人手臂辅助胸腔镜手术能否发挥更多的优势值得期待。

97. 肺癌外科手术前患者有哪些注意事项？

（1）心理准备

术前首先应做好心理准备。听说要进行外科手术，许多患者可能会感到焦虑，尤其是对于老年人来说，手术可能不仅是身体上的挑战，而且也是心理上一个不小的挑战。

手术前医生一般会和患者及家属进行详尽的术前谈话，解释病情、手术的必要性和预期疗效、手术可能会采用的式式、手术风险、可能会出现的并发症、术前需要做的准备、术后的注意事项、术后恢复过程和预后及术中输血的可能并发症和不良反应，如果同意手术，会请患者或家属分别签署手术、输血、麻醉知情同意书。了解手术的流程，做好心理准备有利于患者及其家属更好地配合医生，也会对治疗起到积极作用。

（2）戒烟

对于有吸烟史的肺癌患者，不论手术预期是何时，均应该尽早戒烟。研究表明，术前吸烟者较戒烟者发生感染、休克、肺部或伤口并发症的风险明显增高。而术前戒烟可以减少术后并发症发生率，戒烟 4 周以上可以明显获益，每多戒烟 1 周都可增加戒烟的益处。

（3）适应性锻炼

术前呼吸功能锻炼和咳嗽练习对于预防术后并发症、术后快速恢复非常重要。

手术过程需要进行全身麻醉和气管插管，对呼吸道刺激产生大量分泌物，患者没有自主呼吸，术中无法排出分泌物，麻醉还会造成术后咳嗽反射减弱，加上手术后平卧时间较长，痰液容易滞留在呼吸道内形成痰痂，增加术后感染风险。咳嗽练习则可以帮助患者在术前掌握正确的咳嗽方式，有利于术后排出呼吸道内蓄积的分泌物，减少术后并发症。

另外，手术中需要采用单肺通气，使手术一侧的肺塌陷，以便于手术操作，也就是我们所说的"肺不张"，仅使用对侧肺通气。手术结束后医生会使"不张"的肺重新通气，称为"肺复张"，但并非所有患者都可迅速复张完全，加之手术创伤会使患者呼吸运动受到抑制，正确有效的呼吸方式和咳嗽方式都可促进术后肺复张，促进组织愈合。

而由于术后患者伤口疼痛、使用止疼药等因素，如果术后再开始呼吸功能锻炼，对患者来说有一定难度。因此，呼吸功能锻炼、咳嗽练习应该尽可能在手术前就开始。

（4）手术前一天的准备

手术前一天医护人员会交代注意事项。

①为了防止麻醉或者手术中出现呕吐引起窒息或者吸入性肺炎，应该从手术前 12 小时开始禁食，术前 4 小时开始禁饮水。

②手术前一晚应该用肥皂和清水清洁手术区域皮肤。

③手术前一晚最好保证充足睡眠，如果有睡眠障碍的患者，可提前告知医生并在其指导下使用镇静药物。

④进手术室前，应该排尽尿液。

⑤如果有活动义齿，应该提前取下，以防止在手术当中脱落造成误吸或者误吞等意外。

98. 术前医护人员会做什么准备？

手术之前医护人员还会评估患者的情况，做一系列准备，对这些准备患者只需简单了解其目的，安心接受医生的安排即可。

（1）术前肺功能评估

由于吸烟是肺癌和慢性阻塞性肺疾病的共同危险因素，不少肺癌患者同时患有慢性阻塞性肺疾病，因此可能术前肺功能较差。肺癌患者考虑手术前需常规进行肺功能检查，通过测量第 1 秒用力呼气容积（forced expiratory volume in one second，FEV1）和肺—氧化碳弥散量（diffusing capacity of the lung for carbon monoxide，DLCO）来评估患者的肺功能情况，判断手术风险，为治疗决策做参考。其中 FEV1 用于评估肺的通气功能，DLCO 用于评估肺的换气功能。这两个指标一般同时使用，评估术前肺功能。

目前国内外指南对于 FEV1 和 DLCO 术前评估标准规定不一。欧洲呼吸学会/欧洲胸外科医师学会推荐术前 FEV1 和 DLCO 均高于 80% 正常预测值可进行肺叶切除术，不需要进一步检查。美国胸内科医师学会指南建议在初筛时根据切除范围计算并预测术后 FEV1 和预测术后 DLCO。术后 FEV1 和术后 DLCO 不达标者还需进行爬楼梯或者步行试验等运动试验或者正式的心肺运动试验以进一步评估心肺功能。

（2）输血和补液

手术可能会出现需要输血的并发症，因此术前医护人员会做好血型和交叉配血试验，并提前备好血制品以备术中使用。

如果患者有水、电解质、酸碱平衡紊乱，医生会尽可能在术前纠正。

（3）预防感染

手术前医生会使患者避免接触传染源。如果术前发现感染，医生会及时处理并延迟手术。手术前还会为患者预防性使用抗生素，以降低术后出现感染并发症的风险。

99. 有基础病的患者能进行手术吗？

手术之前医生会对患者心、肝、肺、肾等重要脏器情况进行全面评估。轻度的脏器功能不全经适当内科处理后仍可较为安全地手术，合并严重内科疾病的患者手术风险较高，不宜手术。

（1）营养不良、贫血

①营养不良的患者常常合并贫血，对手术中失血、休克的耐受性下降。营养不良造成的低蛋白血症不仅会导致伤口愈合能力低下，还会导致患者抵抗力低下，发生术后感染的风险也增高。

②术前医生会尽可能地纠正营养不良和贫血，根据患者情况在术前一周口服或者静脉予以足够的热量、蛋白质、维生素等营养物质。

③贫血严重的患者还可考虑输血治疗，但肿瘤患者大量输血会诱导免疫

耐受，机体对肿瘤识别能力下降，术后复发风险增高，因此医生会严格把握输血指征。

（2）肺部疾病

①如果患者患有慢性阻塞性肺疾病，并且处于加重期，应该先治疗急性感染，待感染控制、肺功能得到改善、病情稳定后再行手术。

②控制良好的哮喘患者术前不需要特殊处理，如果哮喘经常发作，术前可使用地塞米松等药物减轻支气管黏膜水肿。

③急性呼吸道感染者，应该推迟手术，待感染治愈后 1～2 周方可手术。

（3）心脏病

①心脏病不是手术的绝对禁忌证，大多数患有心脏病的患者仍然可以接受肺癌手术。只有那些处于疾病不稳定、失代偿期的患者，如存在新发生的心肌梗死、不稳定型心绞痛、心力衰竭、严重的主动脉瓣狭窄或者二尖瓣狭窄、严重的高血压心脏病，手术风险明显升高，暂时不宜手术。

②新发急性心肌梗死的患者手术需推迟至 6 个月后。

③心力衰竭的患者需在心衰控制后 3～4 周才可手术。

④存在心律失常的患者需根据不同情况予以处理。

（4）高血压

①高血压患者平时血压控制在 160/100 mmHg 以下时，不需要特殊处理，仍规律服用原有降压药物即可。

②血压控制不佳者需要调整降压方案，待血压控制平稳后手术。因为过高的血压会使术中发生脑血管意外、心力衰竭的风险增加。

③高血压病史较长的患者，还需要全面评估心、脑、肾等器官有无继发性损伤，如有继发性损害应该治疗后再进行手术。

（5）糖尿病

①糖尿病患者对手术的耐受能力下降，发生术后感染的风险高，术前需控制血糖，改善营养状况。

②对于平时通过饮食控制的糖尿病患者，术前不需要进行特殊处理。

③口服降糖药物的患者可继续口服至手术前一晚，但服用格列苯脲、格列吡嗪控释片、格列齐特缓释片、二甲双胍缓释片等长效降糖药的患者，需要在术前 2～3 天停药，改为皮下注射胰岛素治疗。

④平时通过皮下注射胰岛素降糖的患者，术前及术中需使用胰岛素＋葡萄糖以维持血糖在适当水平，警惕低血糖风险。

（6）肝功能不全

①手术前会常规检查肝炎标志物及肝功能。

②一般轻度的肝功能损伤不会对手术产生影响。

③肝功能损害较为严重或者处于失代偿临界状态时，患者对手术的耐受能力会减弱，因此需要经过严格的内科准备后才能手术。

④肝功能损伤严重，比如有明显营养不良、黄疸、腹水等临床表现者或者急性肝炎患者则不宜手术。

（7）肾功能不全

①手术中的麻醉和手术本身的创伤、围术期使用的药物都会加重肾脏负担，因此术前必须评估肾功能。

②轻、中度肾功能损伤经过适当的内科处理，对手术的耐受力仍然较好。

③重度肾功能损伤术前尽可能改善肾功能，通过有效透析，也可以较为安全地手术。

（8）年龄

随着年龄增长，肺癌手术的并发症发生率、手术死亡率都会有所增加。

100. 肺癌术前如何锻炼呼吸功能和练习咳嗽？

术前呼吸功能锻炼和咳嗽练习可以提高手术耐受性，促进术后尽快恢复。临床上已经针对肺癌手术患者总结出了多种行之有效的呼吸锻炼方法，相信只要认真练习，患者可以轻松掌握。下面逐一进行讲解。

（1）腹式呼吸：也就是"深呼吸"，这是最简单、方便的呼吸功能锻炼方法。

动作要领：用鼻子匀速吸气，尽量保持胸部不动，慢慢鼓肚子，感受气体慢慢充满胸腔直至腹部；然后屏住呼吸一两秒，再噘嘴像吹口哨一样缓慢呼气，同时收缩腹部，感受所有气体从体内呼出，保持呼吸时间约是呼气时间的两倍。每分钟进行 4～6 次"深呼吸"，每天可进行两组，每组 10～20 分钟。

（2）通过呼吸功能训练器锻炼肺功能：患者通过吸气使盒子里的小球飘起，可以得知吸入的气体量，从而帮助患者深吸气，提高肺活量。这种呼吸功能训练器简单易行，有一定的趣味性，目前在临床上广泛使用。

动作要领：检查连接气密性后，放置训练器与视线水平平行，深呼气呼出胸腔内气体后，然后含住口含嘴尽力深吸气，尽量使3个小球飘起来保持3秒不掉。每天可以练习4～5组，每组进行20次。

（3）有效咳嗽：有效的咳嗽能够从胸腔深处咳出痰液。

动作要领：采取坐位，双脚着地，身体稍向前倾，先进行深且缓慢的腹式呼吸，深吸气末屏气，噘嘴缓慢呼气，再深吸气，可以将双手放在腹部，感受双手被膨隆的腹部顶起，屏气一两秒，然后双手按压腹部辅助胸腹腔用力收缩，进行2～3次短促有力咳嗽，张口咳出痰液。

（4）运动锻炼

身体情况允许的患者术前还可进行适量运动来提升肺活量，爬楼梯是一种简便有效的方式。高龄、肥胖、骨质疏松或者原有膝关节疾病的患者应避免爬楼梯，可选择大幅摆臂快走、做操、跳舞等。

动作要领：爬楼梯层数可以根据个人体力状况决定，运动至微喘、微微出汗即可休息片刻，待呼吸平稳后继续，重复3～4次，每天可进行两组。选择大幅摆臂快走、做操、跳舞等方式运动，每天可以进行半小时左右，运动强度以感觉到微喘、身体微微出汗、心率增快到120次左右即可。可以选择现在市面上常见的运动手环来检测运动时的心率。

101. 肺癌外科手术后有哪些注意事项?

（1）术后一周首先要练习咳痰

前面已经讲过，呼吸功能锻炼从术前就开始了，术后呼吸锻炼和咳痰应该继续进行，对于预防术后感染，防止术后肺复张不全非常重要。

术后尽量坐起，减少肺内分泌物蓄积。晨起、餐前、睡前练习咳嗽，每天可进行两次，每次20分钟左右，排出呼吸道内分泌物、促进肺复张。

咳出痰后，可以进行呼吸功能锻炼，可以选择腹式呼吸或者呼吸训练器，每天两次，每次10分钟左右，以感觉稍累而没有憋气、气短感觉为宜，进一步促进肺复张。

患者可能会担心剧烈咳嗽会使伤口裂开，加上伤口疼痛，可能对咳嗽比较抗拒，但实际上对此完全不用担心，咳嗽不仅不会使伤口裂开，还能帮助减少并发症，有利于早日康复。另外，医生也会酌情给予镇痛药缓解伤口疼痛。家人还可以请有经验的护士、护工或者自己学习刺激咽部或者拍背的方式帮助患者排痰。

（2）术后活动

手术后应该尽早下地活动，预防下肢静脉血栓的发生。

术后当天即可在床上活动双腿，可以试着练习勾脚、轻抬腿或者请家属帮忙揉捏小腿。

术后 1~2 天，经过医生允许，在生命体征平稳的前提下，可以逐渐下床活动，可以先试着在床边站立，如果没有明显的不适，就可以试着在病房内走动，如果没有问题，可以在病区楼道里散步。循序渐进，逐渐增大运动量，第一天可以活动 5~10 分钟，第二天可以在上午和下午各活动 10 分钟左右。注意：活动时必须有家属或者医护人员陪同，保证安全。

术后 3~4 天，引流管引流量逐渐减少，准备拔管出院时可以加强活动，如爬楼梯。

拔管后也应继续保持一定的活动量，促进身体吸收胸腔积液，活动方式以有氧运动为主，可以选择快走、爬楼梯、广场舞等方式。

（3）术后饮食

手术后患者家属可能会为患者精心准备滋补食谱，比如鸡汤、排骨汤等食物，认为这样可以补充营养、促进恢复。其实这种做法并不合适，虽然肺癌手术不损伤消化道，术后即可正常进食，但饮食上还是有一些讲究的。

术后一周内进食都应清淡，忌油腻。这是为了减少复发，尽可能清除所有可能转移病灶，在肺癌手术中常规会进行淋巴结清扫，一些细小的淋巴管受损后需待术后自行闭合，会外渗出少量淋巴液。而淋巴管是运输脂肪的重要通道，通过小肠吸收的脂肪主要经淋巴循环入血液，进食过于油腻的食物，如鸡汤、排骨汤甚至肥肉等会使淋巴液增多，不利于淋巴结创面的恢复，甚至导致大量乳白色的淋巴液外渗到胸腔内，出现乳糜性胸腔积液，引流管不能及早拔除，影响术后恢复，延长住院时间。因此为了术后顺利恢复，建议术后一周内以清淡饮食为主，待一周后淋巴管愈合完全，就可以酌情进食有滋补作用的营养品了。

另外，术后短期内卧床时间较长、活动量小，肠道蠕动少，应先以易消化的食物为主，可以先吃一些粥、面条等半流质的食物。能够下地活动、正常排气后可以逐渐增加食物种类和总量。

手术 1 个月后，饮食就不存在禁忌了，可以完全正常饮食。

102. 肺癌外科手术需要住院多久?

住院时间与术前检查所需时间和术后恢复情况有关。

术前检查时间一般与医院情况和患者自身健康状态相关。如果患者的基础病较多,存在增加手术风险的重要器官功能不全问题,那么可能手术前需要在相关科室治疗、调整后才能手术。

近年来,"快速康复外科"理念逐渐应用于肺癌手术领域,大大缩短了患者的住院时间,减少了住院费用,减轻了患者的痛苦和经济负担。所谓"快速康复外科",就是手术前后运用一些已被证实切实有效的优化措施来减少手术对患者的伤害,减少手术并发症,促进患者快速康复。"快速康复外科"需要多学科医护人员通力合作,还需要患者及家属的配合和支持,前面我们提过的呼吸功能锻炼、咳嗽练习及术后早期活动都是在这一理念下对患者及家属的要求。和传统手术外科措施相比,"快速康复外科"的优点是能够缩短胸腔积液引流管留置的时间,减少肺部感染、肺不张、切口感染等并发症发生。

肺癌手术后,医生会常规在胸壁上留置一到两根透明橡胶管,也就是我们所说的"胸腔引流管",用于引流术后胸腔内的渗血、渗液,以及从肺创面漏出的气体,还能观察胸腔内的情况,比如有活动性的出血时就可以及时观察到。胸腔引流管也是术后影响恢复的主要因素。正常情况下,术后引流量会逐渐减少,每天引流量小于 200 mL 时即可拔管。一般在拔除引流管后,没有严重的胸闷气促症状,复查胸片没有明显气胸或者胸腔积液,即达到了出院的标准。

应用"快速康复外科"措施,最常见的肺叶切除术一般 2～4 天就可达到拔管要求,一般不出现严重并发症,术后一周内即可出院。

楔形切除术一般病变范围小,手术创伤小,术后胸腔积液引流量小,拔管时间更早甚至不需要放置引流管,一般术后 1～3 天即可出院。但也存在特殊情况,比如支气管袖状切除术患者手术风险较高,术后需要严密观察,需要医生根据每个患者的具体情况决定出院时间。

另外,一些心肺功能差、患有严重心脑血管疾病的患者不适合使用"快速康复外科",住院时间也会适当延长。

对于患者来说,不必过于纠结住院时间,放松心态,听从医生的建议,配合医护人员做好术后的康复锻炼,减少术后并发症,才能尽快恢复,早日出院。

化 疗

肿瘤的发生可以简单理解为人体自身的细胞发生基因突变后不受控的生长和增生。而化学疗法，即我们所说的化疗，是指使用细胞毒药物进行治疗，阻断细胞的分裂和增生。相对于非小细胞肺癌，小细胞肺癌对化疗具有更高的敏感性，再加上小细胞肺癌发现时多已经失去手术机会，因此，化疗常作为小细胞肺癌的基本治疗方法。而对于非小细胞肺癌，由于其对化疗反应欠佳，多用于晚期和复发患者缓解症状及提高生活质量，对于患者的生存时间的改善尚待进一步提升和研究。此外，化疗多是一种伤敌一千自损八百的方式，对患者的肝肾功能等要求较高，且常引起不同程度的骨髓抑制。

103. 化疗常见不良反应有哪些?

前面已经讲过，化疗药物主要是通过阻断细胞分裂和增生来起作用，分裂增生越旺盛的细胞，越容易受到化疗药物的影响。除了快速增生的癌细胞外，人体还有一些正常细胞增生也较快，比如黏膜上皮细胞、血液细胞等，也容易受到化疗药物的伤害，从而引起胃肠道反应和骨髓抑制等不良反应。所以化疗需要在有经验的肿瘤专科医生指导下进行。

不过大部分化疗的不良反应都是可逆的，随着化疗的结束，身体可以逐渐恢复，而且不良反应的发生存在个体差异。因此，患者不必有太多的心理负担，配合好医生，才能取得最佳的治疗效果。

下面详细介绍肺癌化疗的常见不良反应。

（1）局部反应

包括药物外渗、局部红斑、疼痛、静脉炎等。

（2）过敏反应

常表现为皮疹、瘙痒等，有时严重的过敏反应可出现低血压甚至过敏性休克，可能会危及生命。

（3）脱发和皮肤反应

脱发是许多女性患者在意的化疗副作用。化疗药对毛囊中增生细胞的毒性会导致脱发，但毛囊中还存在对药物耐受性较强的慢增生细胞，因此停药后头发通常可以完全再生。脱发一般在用药两周后开始出现，其程度通常与药物剂量有关。

（4）胃肠道反应

恶心、呕吐为最常见的早期化疗毒性反应。恶心、呕吐的严重程度主要与化疗药的种类、剂量、用药途径相关。另外女性患者恶性呕吐反应相对较重，而老年患者呕吐较轻。剂量大于 50 mg/m^2 的顺铂属于常见的高致吐性化疗药物。严重的恶心、呕吐会导致患者进食不佳甚至脱水、电解质紊乱、营养不良。化疗药会损伤增生活跃的消化道黏膜，引起口腔黏膜炎、咽喉炎、食管炎等，胃肠黏膜损伤会导致腹泻、血便等。

（5）骨髓抑制

化疗会抑制造血细胞增殖，导致红细胞、血小板、白细胞三系减少，以白细胞减少尤其是中性粒细胞减少最为常见，往往也是化疗后最早出现的。血小板减少相对少见，红细胞减少罕见。中性粒细胞减少会导致患者抵抗力下降，发生感染的风险增加。粒细胞少于 0.5×10^9/L 且持续 5 天以上，发生严重细菌、霉菌或病毒感染的风险高达 90% 以上，严重时可危及生命。血小板减少会导致患者出血风险增加。血小板少于 50×10^9/L，尤其是少于 20×10^9/L 时，有发生脑出血、胃肠道及女性月经期大出血的危险。红细胞减少会导致血红蛋白减少，表现为贫血。

（6）肝损伤

化疗药可导致肝功能损伤，常表现为转氨酶和血清胆红素升高，一般停药后可以恢复。

（7）泌尿系统毒性

部分肺癌化疗药物可引起肾脏损伤，表现为血清肌酐升高、尿素氮升高、蛋白尿等，严重时可出现肾衰竭。顺铂是引起肾毒性的常见化疗药物。

（8）神经毒性

化疗药物可引起周围神经炎，表现为四肢麻木、腱反射消失、感觉异常、肌无力等。肺癌化疗用药中长春瑞滨、铂类、紫杉醇常出现神经毒性。

（9）心脏毒性

化疗药可引起心肌损伤，主要表现为心肌病（可导致充血性心力衰竭）、心律失常、心肌缺血、心肌梗死、心包炎等。一般来说，心律失常是可逆的，停药、对症处理后可以恢复。充血性心力衰竭有时不可逆，但早期发现、积极治疗也可缓解症状。蒽环类药物是最常引起心脏毒性的药物，常见药物包括阿霉素（多柔比星）、阿柔比星、柔红霉素等。

（10）致癌作用

由于化疗药与致癌物相似，可引起细胞遗传物质的损伤和突变，化疗后长期生存的患者，发生二次癌症的可能性会增加。但对于可能治愈的患者，化疗仍是值得的。

104. 如何防治化疗不良反应？

（1）局部反应

通常及时对症处理后可以缓解。使用中心静脉导管可以预防药物外渗。

（2）过敏反应

通常使用药物对症处理可以缓解皮疹、瘙痒。严重的过敏反应如低血压、过敏性休克等，可能需要抢救。

（3）脱发和皮肤反应

化疗时使用冰帽使局部血管痉挛可以减少药物到达毛囊，起到预防脱发的作用。

（4）恶心呕吐

医生通常会预防性地给予患者止吐药物，可以减少恶心呕吐的发生。

（5）黏膜炎（口腔炎、咽喉炎、食管炎、胃肠黏膜损害）

黏膜炎以对症治疗为主。患者可能因为恶心、疼痛等原因影响食欲、进食减少，饮食上可以采取少食多餐，注意少渣饮食，进食富含蛋白质、钾和热量的食物，注意及时补充水分，有助于机体的恢复。黏膜炎疼痛明显者给予镇痛药、吗啡镇痛贴减轻疼痛。经口进食明显减少者必要时可置入胃管给予肠内营养液或通过静脉补充营养。

（6）骨髓抑制

一些升高白细胞的药物如粒细胞刺激因子 G-CSF 能够刺激中性粒细胞的增生，减轻粒细胞减少的程度，缩短粒细胞减少的时间。GM-CSF 可以同时促进中性粒细胞和血小板的增生。白介素 – 11 也是临床上常用的升高血小板的药物。轻度贫血的患者可皮下注射促红细胞生成素、补充铁剂，出现严重贫血（如血红蛋白小于 70 g/L）的患者，医生根据具体情形可能会考虑给患者输血治疗。化疗期间应该定期查血常规，一旦出现白细胞减少、中性粒细胞减少、血小板减少等骨髓抑制表现，医生会根据减少的程度积极使用升白细胞、升高血小板的药物处理。患者化疗期间应该注意自身防护，注意戴口罩，避免去人群密集的地方以减少感染机会。

（7）肝损伤

存在严重肝功能异常的患者不宜进行化疗。化疗前存在轻微的肝功能异常者，可以在化疗的同时使用保肝药物。化疗导致的轻度肝功能异常者，可以使用保肝药物，同时严密监测肝功能，不必停止化疗。化疗导致的严重肝功能损伤者，需要立即停用化疗，积极进行处理。

（8）泌尿系统毒性

大量补液配合使用利尿药可以稀释尿液中的药物代谢产物，减少对泌尿系统的损伤。化疗期间注意多饮水。可在医生指导下预防性使用泌尿道保护剂。出现肾功能异常应及时减量或者停药。

（9）神经毒性

目前尚缺乏能非常有效地减轻神经毒性的药物，主要使用营养神经的药物包括维生素类、核苷酸类、钙剂等治疗。

（10）心脏毒性

化疗期间需定期进行心电图、心脏超声检查，严密监测心脏毒性。

105. 非小细胞肺癌常见的化疗方案有哪些?

化疗需根据肺癌组织学类型不同选用不同的化疗药物和不同的化疗方案（表5-2、表5-3）。

表5-2　常用的非小细胞肺癌一线化疗方案

方案	药物	用药时间	
NP	长春瑞滨	第1、第8天	
	顺铂	第1天	
TP	紫杉醇	第1天	21天为1个化疗周期，共4~6个周期
	顺铂/卡铂		
	顺铂	第1天	
	卡铂	第1天	
GP	吉西他滨	第1、第8天	
	顺铂/卡铂		
	顺铂	第1天	
	卡铂	第1天	

续表

方案	药物	用药时间	
DP	多西他赛	第1天	
	顺铂/卡铂		
	顺铂	第1天	
	卡铂	第1天	
AP	培美曲塞	第1天	21天为1个化疗周期，共4~6个周期
	顺铂/卡铂		
	顺铂	第1天	
	卡铂	第1天	
LP	紫杉醇酯质体	第1天	
	顺铂/卡铂		
	顺铂	第1天	
	卡铂	第1天	

表5-3 常用的非小细胞肺癌二线化疗方案

药物	用药时间	周期
多西他赛	第1天	21天为1个化疗周期
培美曲塞	第1天	21天为1个化疗周期

106. 认识常见的化疗用药？

（1）药名：Paclitaxel（PTX）

中文名称：紫杉醇（泰素、紫素、安泰素）

适应证：非小细胞肺癌一线治疗、卵巢癌、乳腺癌、头颈部肿瘤等。

不良反应：≥10%，中性粒细胞减少、血小板减少、贫血、骨髓衰竭、出血、感染、过敏反应、潮热、肌痛、关节痛、腹痛、腹泻、恶心、呕吐、黏膜炎、神经毒性、外周神经病变、视觉诱发电位异常、心电图异常、低血压、脱发。1%~10%，心动过缓、肝功能异常、天冬氨酸转氨酶升高、血碱性磷酸酶升高、皮肤异常、指甲异常、外渗、注射部位反应、局部水肿、疼痛、硬结、触痛、皮肤变色、寒战、损伤。

用法：静脉滴注。

注意事项：①紫杉醇的溶剂蓖麻油可以引起过敏反应，因此用药前应向医生告知有无药物过敏史。如果发生潮红、皮疹、皮肤反应、呼吸困难、低血压、心动过速等轻微的症状，可以不停止治疗。但如果是以需要救治的呼吸困难和低血压、血管神经性水肿和全身性荨麻疹为特征的严重过敏性反应，一旦发生需要立即停止紫杉醇的使用，并积极地进行对症治疗。②紫杉醇的另一个严重不良反应是骨髓抑制，因此用药前应该查明是否存在血液系统异常，如果有相关病史，应主动告知医生。如果用药期间要打疫苗，应先咨询医生的意见。骨髓抑制可能会增加严重感染的风险，因此应注意个人卫生，彻底洗手，注意自身防护，减少外伤。③紫杉醇内含有无水乙醇，可能会引起头晕，用药期间尽量减少驾驶、操作器械。④紫杉醇可能影响精子生成和对胎儿、婴儿有害，因此用药期间患者应该注意避孕，女性患者还应避免哺乳。⑤警惕不良反应，用药期间定期检查血常规、肝功能。

紫杉醇水溶性差，为增加其在水中的溶解性，使用蓖麻油作为溶剂，但是蓖麻油在人体内会引起过敏反应，还会包裹紫杉醇分子影响其发挥作用从而降低药效。为解决这一问题，科学家们研制出了两种新的剂型——紫杉醇酯质体和白蛋白结合型紫杉醇。紫杉醇酯质体是将药物包裹在脂质体微粒中组成类细胞结构，这种结构进入人体后可以激活人体内的自身免疫系统，药物更多地在肝、脾、肺、骨髓等组织内蓄积，可以减少药物治疗剂量，降低毒性。研究证实，紫杉醇酯质体与紫杉醇疗效相当，但增加了耐受性，而发生末梢神经炎的风险明显降低。我国国家药品管理局已批准紫杉醇酯质体联合铂类用于一线治疗晚期非小细胞肺癌。另一种剂型白蛋白结合型紫杉醇则是以白蛋白作为药物载体制成的全新剂型紫杉醇药物，可以增加肿瘤组织对药物的摄取，从而提高疗效。研究证明，当联合卡铂用于晚期肺鳞癌患者时，白蛋白结合型紫杉醇较紫杉醇效果更好，而对于老年非小细胞肺癌患者，白蛋白结合型紫杉醇较紫杉醇能够明显延长生存期。此外白蛋白结合型紫杉醇发生严重神经毒性、中性粒细胞减少、肌肉关节痛的风险更低，但发生血小板减少和贫血风险更高。

（2）药名：Vinorelbine

中文名称：长春瑞滨（诺维本、盖诺）

适应证：非小细胞肺癌、转移性乳腺癌。

不良反应：>10%，中性粒细胞减少、贫血、口腔炎、肝功能异常、恶心、呕吐、脱发、神经系统毒性、便秘、注射部位反应等。1%～10%，感染、血小板减少、腹泻、肌痛、关节痛、乏力、发热等。

用法：静脉滴注。

注意事项：①用药前告知医生药物过敏史和当前用药情况。②长春瑞滨可引起骨髓抑制，因此用药前应该查明是否存在血液系统异常，如果有相关病史，应主动告知医生。如果用药期间要打疫苗，应先咨询医生的意见。骨髓抑制可能会增加严重感染的风险，因此应注意个人卫生，彻底洗手，注意自身防护，减少外伤。③用药前应主动告知医生病史，患有肝病、手脚麻木、胃肠梗阻、心脏病者应该注意提前咨询医生。④不建议长春瑞滨与放疗联用，放疗后使用可能会出现严重皮肤反应，其表现与晒伤类似，如红肿、脱皮、起泡或者吞咽困难，如果出现应该注意防晒。⑤长春瑞滨可能会引起头晕，用药期间尽量减少驾驶、操作器械。⑥长春瑞滨可能影响精子生成和对胎儿、婴儿有害，因此用药期间患者应该注意避孕，女性患者还应避免哺乳。

（3）药名：Gemcitabine

中文名称：吉西他滨（健铎）

适应证：局部晚期或已转移的非小细胞肺癌、胰腺癌、乳腺癌。

不良反应：＞10%，肝功能异常、恶心、呕吐、呼吸困难、过敏性皮疹、白细胞减少症、血小板减少、贫血、呼吸困难、脱发、高血糖症、低镁血症、流感样症状、疲劳、发热、水肿、口腔炎和口腔溃疡、腹泻、便秘、感染、淋巴细胞减少症、神经毒性等。1%～10%，发热性中性粒细胞减少症、厌食症、头痛、失眠、嗜睡、咳嗽、鼻炎、瘙痒、出汗、背痛、肌痛等。

用法：静脉滴注。

注意事项：①用药前告知医生药物过敏史和当前用药情况。②吉西他滨可引起骨髓抑制，因此用药前应该查明是否存在血液系统异常，如果有相关病史，应主动告知医生。如果用药期间要打疫苗，应先咨询医生的意见。骨髓抑制可能会增加严重感染的风险，因此应注意个人卫生，彻底洗手，注意自身防护，减少外伤。③用药前应主动告知医生病史，患有肝病、肾病、心脏病者及接受过放疗者应该注意提前咨询医生。④吉西他滨可能会引起头晕，用药期间尽量减少驾驶、操作器械。⑤吉西他滨可能影响精子生成和对胎儿、婴儿有害，因此用药期间患者应该注意避孕，女性患者还应避免哺乳。

（4）药名：Pemetrexed（Alimta）

中文名称：培美曲塞（力比泰）

适应证：非小细胞肺癌、恶性胸膜间皮瘤。

不良反应：>10%，乏力、恶心、食欲减退、呕吐、白细胞减少、中性粒细胞减少、贫血、口腔炎/咽炎、血小板减少、便秘、腹泻。1%～10%，感染、发热、脱水、水肿、肝功能异常、肾功能异常、结膜炎、脱发、皮疹、消化不良、瘙痒、神经感觉障碍等。

用法：静脉滴注。

注意事项：①用药前告知医生药物过敏史和当前用药情况。②培美曲塞可引起骨髓抑制，因此用药前应该查明是否存在血液系统异常，如果有相关病史，应主动告知医生。如果用药期间要打疫苗，应先咨询医生的意见。骨髓抑制可能会增加严重感染的风险，因此应注意个人卫生，彻底洗手，注意自身防护，减少外伤。③用药前应主动告知医生病史，患有肝病、肾病、心脏病者及接受过放疗者应该注意提前咨询医生。④培美曲塞可能会引起头晕，用药期间尽量减少驾驶、操作器械。⑤培美曲塞可能影响精子生成和对胎儿、婴儿有害，因此用药期间患者应该注意避孕，女性患者还应避免哺乳。⑥用药前预服皮质类固醇药物可以降低皮肤反应发生风险及严重程度，可在用药前一天、给药当天和给药后一天口服地塞米松 4 mg，每天 2 次，也可使用其他相似药物。⑦使用培美曲赛治疗需补充叶酸和维生素 B_{12} 以降低血液学和胃肠道毒性反应。第一次培美曲塞治疗开始前 7 天至少服用 5 次/日剂量的叶酸，整个治疗周期一直服用，最后一次培美曲塞给药后 21 天停服。第一次培美曲赛给药前 7 天内需进行一次肌内注射维生素 B_{12}，以后每 3 个周期注射一次。

（5）药名：Docetaxel

中文名称：多西他赛

适应证：非小细胞肺癌、前列腺癌、乳腺癌。

不良反应：>10%，感染、中性粒细胞减少、贫血、血小板减少症、过敏反应、厌食、神经系统异常、口腔炎、腹泻、恶心、呕吐、脱发、皮肤反应、指甲改变、肌痛、体液潴留、虚弱、非感染性发热等。1%～10%，发热性中性粒细胞减少、心律失常、低血压、便秘、肝功能异常、注射部位反应、疼痛等。

用法：静脉滴注。

注意事项：①用药前告知医生药物过敏史和当前用药情况。②多西他赛可引起骨髓抑制，因此用药前应该查明是否存在血液系统异常，如果有相关病史，应主动告知医生。如果用药期间要打疫苗，应先咨询医生的意见。骨髓抑制可能会增加严重感染的风险，因此应注意个人卫生，彻底洗手，注意自身防护，减少外伤。③用药前应主动告知医生病史，患有肝病、胸腔积液、心脏病者（充血性心力衰竭）及免疫能力低下、血压异常者应该注意提前咨询医生。④多西他赛可能会引起头晕或困倦，用药期间尽量减少驾驶、操作器械。⑤多西他赛可能影响精子生成和对胎儿、婴儿有害，因此用药期间患者应该注意避孕，女性患者还应避免哺乳。

（6）药名：Etoposide

中文名称：依托泊苷

适应证：小细胞肺癌、恶性生殖细胞瘤、恶性淋巴瘤、白血病。

不良反应：骨髓抑制（白细胞减少、血小板减少）、胃肠道反应（食欲减退、恶心、呕吐、口腔炎、腹痛、腹泻等）、脱发、乏力、头晕、头痛、发热、指趾麻木。

用法：静脉滴注或口服。

注意事项：①用药前告知医生药物过敏史和当前用药情况。②依托泊苷可引起骨髓抑制，因此用药前应该查明是否存在血液系统异常，如果有相关病史，应主动告知医生。如果用药期间要打疫苗，应先咨询医生的意见。骨髓抑制可能会增加严重感染的风险，因此应注意个人卫生，彻底洗手，注意自身防护，减少外伤。③用药前应主动告知医生病史，尤其是患有心脏病、肝病、肾病、接受过放化疗者应该注意提前咨询医生。④葡萄柚、酸橘、柚子中的成分会影响本药的代谢，用药期间应该避免食用这些水果，也不要饮用含有这些水果成分的饮品。⑤摄入酒精可能会增加胃出血的风险，用药期间应该尽量少饮酒。⑥依托泊苷可能对胎儿、婴儿有害，因此用药期间及停药后 6 个月内的女性、停药后 4 个月内的男性患者应该注意避孕，女性患者用药期间还应避免哺乳。⑦警惕不良反应，应在医生指导下定期复查血常规、肝肾功、神经功能。

（7）药名：Irinotecan

中文名称：伊立替康

适应证：大肠癌。广泛期小细胞肺癌为超说明书适应证。

不良反应：＞10%，腹泻、恶心、呕吐、中性粒细胞减少、贫血等。1%~10%，便秘、血小板减少、肾功能异常、肝功能异常等。

用法：静脉滴注。

注意事项：①用药前告知医生药物过敏史和当前用药情况。②伊立替康可引起骨髓抑制，因此用药前应该查明是否存在血液系统异常，如果有相关病史，应主动告知医生。如果用药期间要打疫苗，应先咨询医生的意见。骨髓抑制可能会增加严重感染的风险，因此应注意个人卫生，彻底洗手，注意自身防护，减少外伤。③用药前应主动告知医生病史，尤其是患有肠梗阻、遗传性代谢障碍（如果糖不耐受）、糖尿病、肝病、肾病、肺病及接受过放疗者应该注意提前咨询医生。④伊立替康可能会引起头晕或者影响视力，饮酒会加重这些症状。用药期间应该尽量少饮酒，谨慎从事驾驶或者需要保持高度紧张的工作。体位变动（如从坐位或者卧位起立）时应该注意减慢动作以减少头晕。⑤伊立替康可能对胎儿、婴儿有害，因此用药期间患者应该注意避孕，女性患者用药期间还应避免哺乳。⑥警惕不良反应，应在医生指导下定期复查血常规、肝肾功能、神经功能。

（8）药名：Topotecan

中文名称：拓扑替康

适应证：小细胞肺癌、卵巢癌。

不良反应：白细胞减少、血小板减少、贫血、恶心、呕吐、腹泻、便秘、肠梗阻、腹痛、口腔炎、厌食、脱发、头痛、关节痛、肌痛、感觉异常、呼吸困难、肝功能异常、乏力、发热、过敏反应等。

用法：静脉滴注。

注意事项：①用药前告知医生药物过敏史和当前用药情况。②拓扑替康可引起骨髓抑制，因此用药前应该查明是否存在血液系统异常，如果有相关病史，应主动告知医生。如果用药期间要打疫苗，应先咨询医生的意见。骨髓抑制可能会增加严重感染的风险，因此应注意个人卫生，彻底洗手，注意自身防护，减少外伤。③用药前应主动告知医生病史，尤其是患有肝病、肾脏疾病者应该注意提前咨询医生。④拓扑替康可能会引起疲劳，饮酒会加重这一症状。用药期间应该尽量少饮酒，谨慎从事驾驶或者需要保持高度紧张的工作。⑤拓扑替康可能对胎儿、婴儿有害，因此用药期间患者应该注意避孕，女性患者用药期间还应避免哺乳。⑥警惕不良反应，应在医生指导下定期复查血常规、肝肾功能、神经功能。

（9）药名：Cisplatin

中文名称：顺铂

适应证：非小细胞肺癌、小细胞肺癌、睾丸癌、卵巢癌、宫颈癌、子宫内膜癌、前列腺癌、膀胱癌、黑色素瘤、肉瘤、头颈部肿瘤、各种鳞状上皮癌和恶性淋巴瘤。

不良反应：血液学毒性（粒细胞减少、血小板减少、贫血）、胃肠道反应（恶心、呕吐、腹泻）、肾脏毒性、神经毒性（外周神经毒性、听力下降、中枢神经毒性）、过敏反应（如心率加快、血压降低、呼吸困难、面部水肿、变态性发热反应）。

用法：静脉滴注。

注意事项：①用药前告知医生药物过敏史和当前用药情况，对铂类化疗物有过敏史者禁用。②顺铂可能对胎儿有致畸作用，孕妇禁用。目前尚不知顺铂是否通过乳汁排泄，为避免损伤婴儿，用药期间不宜哺乳。③顺铂有肾脏毒性，肾功能不良是禁忌证。④顺铂与铝可起反应，患者的餐具应注意不要使用铝制品。⑤警惕不良反应，应在医生指导下定期复查血常规、肝肾功能、神经功能。

（10）药名：Carboplatin

中文名称：卡铂

适应证：小细胞肺癌、非小细胞肺癌、卵巢癌、头颈部鳞癌、食管癌、精原细胞瘤、膀胱癌、间皮瘤。

不良反应：血液学毒性（粒细胞减少、血小板减少、贫血）、胃肠道反应（恶心、呕吐、腹泻）、肝肾毒性、神经毒性（外周神经毒性、听力下降、中枢神经毒性），以及过敏反应（如皮疹、瘙痒、支气管痉挛、低血压），其中血液学毒性、肝毒性较顺铂发生率高，胃肠道反应、肾毒性、神经毒性较顺铂发生率低。

用法：静脉滴注。

注意事项：①用药前告知医生药物过敏史和当前用药情况，对铂类化疗物有过敏史者禁用。②卡铂可能对胎儿有致畸作用，孕妇禁用。目前尚不知顺铂是否通过乳汁排泄，为避免损伤婴儿，用药期间不宜哺乳。一般禁用于儿童患者。③卡铂禁用于严重肾功能不全及严重骨髓抑制患者。④卡铂与铝可起反应，患者的餐具应注意不要使用铝制品。⑤警惕不良反应，应在医生指导下定期复查血常规、肝肾功能、神经功能。

107. 肺癌用药不良反应分级是如何划分的?

目前临床上常用美国卫生及公共卫生服务部发布的常见不良反应事件评价标准,将不良反应事件按严重程度分为5级,患者可以参照此标准,记录自己的不良反应及程度,及时向医生反馈,便于医生分级,评估是否需要采取措施治疗。下面说明分级标准,并举例说明常见不良反应的分级(表5-4、表5-5)。

表5-4 不良反应事件分级标准

分级	不良反应事件临床描述
1级	轻度。没有症状或者仅有轻微症状;只需要进行临床或诊断观察,不需要进行治疗
2级	中度。仅需要较小、局部或非侵入性的治疗;原本能够正常进行的日常生活活动例如做饭、打电话、购物等受到影响
3级	严重,或者临床上重要但不会立即危及生命;需要住院或者会因为不良反应延长住院时间;造成残疾;日常自理能力如洗澡、穿衣、吃饭、洗漱、服药等受到影响,卧床不起
4级	危及生命。需要立刻治疗
5级	与不良反应事件相关的死亡。这一级别对有些不良反应事件不适用,因此可能没有这一等级

表5-5 常见不良反应的分级

	1级	2级	3级	4级	5级
恶心	食欲降低,但没有引起饮食习惯改变	进食减少,没有明显的体重减低,但有脱水或者营养不良	进食不能满足能量和水分需求,需要鼻饲饮食、全胃肠外营养或者需住院		

	1 级	2 级	3 级	4 级	5 级
呕吐	一天内呕吐 1～2 次（两次间隔 5 分钟以上）	一天内呕吐 3～5 次（两次间隔 5 分钟以上）	一天内呕吐 6 次及以上（两次间隔 5 分钟以上）；需要鼻饲、全胃肠外营养或住院治疗	危及生命，需要立即治疗	死亡
口腔炎	没有症状或者症状轻，不需要进行治疗	中度疼痛或者出现口腔溃疡，不影响经口进食，但可能需要调整饮食	重度疼痛，经口进食受到影响	危及生命，需要立即治疗	死亡
便秘	偶尔或者简短地出现；偶尔需要使用粪便软化剂、轻泻药、调整饮食习惯或者灌肠	持续便秘，需要有规律地使用轻泻药或灌肠；购物、打电话、做饭等日常活动受到影响	顽固性便秘，需手工疏通；患者吃饭、穿衣、洗漱等自理能力受到影响	危及生命，需要立即治疗	死亡
腹泻	与平时相比，大便次数增加，但每天少于 4 次	与平时相比，大便次数增加，每天 4～6 次。购物、打电话、做饭等日常活动受到影响	与平时相比，大便次数增加，每天多于 7 次。吃饭、穿衣、洗漱等自理能力受到影响	危及生命，需要立即治疗	死亡
脱发	脱发少于一半，远距离看不出明显区别，近距离可看出。需要改变发型来修饰	脱发一半以上，脱发明显。需要使用假发修饰			

续表

	1级	2级	3级	4级	5级
四肢痛	轻度疼痛	中度疼痛，导致购物、打电话、做饭等日常活动受到影响	重度疼痛，吃饭、穿衣、洗漱等自理能力受到影响		
全身乏力	不舒服或者健康状况不佳	不舒服或者健康状况不佳，日常家务受到影响	不舒服或者健康状况不佳，影响吃饭、穿衣、洗漱等自理能力		
输液部位渗漏	有水肿，但是没有疼痛	皮肤出现红斑，伴有水肿、疼痛、硬结等相关症状	局部有溃疡形成或坏死，以及严重的组织损伤，需要手术治疗	危及生命，需要立即治疗	死亡

引自：美国卫生及公共卫生服务部常见不良反应事件评价标准（CTCAE）4.0、5.0

108. 化疗的饮食计划是什么？

化疗存在胃肠道不良反应，常会影响患者饮食，下面列出患者可能出现的常见问题并提供一些建议。

（1）食欲不振

1）少食多餐，进食高蛋白、高热量的食物，如肉、鱼、蛋、豆制品等，适当增加患者喜欢的食物。

2）可准备牛奶、奶酪等乳制品或者点心、蛋糕、巧克力以便患者随时食用。

3）经常变换烹饪花样，食物尽量色、香、味俱全以引起患者食欲，避免过甜、过于油腻。

4）用餐中如果感觉疲劳，可以休息片刻后继续进餐。

5）餐前可食用开胃的食物如酸梅汤、果汁、橘子、山楂等以增加患者食欲。

6）餐前适当运动可以增加食欲，可以选择散步。

7）舒适的用餐环境和愉悦的心情有利于患者进食。

8）家人可以以合适的方式鼓励患者进食，告知他良好的营养状态对于疾病治疗是十分重要的。

（2）恶心、呕吐

1）少食多餐，避免空腹超过 6 小时，也要避免胃肠道内积聚过多的食物。

2）如果是静脉注射化疗药，化疗前后 1～2 小时内不要进食，因为药物注射过程中会出现呕吐反应，空腹可以减轻这一反应。如果是口服化疗药，则应餐后服药，减少口服化疗药对胃肠道的刺激。

3）饮食以温润补气的食物为主，避免油腻、过甜，避免食用气味过大的食物。吃饭时每个菜都分开盛装，避免串味。

4）吃饭时不要大量饮水或者喝太多汤，以免饱胀后恶心。

5）减少进厨房等有油烟味的地方或者其他有异味的地方。

6）柠檬和姜能够舒缓恶心、呕吐症状，可口含生姜片或者服用姜汁、姜茶、姜糖等止吐，饭前可先喝杯柠檬水。

7）饭后可适当在房间内散步以帮助消化，不要立刻躺下。

8）呕吐严重者应该咨询医生给予止吐药，警惕严重呕吐导致的脱水及电解质紊乱。

（3）口腔溃疡

1）以流质、半流质、软食为主，比如小米油、鱼汤、牛奶、鸡蛋羹等，减少患者疼痛。

2）避免过热、过酸的食物，以免刺激伤口，尽量减少食用辛辣等刺激性食物。

3）餐后及时漱口、刷牙。

（4）腹泻

1）进食米饭、面包等温和的主食有助于粪便成形，缓解腹泻。

2）以清淡饮食为主，避免过于油腻、过冷和纤维量过多的食物，避免摄入牛奶、酸奶等乳制品。

3）及时补充水分，可少量多次饮用加白糖的淡盐水。

4）严重腹泻可能出现水、电解质、酸碱平衡紊乱，仅靠饮食不能平衡，应该咨询医生的意见，进行静脉补液。

（5）便秘

1）饮食以易于消化且富有营养的食物为主，多进食富含纤维、脂肪的食物，如全麦面包、干果等。

2）可适量食用地瓜粥及菠菜、萝卜、蒜苗等润肠通便的蔬菜，帮助患者缓解便秘。

3）餐后可适当食用香蕉、苹果等水果。

4）多饮水。每天早上起床后可以饮一杯淡盐水以清洁、润滑肠胃。

5）餐后尽量不要平躺或半躺，如果患者身体状况许可，餐后半小时左右适量运动，可以选择散步、慢跑等方式。

6）便秘严重者应该咨询医生，在其指导下使用粪便软化剂、轻泻药或者灌肠等治疗。

（6）白细胞下降

1）增加饮食中高蛋白食物的摄入，如肉、蛋、奶类，有助于增强机体免疫力。

2）菌类、洋葱、大蒜、木耳、银耳等蔬菜在一定程度上有提升免疫力的功效，可以在饮食中适当添加。

3）白细胞下降的患者抵抗力下降，不宜生食。水果需要选取新鲜的，清洗干净并去皮后再吃。不要饮用生水，矿泉水也要煮沸后再饮用。尽量不要吃剩饭剩菜。

（7）贫血

1）动物性食物中的铁吸收率高，多进食富含铁的动物肝脏（猪肝、鸡肝）、动物血制品（鸭血、猪血等）、红肉类（牛肉、猪肉、羊肉）有利于改善贫血。

2）可以多选择含铁丰富的果蔬如黑木耳、大豆、蘑菇、枣、芹菜、核桃、菠菜、小白菜、小油菜等。

3）富含维生素 C 的瓜果可以促进铁的吸收，比如猕猴桃、橙子、柠檬、西红柿、黄瓜等，可以适当多进食。

4）茶和咖啡中的单宁酸成分会影响维生素 C 的吸收，贫血患者应该避免饮茶和咖啡，可用富含维生素的果汁替代。

靶向药物治疗

靶向药物治疗是近些年来新出现的治疗方法，以肿瘤组织的变异基因及相关的细胞信号通路的关键分子为靶点，特异性阻断靶点的生物学功能

（如阻断无限增殖的信号转导通路进而阻滞无限增殖过程），从分子水平实现阻断肿瘤的恶性生物学行为，进而抑制肿瘤的生长甚至使之消退。

与毒副作用很大的化疗相比，肺癌的分子靶向药物疗法最显著的优势就是其能够瞄准肿瘤细胞上特有的靶点，准确打击肿瘤而又不伤害正常的细胞。因此，分子治疗后患者的毒副反应较小，不会出现脱发、骨髓抑制等症状，提高了患者的生活质量。目前，靶向药物治疗多适用于腺癌患者。由于靶向药物具有较强的特异性，因此并非对所有患者均有效，重要的是选出特异性的标靶人群。

109. 靶向治疗适应证有哪些？

（1）驱动基因阳性的晚期非小细胞肺癌

靶向治疗主要针对的是驱动基因突变阳性的局部晚期（Ⅲ期）或转移性（Ⅳ期）非小细胞肺癌患者。

以往采用化疗的晚期患者中位总生存期不超过 1 年，只有约 12% 患者生存期超过 2 年，而采用靶向治疗可以明显延缓疾病进展，中位生存期可延长至 2~3 年，当然这只是中位生存期，实际上接受靶向治疗的患者生存期超过 5 年者大有人在。靶向治疗相对化疗副作用小，患者生活质量也得到了明显提高。

（2）驱动基因阳性的非小细胞肺癌的术后辅助治疗

靶向药作为一种新兴的治疗手段，已经在不可手术的驱动基因阳性的非小细胞肺癌的治疗中取得了切实疗效，那么靶向药物是否也可以取代化疗作为术后辅助治疗的手段呢？

这一问题一直是近些年研究者探索的方向，但是既往在这一方面的多项研究都未明显获益。近年来两项 EGFR-TKI 药物对比化疗作为 *EGFR* 基因阳性患者术后辅助治疗的研究获得了可喜的结果。一项是 2014 年发表在国外知名医学杂志 *Lancet* 上的Ⅲ期随机对照临床试验，纳入了 222 例患者，比较靶向药吉非替尼和长春瑞滨＋顺铂的化疗方案对于完全切除的 *EGFR* 基因阳性的病理Ⅱ~ⅢA 期（N_{1-2}）的非小细胞肺癌患者的疗效，首次证实使用靶向药物和化疗相比显著延长了无病生存期（Disease-free survival，DFS），并且毒性更小。另一项名为 EVAN 研究的Ⅱ期临床研究探讨了靶向药厄洛替尼对比化疗在ⅢA 期驱动基因阳性患者术后的疗效，同样显示其显著延长了患者的无病生存期。

　　基于这两项研究，我国 CSCO 指南（2019 版）推荐，ⅢA 期 N_2 患者，如果是直接手术并且手术后进行分子病理检测为 *EGFR* 基因突变阳性，术后 EGFR-TKI 靶向治疗也是一种可选的辅助治疗手段。不过目前靶向药对肺癌患者术后远期生存影响的研究尚不成熟。对 EGFR-TKI 类药物的术后最佳维持用药时间也尚无定论，现多采用维持用药 2 年。

　　需要注意的是，靶向治疗并非适用于所有肺癌患者，只有驱动基因阳性的患者才能够考虑，也并非所有患者都需要考虑靶向治疗，比如Ⅰ～Ⅲ期非小细胞肺癌患者如果存在手术机会应该首先考虑手术，因为手术可能使患者得到根治，而靶向治疗仅应该作为辅助治疗考虑。

110. 简要介绍靶向治疗靶点和治疗对策

（1）表皮生长因子受体基因突变

　　目前我们研究最多的是表皮生长因子受体（epidermal growth factor receptor，EGFR）驱动基因，这种基因突变在东方肺腺癌患者中发生率可达 50% 左右，是占比最高的基因突变。如发现突变，可使用酪氨酸激酶抑制剂即 EGFR-TKI 类药物治疗（表 5-6）。

表 5-6　酪氨酸激酶抑制剂

酪氨酸激酶抑制剂	商品名	药物代别
吉非替尼	易瑞沙	一代 EGFR-TKI
厄洛替尼	特罗凯	
埃克替尼（我国自主研发）	凯美纳	
达克替尼	多泽润	二代 EGFR-TKI
阿法替尼	吉泰瑞	
奥希替尼	泰瑞沙	三代 EGFR-TKI

　　1）最早研发的一代 EGFR-TKI 类药物对 *EGFR* 敏感突变的患者有确切疗效，相比传统化疗可明显改善患者生存期，至今仍是许多晚期非小细胞肺癌患者一线治疗的选择。

　　2）继而到来的二代药物则和一代药物在机制上有所差别。一代药物和靶点的结合是可逆的，结合一段时间还会分开，相当于间断抑制肿瘤细胞生长，而二代 EGFR-TKI 与肿瘤细胞上的靶点是不可逆结合，持续抑制肿瘤生长，理论上较一代药物有更好的疗效。

阿法替尼能显著延长罕见的 *EGFR* 突变类型的生存期，适用于携带罕见突变的晚期患者，也就是说相比一代 EGFR-TKI，阿法替尼的作用靶点更为广泛。

达克替尼在一、二代 TKI 药物的临床试验中延长患者无进展生存期结果最好，中位 PFS 达 14.7 个月，但缺点是安全性相比一代药物更差，发生严重不良反应的风险增加。达克替尼于 2019 年在我国获批上市，用于 *EGFR* 突变的局部晚期（Ⅲ期）或转移性（Ⅳ期）NSCLC 一线治疗。

3）第三代 EGFR-TKI 奥希替尼同样属于不可逆抑制剂，对于 *T790M* 突变导致的耐药有效，适用于一代和二代药物耐药后的治疗。最新研究显示，奥希替尼用于 *EGFR* 突变阳性的非小细胞肺癌患者的一线治疗，相比一代药物可以显著延长无进展生存期，降低 54% 的疾病进展风险，并且严重不良反应发生率也较少，最新公布的数据更是显示其中位总生存期达 38.6 个月，相比一代药物的 31.8 个月多了 6.8 个月。

目前美国 NCCN 指南已将奥希替尼作为 *EGFR* 突变的局部晚期（Ⅲ期）或转移性（Ⅳ期）NSCLC 一线治疗的首选推荐。另外奥希替尼对脑转移患者疗效较好。2019 年奥希替尼在我国获得了一线治疗的适应证，但目前相比一代、二代药物，奥希替尼价格还较为昂贵，可能是限制患者使用的原因之一。

（2）*ALK* 融合基因

另一个重要的基因突变是 *ALK* 融合基因，这种基因突变发生率较低，在非小细胞肺癌中约有 4% 的患者携带此突变。*ALK* 融合阳性的局部晚期或者转移性非小细胞肺癌患者适用于 ALK-TKI 药物治疗。

1）目前在 *ALK* 融合阳性的局部晚期或者转移性非小细胞肺癌患者的一线治疗中以阿来替尼效果最佳，无进展生存期达 34.8 个月，能够显著降低疾病进展风险和脑转移风险，是首选药物。

2）一线治疗可以选择的其他药物包括克唑替尼、布加替尼、塞瑞替尼。

（3）其他基因突变

其他的驱动基因突变如 *ROS1*、*BRAFV600E*、*NTRK* 等也有相应的靶向药物进行治疗，但其发生率都较低。

111. 靶向治疗的耐药性和治疗对策是什么？

靶向治疗为无数非小细胞肺癌患者尤其是肺腺癌患者带来了福音，但是也存在短板，那就是容易发生耐药，耐药的主要原因是发生了新的突变，需要根据不同的新突变选择不同的药物治疗。另外，患者发生耐药的早晚不同也会影响下一步的治疗决策，因此靶向治疗发生耐药后，医生还要评估患者的疾病进展情况。

（1）根据进展程度，患者出现耐药的表现一般可以分为以下三种情况。①局部进展：患者疾病控制 3 个月后出现单个部位的肿瘤进展，但是没有症状或者症状没有加重。如果是局部进展，可以继续使用原来的药物，再加上对局部病灶的治疗如放疗，仍然可延缓疾病的进展。美国的研究证明这种方法能显著延长患者生存期。②缓慢进展：患者疾病控制至少半年后出现多个部位的肿瘤进展，但没有症状或者症状没有加重。③快速进展：患者疾病控制 3 个月后即出现了多个部位的肿瘤进展，出现了新发的症状或者原有症状加重。

这里的症状指的是咳嗽、咯血、发热、胸痛、呼吸困难等和肺癌有关的症状，以及其他和转移灶有关的症状。

（2）EGFR-TKI 耐药

EGFR-TKI 耐药的原因包括 $T790M$ 突变、$EGFR$ 扩增、MET 扩增、$HER2$ 扩增、$PIK3CA$ 突变、$BRAF$ 突变及小细胞肺癌转移等。

1）EGFR-TKI 耐药患者有一半左右都是发生了 $T790M$ 突变。$EGFR$ 突变阳性患者一线治疗使用一代和二代 EGFR-TKI 出现耐药后，如果肿瘤进展不限于局部，推荐患者进行 $T790M$ 突变检测，因为应对 $T790M$ 突变，存在"特效药"三代 EGFR-TKI 奥希替尼，它对一代 EGFR-TKI 耐药且有 $T790M$ 突变的患者的有效率可达 60% 以上，可以阻止疾病进展，显著延长患者无进展生存期，为患者进一步争取生存时间。对 $T790M$ 阴性的快速进展患者，推荐进行化疗。

2）目前三代 EGFR-TKI 奥希替尼已被批准用于 $EGFR$ 突变阳性患者的一线治疗，并被美国 NCCN 推荐为首选方案，但奥希替尼也存在耐药的问题，使用奥希替尼出现缓慢进展或者快速进展后，使用一代药物治疗仍可能有一定获益，也可以选择换为化疗。

3）另外，针对其他 $EGFR$ 耐药原因如 $BRAF$、$HER2$、MET 等多个靶点都有相应的临床试验在进行中，有待进一步研究证实疗效。

（3）ALK-TKI 耐药

ALK-TKI 同样存在耐药的问题。①*ALK* 阳性患者一线治疗后缓慢进展或者多发进展的患者，如果一线治疗选用的是一代 ALK-TKI 克唑替尼，可换用二代 ALK-TKI 阿来替尼或者塞瑞替尼治疗。②如果二线治疗后再次出现进展或者原本一线治疗就选用了二代药物，可换用化疗。

112. 常见靶向治疗用药有哪些？

（1）药名：Gefitinib（Iressa）

中文名称：吉非替尼（易瑞沙）

适应证：表皮生长因子受体基因敏感突变的局部晚期或转移性非小细胞肺癌患者。

不良反应：胃肠道反应、肝功能异常、皮肤反应、厌食、虚弱等。

用法：口服，空腹或与食物同服，直至疾病进展或患者无法耐受。

注意事项：确定具有 *EGFR* 基因敏感突变的患者推荐本品治疗。

（2）药名：Erlotinib（Tarceva）

中文名称：厄洛替尼（特罗凯）

适应证：表皮生长因子受体基因具有敏感突变的局部晚期或转移性非小细胞肺癌患者，包括一线治疗、维持治疗，或既往接受过至少一次化疗进展后的二线及以上治疗。

不良反应：皮疹、腹泻等。

用法：口服，进食前 1 小时或进食后 2 小时服用，直至疾病进展或患者无法耐受。

注意事项：本品须在有此类药物使用经验的医生指导下使用。

（3）药名：Icotinib（Conmana）

中文名称：埃克替尼（凯美纳）

适应证：表皮生长因子受体基因具有敏感突变的局部晚期或转移性非小细胞肺癌患者的一线治疗。

不良反应：皮疹、腹泻、肝功能异常等。

用法：口服，空腹或与食物同服。

注意事项：①警惕间质性肺病发生，注意干咳、憋气等症状，定期行胸部影像学检查。②定期检查肝功能。③如以下情况加重，应即刻就医：新的急性发作或进行性加重的呼吸困难、咳嗽；严重或持续的腹泻、恶心、呕吐或厌食。④对驾驶及操纵机器能力的影响：在本品治疗期间，可出现乏力的症状，出现这些症状的患者谨慎从事驾驶或操纵机器等工作。

（4）药名：Dacomitinib（Vizimpro）

中文名称：达克替尼（多泽润）

适应证：具有表皮生长因子受体 19 号外显子缺失突变或 21 号外显子 *L858R* 置换突变导致的局部晚期或转移性非小细胞肺癌的一线治疗。

不良反应：间质性肺病、腹泻、皮肤不良反应等。

用法：口服，空腹或与食物同服，直至疾病进展或患者无法耐受。

注意事项：①警惕不良反应。②女性患者服药期间至最后一次服药 17 天内建议避孕，也不宜哺乳。

（5）药名：Osimentinib（Tagrisso）

中文名称：奥希替尼（泰瑞莎）

适应证：具有表皮生长因子受体基因敏感突变的局部晚期或转移性非小细胞肺癌，既往未接受过 EGFR 酪氨酸激酶抑制剂治疗。既往经表皮生长因子受体酪氨酸激酶抑制剂治疗时或治疗后出现疾病进展，并且经检测确认存在 EGFR *T790M* 突变阳性的局部晚期或转移性非小细胞性肺癌患者的治疗。

不良反应：腹泻、皮疹、皮肤干燥、指（趾）甲毒性等。

用法：口服。

注意事项：警惕间质性肺炎、QT 间期延长、心肌收缩力改变等不良反应。

（6）药名：Crizotinib（Xalkori）

中文名称：克唑替尼（赛可瑞）

适应证：间变性淋巴瘤激酶阳性的局部晚期或转移性非小细胞肺癌，*ROS1* 阳性的晚期非小细胞肺癌。

不良反应：视觉异常、恶心、腹泻、呕吐、水肿、便秘、转氨酶升高、疲乏、食欲减退、上呼吸道感染、头晕和神经病变等。

用法：口服，直至疾病进展或患者无法耐受。

注意事项：①对患者是否为 *ALK* 阳性或 *ROS1* 阳性进行评估时，必须选择经充分验证且可靠的方法。②警惕肝毒性、间质性肺病（非感染性肺炎）、QT 间期延长、心动过缓、严重视力丧失、胚胎毒性、心力衰竭、中性粒细胞减少症和白细胞减少症、胃肠道穿孔、肾功能影响等严重不良反应。

113. 靶向药物有哪些不良反应？如何防治和护理？

靶向药物相比化疗的不良反应发生要少和轻微，但也具有一些特有的不良反应。

（1）腹泻

研究报道，使用 EGFR-TKI 后腹泻的发生率在 9.5% ~ 95.2%，严重的腹泻会使患者出现脱水甚至烦躁、嗜睡、发热等中毒表现。

防治措施：①少食多餐，低脂、低纤维饮食，避免食用油腻、辛辣的食物，不要饮用牛奶、酸奶等乳制品。②治疗期间注意忌酒，避免饮用咖啡、葡萄汁、橘子汁等饮品。③靶向治疗期间不要擅自使用通便的药物，如果确实需要，应该在获得医生许可后使用。一旦发生腹泻，要立刻停用通便药物。④腹泻发生后，及时咨询主管医生，医生会给予药物止泻、调节肠道菌群，严重腹泻还需住院治疗。⑤注意观察患者情况，每天饮用 1000 mL 左右淡盐水补充水和电解质，避免出现脱水、电解质紊乱。⑥可用温水轻轻清洗肛周或者温水坐浴，加强对肛门的护理，避免腹泻次数过多导致肛门刺激疼痛。⑦中医中药对防治腹泻显示出良好的效果，还能同时调理肠胃，增加食欲，但是一定要去正规医院的中医科治疗。

（2）肝功能损伤

研究报道 EGFR-TKI 引起的药物性肝损伤发生率在 5% ~ 55.3%。靶向药物引起的肝损伤没有特异的临床表现，患者可以出现食欲减退、厌油腻、乏力、上腹部不适等表现，还可能出现发热、皮疹、关节酸痛等过敏表现，也可能完全没有症状。

防治措施：①如果原有病毒性肝炎等肝病病史，应主动告知医生，慎用靶向药物。②靶向治疗期间定期检测肝功能。③轻度的肝功能异常可以减量使用靶向药物，严重的肝功能异常应该立即停药。目前对停药后是否可以换用同类别的其他药物尚存争议。

（3）皮疹

表皮生长因子受体在皮肤及其附属器官内也存在，因此针对 EGFR 突变的靶向药物常会引起皮肤相关的不良反应，其中以皮疹和口腔炎最为常见。研究报道皮疹发生率在 15.5% ~ 89.1%，好发于靶向治疗开始后 1 ~ 2 周，常发生于皮脂腺丰富的部位如面、胸、上背部，皮疹发生部位往往皮肤干燥并伴有瘙痒，影响患者的睡眠和日常生活。阳光暴晒和皮肤保湿不充分会加重皮肤不良反应。

防治措施：①注意防晒，使用 SPF（防晒指数）≥30 的防晒霜。②每日温水洗浴后涂抹不含酒精的保湿乳霜，保持皮肤的清洁和滋润。③穿着宽松、透气的鞋子，每天用温水洗脚后涂抹润肤产品，预防足部皮疹的发生。④对于已经发生的皮疹，要按时清洁，保持皮肤干燥卫生，减少感染。有瘙痒情况的要避免抓挠，可以涂抹薄酚甘油洗剂或苯海拉明软膏。⑤1 级和 2 级皮疹一般不需要调整靶向药物用量，遵照医嘱使用药物治疗皮疹，可以局部使用皮炎平、氢化可的松软膏、红霉素软膏等。3 级以上皮疹需要暂停甚至停用靶向药。

（4）甲沟炎

常发生于靶向治疗后 4～8 周，可表现为甲根红肿、疼痛，继而出现两侧甲沟的发炎、溃疡、化脓和指甲内嵌，影响患者活动。据统计在接受 EGFR-TKI 治疗的患者中有 4%～56.8% 会发生甲沟炎。

防治措施：①保持手、足清洁干燥，经常涂抹润肤产品。②尽量避免皮肤受刺激，不要用肥皂水或其他碱性清洗液浸泡手足，洗碗、洗衣时注意戴手套。③避免指甲受伤。修剪指甲时注意不要过短，以免甲床外露容易受伤。④不要随意拔倒刺，如有倒刺应该用指甲剪剪断。⑤治疗期间注意选择宽松、舒适的鞋子，穿鞋前要擦干足部。

（5）口腔黏膜炎

口腔黏膜炎常出现于靶向治疗开始后 13～19 天。不同的 EGFR-TKI 类药物导致口腔黏膜炎的发生率不同，以二代药物阿法替尼发生率最高，为 51.9%～72.1%，其他依次为奥希替尼、吉非替尼、厄洛替尼，发生率分别为 15%～29%、17%～23.9%、8%～13%。口腔卫生差、吸烟饮酒，喜食热、酸、辛辣食物及佩戴假牙、吸氧、脱水、营养不良等是口腔黏膜炎发生的危险因素。

防治措施：①注意口腔清洁，早晚刷牙，餐后漱口。②每天查看口腔，定期进行口腔保健，发现龋齿、牙周炎等感染灶尽早处理。③戒烟忌酒，少渣饮食，尽量不食用热、酸、辛辣的食物。④多饮水，避免口腔干燥。⑤一旦发生口腔黏膜炎，遵医嘱使用外用及口服药物。餐后立刻刷牙，选择小头软毛牙刷和刺激性小的含氟牙膏，每月更换牙刷，使用医生建议的漱口水漱口。⑥疼痛严重影响进食的患者需要进流食或者半流食，可以咨询营养师，制定个性化食谱，流食可选择小米油、无乳糖奶粉、去渣后的清鸡汤、过滤后的豆浆、果汁、牛奶等，半流食可选鸡蛋羹、软烂的面条以及小米粥糊等。⑦疼痛明显的患者在医生指导下使用利多卡因漱口水等漱口及镇痛药物减轻疼痛。⑧合并感染的患者需要加用抗感染治疗。⑨病情严重的患者可能需要暂停或者停用靶向治疗药物。

（6）间质性肺炎

EGFR-TKI 相关间质性肺疾病发生率为 0 ~ 5.3%，是一种不常见但严重的不良反应，可急性起病并在短期内进展迅速危及生命，也可慢性隐匿起病，逐渐发展。临床表现主要为干咳、活动后呼吸困难、低热，最终可导致发展为不可逆的肺纤维化，肺组织失去弹性，导致呼吸衰竭、肺源性心脏病。EGFR-TKI 相关间质性肺疾病发生的危险因素包括男性、年龄 55 岁以上、有吸烟史、近期有放化疗史、体力状态较差、半年以内确诊癌症，以及有间质性肺病等肺部基础疾病史、肺功能较差、合并心血管疾病等。

防治措施：①治疗前向医生仔细汇报病史，存在危险因素尤其是有间质性肺纤维化的患者谨慎选用 EGFR-TKI 药物。②胸部放疗也有导致发生间质性肺炎的风险，应该在有经验的医生指导下与靶向治疗同时进行。③出现新发的咳嗽、呼吸困难等呼吸道症状和发热时及时就诊，进行胸部 CT 检查。④一旦发生间质性肺炎，需要立即停用靶向药物。⑤对间质性肺炎主要是使用糖皮质激素治疗，合并感染时还会给予抗感染治疗。呼吸困难导致低氧的患者还需氧疗来缓解症状。

免疫治疗

近年来免疫治疗发展迅速，其中免疫检查点抑制剂（immune checkpoint inhibitors，ICIs）备受瞩目。免疫治疗是一种全新的抗肿瘤疗法，其兴起于 20 世纪 90 年代末，近几年在包括肺癌在内的多种肿瘤治疗领域取得了突破性进展。2013 年免疫疗法被 *Science* 杂志评为年度十大科学突破之首，发现免疫疗法的 James P. Alison 和 Tasuku Honjo 更是荣获 2018 年诺贝尔生理学或医学奖，免疫疗法一时成为医学界津津乐道的成就。

近几年以 PD-1/PD-L1 为代表的免疫治疗在肺癌治疗领域捷报频传，美国食品药品监督管理局（Food and Drug Administration，FDA）与中国国家药品监督管理局（National Medical Products Administration，NMPA）相继批准

ICIs 用于肺癌治疗，无数晚期肺癌患者看到了新的希望。那么免疫治疗究竟有何"神奇之处"呢？

114. 什么是 PD-1/PD-L1 免疫疗法？

肿瘤免疫治疗是利用宿主的天然防卫机制，给予某些免疫调节剂、抗体或者经过刺激调整后的免疫细胞，以取得更强的抗肿瘤效用。根据机制，免疫治疗可以分为主动性免疫治疗（包括肿瘤疫苗、免疫基因等）、过继性免疫治疗（细胞、抗体）、非特异性免疫调节剂。

PD-1/PD-L1 免疫疗法是当前备受瞩目的新一类抗癌免疫疗法，其出发点是抑制肿瘤细胞的免疫逃逸，恢复机体对肿瘤细胞的杀伤能力，从而实现利用人体自身的免疫系统抵御癌症，属于免疫检查点抑制剂治疗的范畴。

（1）肿瘤细胞的免疫逃逸

近年来肿瘤细胞与肿瘤微环境的关系受到越来越多的关注，尤其是肿瘤细胞躲避免疫监视即免疫逃逸的分子机制。

在正常的生理情况下，机体的免疫系统具有识别"自己"和"异己"的能力。在肿瘤产生之初，也就是当少量的细胞发生突变成为肿瘤细胞时，它们就成了"异己"，这些"异己"细胞会表达一些不同于正常细胞的抗原，能够被人体中重要的免疫细胞——T 细胞所识别，进一步被免疫系统清除，这就是机体的免疫监视功能，也是正常情况下人们不会患癌症的原因。

然而，在肿瘤与机体长期抗争过程中，肿瘤细胞可能"学得变聪明"，它开始学会逃避免疫监视，得以大量增生从而导致肿瘤发生，这就是肿瘤细胞的免疫逃逸。免疫逃逸有三种机制，其中一种被称为"免疫原性丧失"：肿瘤细胞仍然表达能够被识别的"异己"抗原，但同时表达能够抑制人体免疫功能的其他分子（如免疫检查点），使免疫细胞失去识别肿瘤的能力。表达在肿瘤细胞表面的程序性死亡因子配体 – 1（programmed death-ligand 1，PD-L1）就是这样一种分子。它能够与人体 T 细胞表面的程序性死亡因子 – 1（programmed death 1，PD-1）结合，使 T 细胞不再能够识别肿瘤细胞。

（2）免疫检查点抑制剂作用机制

目前已知的免疫检查点包括细胞毒性 T 淋巴细胞相关蛋白 4（CTLA-4）、程序性死亡受体 1（PD-1）及其配体（PD-L1）。

免疫检查点抑制剂就是针对肿瘤细胞免疫逃逸这一机制，开辟了肿瘤免疫治疗的新领域。以 PD-1/PD-L1 免疫治疗为例，无论是抗 PD-1 抗体还是抗 PD-L1 抗体，都是通过阻碍 PD-1 与 PD-L1 的结合，阻断 PD-1/PD-L1 信号通路，从而解除 PD-1 通路对 T 细胞的抑制作用，重新激活 T 细胞，促进活化 T 细胞对肿瘤细胞的攻击，如同肿瘤细胞失去了护身符，裸身面对外界，从而遭受淋巴细胞的免疫袭击而使癌细胞死亡。

抑制免疫逃逸的免疫治疗在晚期非小细胞肺癌的治疗中显示出显著的疗效，抑制性检查点分子目前已经成为肺癌治疗中最常见的免疫治疗靶点，抗 CTLA-4、PD-1 和 PD-L1 抗体在多种癌症中都显示出良好的疗效。

115. 肺癌常用免疫治疗用药有哪些？

目前肺癌治疗常用的 PD-1 抗体有两个：百时美施贵宝公司的纳武利尤单抗（Nivolumab，商品名 Opdivo "欧狄沃"）和默沙东公司的帕博利珠单抗（Pembrolizumab，商品名 Keytruda "可瑞达"），均已经在国内获批上市。PD-L1 抗体主要有阿斯利康公司的度伐利尤单抗（Durvalumab，商品名 Imfinzi "英飞凡"）和罗氏公司的阿特珠单抗（Atezolizumab，商品名 Tecentriq "泰圣奇"），也已在国内上市（表 5-7）。

表 5-7　肺癌常用免疫治疗药

药名	商品名	简称	作用机制
纳武利尤单抗（Nivolumab）	欧狄沃（Opdivo）	"O 药"	PD-1 抗体
帕博利珠单抗（Pembrolizumab）	可瑞达（Keytruda）	"K 药"	PD-1 抗体
度伐利尤单抗（Durvalumab）	英飞凡（Imfinzi）	"I 药"	PD-L1 抗体
阿特珠单抗（Atezolizumab）	泰圣奇（Tecentriq）	"T 药"	PD-L1 抗体

116. 免疫治疗的适应证是什么？

和靶向治疗一样，免疫治疗是一种全身治疗手段，它不能从根本上治愈肿瘤，目前在非小细胞肺癌治疗中主要用于不能手术的驱动基因阴性的局部晚期或转移性患者，相比传统化疗，免疫治疗副作用小、效果佳，能够显著改善患者生存期。驱动基因阳性的非小细胞肺癌患者也不应考虑免疫治疗，因为根据现有研究结果，靶向治疗效果更好。

（1）一线治疗

帕博利珠单抗联合化疗在 PD-L1 高表达人群中单独使用已经成为驱动

基因阴性的晚期非小细胞肺癌治疗的新标准。

①帕博利珠单抗联合化疗

帕博利珠单抗联合化疗是驱动基因阴性的晚期非小细胞肺癌的优选方案。多项研究证实，相比单纯化疗，帕博利珠单抗联合化疗的缓解率明显提高，显著延长患者无进展生存期，增加生存率。无论 PD-L1 表达水平如何，均可从这一方案中获益。非鳞癌患者可选培美曲塞 + 铂类 + 帕博利珠单抗，鳞癌患者可选紫杉醇或者白蛋白紫杉醇 + 铂类 + 帕博利珠单抗。

②帕博利珠单抗单药治疗

帕博利珠单抗单药治疗 PD-L1 阳性表达率超过 50% 的晚期非小细胞肺癌患者已经得到确切证据。研究表明，对于 PD-L1 阳性表达率超过 50% 的晚期非小细胞肺癌患者，初始治疗使用帕博利珠单抗单药相比传统化疗方案可能会获得更长的无进展生存期，总生存期延长达 15.8 个月，同时可减少严重不良反应的发生率。基于这一研究，FDA 批准帕博利珠单抗用于 PD-L1 高表达的非小细胞肺癌的一线治疗，美国 NCCN 指南更是将帕博利珠单抗单药治疗作为 PD-L1 表达率超过 50% 的驱动基因阴性的晚期非小细胞肺癌的首选方案。最新发布的 KEYNOTE-042 研究则带来更加可喜的结果，只要 PD-L1 阳性表达率超过 1%（而符合这一标准的患者占晚期 NSCLC 患者的 60% 以上），即可从帕博利珠单抗一线治疗中获益，初始使用帕博利珠单抗比使用化疗的总生存期延长 4~8 个月。虽然目前分析提示从中获益的主要人群仍是 PD-L1 阳性表达率高的患者，且还需要更多的研究证实结果，但这已经提示帕博利珠单抗单药成为 PD-L1 表达不足 50% 的可选方案之一，晚期 NSCLC 的治疗有望进入"去化疗"时代。

③PD-L1 抑制剂阿特珠单抗

PD-L1 抑制剂阿特珠单抗在一线治疗中也崭露头角。名为 IMpower150 的研究将 1202 例晚期非小细胞肺癌患者分为三组，第一组给予卡铂 + 紫杉醇 + 阿特珠单抗，第二组给予卡铂 + 紫杉醇 + 贝伐珠单抗 + 阿特珠单抗治疗，第三组给予卡铂 + 紫杉醇 + 贝伐珠单抗。结果显示卡铂 + 紫杉醇 + 贝伐珠单抗 + 阿特珠单抗的四药联合方案患者取得了较好疗效，中位无进展生存期达 8.3 个月，中位总生存期 19.2 个月，相比卡铂 + 紫杉醇 + 贝伐珠单抗组或阿特珠单抗组分别延长 1.5 个月和 4.5 个月，为驱动基因阴性的晚期非鳞癌患者的一线治疗提供了又一选择。不过需要注意的是，四药联合方案出现较为严重不良反应的风险较高，需要谨慎选择。

（2）二线及三线治疗

多项研究证实，纳武利尤单抗、帕博利珠单抗、阿特珠单抗用于晚期非小细胞肺癌二线治疗，相对化疗均可显著延长患者的总生存期，减少严重不良反应发生风险，所以均可用于晚期非小细胞肺癌二线治疗。以上药物区别在于纳武利尤单抗和阿特珠单抗在非小细胞肺癌二线治疗中不受 PD-L1 表达的限制，而帕博利珠单抗需要检测 PD-L1 表达，对于阳性表达率大于 1% 者可选用。纳武利尤单抗、帕博利珠单抗、阿特珠单抗二线治疗相关适应证均已被美国食品药品监督管理局批准，纳武利尤单抗在国内也已获批二线治疗适应证，帕博利珠单抗、阿特珠单抗在国内尚未获批用于二线治疗。研究初步显示，纳武利尤单抗用于三线治疗晚期非小细胞肺癌相比多西他赛具有生存获益，但还需进一步研究验证。

（3）免疫辅助治疗防止复发

2017 年发表的名为 PACIFIC 的研究证实，PD-1 抑制剂 Durvalumab 用于不可手术的局部晚期非小细胞肺癌患者根治性放化疗后的巩固治疗，对比安慰剂可以显著延长总生存期，国内外指南推荐其用于局部晚期非小细胞肺癌同步放化疗后的巩固治疗，目前该适应证在国内外均已获批。

放 疗

凡是利用放射线进行的治疗，统称为放射治疗。人类利用放射线进行治疗的历史，最早可追溯到 19 世纪末期，自伦琴发现 X 线、居里夫妇发现放射性物质——镭后，人们逐渐将放射线用到恶性肿瘤的治疗中来。现代放疗最大的特点是精确，例如，早期肺癌进行立体定向放疗前先做 CT，叫作计划 CT，即把部分人体计算机化，计算各方向照射在人体内的剂量分布情况，选择肿瘤内剂量高而肺、心等正常组织剂量少的剂量分布，形成最佳放疗方案，实施放疗时患者躺在治疗床上，利用放疗加速器自带的 CT 机再做一遍 CT，这个 CT 与计划 CT 完全一致后，才开始放疗，以取得与手术一致、甚至优于手术的临床效果。

肿瘤放射治疗指的是利用放射线单独或结合其他方法治疗肿瘤的方法。其原理是使用放射线破坏肿瘤细胞，阻止肿瘤细胞的生长繁殖，对肿瘤实施绝育，最大限度地降低肿瘤的危害。放疗也能打开血脑屏障从而提高脑部肿瘤的药物疗效，使肿瘤血管正常化、增加肿瘤细胞的抗原性等提高免疫治疗的疗效。

随着放疗设备技术的进步和计算机的发展，放射治疗已经成为肿瘤治疗的三大手段之一，据统计，大约70%的肿瘤患者在治疗过程中需要进行放射治疗。历经百年的临床应用充分证明放疗是肿瘤治疗的重要手段，是肺癌骨转移姑息止痛、避免截瘫、提高患者生活质量的主要手段，同时也是世界卫生组织推荐的疗效价格比最高的治疗方法。

当前多学科综合治疗成为肿瘤治疗的主流，与手术、药物治疗等其他手段相结合，更好地发挥放疗的作用，放疗也可以提高手术、化疗、免疫治疗疗效，放疗逐步成为肿瘤综合治疗的主力军。

117. 放疗适应证有哪些？

在肺癌治疗中放疗常与化疗联合使用，用于不能接受手术治疗的患者。在众多类型中，以小细胞肺癌对放疗敏感性最高，放疗联合化疗常作为小细胞肺癌治疗的常用方法，其次为腺癌和鳞癌。对于手术难度较大的患者，放疗同样可以作为辅助治疗以期降低肿瘤的分期，为手术争取机会。放疗在小细胞肺癌中的应用在小细胞肺癌治疗中已经讲解过了，下面主要讲一下放疗在非小细胞肺癌中的应用。

（1）根治性放疗

1）立体定向体部放疗

Ⅰ期非小细胞肺癌患者，如果因存在其他内科并存疾病导致不能进行手术，或者由于高龄（75岁以上）、肺功能差等导致手术风险较高，或是患者拒绝手术，可以选择立体定向放射治疗，即立体定向体部放疗（stereotactic body radiation therapy，SBRT），又称立体定向消融放疗（stereotactic ablative radio therapy，SABR）。

一项最新研究将80例接受立体定向消融放射治疗的Ⅰ期非小细胞肺癌患者的数据与前瞻性研究中接受手术的Ⅰ期非小细胞肺癌患者进行匹配比较，结果表明，在生存率和安全性方面，立体定向消融放疗达到了与外科手术相媲美的治疗效果。立体定向消融放疗与手术的5年总生存率分别为87%和84%，且放疗的耐受性良好。

根据手术切除肺组织范围的不同，患者肺功能会有一定程度丧失，且麻醉药的使用和手术本身也会使患者的恢复时间有所延长；而立体定向消融放疗则保留了患者肺功能，治疗后恢复快，因此，立体定向消融放疗可以为患者提供更好的生活质量，支持将立体定向消融放疗用于可手术的早期非小细胞肺癌，尤其是对老年或合并有其他疾病的患者。

2）同步放化疗

Ⅱ期、Ⅲ期非小细胞肺癌患者如果存在手术禁忌证，或是预计手术不能完全切除及失去手术机会的患者首选同步放化疗。

出现纵隔淋巴结转移的Ⅲ期 N_2 患者，无论预计是否可以手术切除，根治性同步放化疗都是经典治疗方案。

同步放化疗可以起到协同作用，化疗的全身作用和放疗的局部作用互相增强，对肿瘤的杀伤效应明显增强，可以达到提高肿瘤的局部控制率和减少远处转移风险的效果。当然，同步放化疗对正常组织的毒性也会增强，部分患者可能不能耐受，这时可以选择先化疗后放疗的序贯治疗模式以减轻副作用。

如果患者身体状况较差而不能耐受同步放化疗，医生对其进行评估后会考虑单纯放疗或者序贯放疗 + 化疗。

3）新辅助放疗

手术之前的放疗称为新辅助放疗，主要针对部分局部晚期肿瘤侵犯了周围重要正常结构且切除困难的患者，通过术前放疗可以使肿瘤缩小，使手术成为可能，减少正常组织的损伤。

术前放疗与化疗同步进行可以增加对局部肿瘤的治疗效果，使肿瘤退缩效果更好。最经典的是肺上沟瘤，肺上沟瘤位置特殊，容易侵犯胸壁和肋骨，所以对 $T_{3\sim4}N_1$ 的肺上沟瘤推荐新辅助同步放化疗后再进行完全性手术切除。

近年来有多项研究探讨手术对比传统根治性放化疗对可切除Ⅲ A N_2 患者的疗效优劣，大多数研究结果没有显示两组疗效的高下，只有一项名为INT0139 的研究提示新辅助同步放化疗 + 手术 + 巩固化疗较根治性同步放化疗 + 巩固化疗能够延长无进展生存期。新辅助治疗 + 手术的方案为患者提供了经典同步放化疗之外一个新的选择，但究竟是采用新辅助放疗还是化疗抑或两者同步或序贯，还有待探究。

4）术后放射治疗（postoperative radiotherapy，PORT）

主要适用于手术切除不完全的患者，包括手术中有肉眼肿瘤残留、术后病理检查标本切缘阳性（一般要求肿瘤和手术切缘有足够的安全距离才可放心认为手术切净，切缘阳性即手术切缘有肿瘤细胞）及手术中没有做纵隔淋巴结清扫或者淋巴结清扫不干净的患者，术后放疗作为一种补救手段。

术前分期为Ⅰ~Ⅱ期的患者，如果术后淋巴结病理分期为 N_2（称为"隐匿性 N_2"），也建议进行术后放疗以提高肿瘤局部控制率。因为临床上发现这部分患者即使进行了完全切除，术后局部复发风险仍然很高，常常造成治疗失败。多项研究证实术后病理 N_2 的患者接受术后放疗，生存期可以得到显著提高。

术后放疗首选适形放疗或调强放疗。朱广迎教授在美国安德森癌症中心工作期间，对该院 160 例非小细胞肺癌患者资料分析发现，术后适形放疗的患者 5 年生存率明显优于普通放疗（74% *vs* 48%）。

5）寡转移的根治性局部治疗

部分寡转移（发生在脑、骨、肾上腺、肺等部位、转移灶在 3~5 个以内）的Ⅳ期患者，经过严格评估，如果一般状况良好，可以在对原发肿瘤进行根治性治疗（如手术或者根治性放化疗后）的基础上，对转移灶进行根治性的放疗，患者可以获得更好的预后。

（2）姑息性放疗

对于大多数Ⅳ期患者，放疗主要是作为姑息性治疗手段，见效快、副作用小，能够迅速缓解患者症状，明显提高患者生活质量。

局部肿瘤的存在没有引起症状时，以化疗等全身治疗为主。只有在引起明显症状比如疼痛、出血、梗阻等时，才对局部行姑息性放射治疗以缓解症状，减轻患者痛苦。

骨转移引起的疼痛可以通过放疗明显缓解。另外肿瘤侵犯后的骨质脆弱，容易发生病理性骨折，放疗能同时预防骨折的发生，脊椎骨转移后通过放疗可以预防截瘫，已经发生截瘫的患者症状也能得到减轻。

肺癌发生脑转移后会导致颅内压增高进而引起头痛、恶心、呕吐等症状，中枢神经系统受到侵犯会导致相应控制部位的症状。放疗可以有效缓解脑转移症状，因此多发脑转移的患者，常进行全脑放疗＋局部加量照射。

118. 简要介绍肺癌放射治疗设备和技术。

我们知道放射治疗是利用放射线杀伤肿瘤细胞。放射线包括放射性核素产生的 α、β、γ 射线和各类 X 射线治疗机或加速器产生的 X 射线、电子束、质子束及其他粒子束等。产生放射线的物质即为放射源。按照放射源与患者的位置关系可以将放疗实施方式分为外照射和内照射，或称为远距离治疗和近距离治疗。

近距离治疗是将放射源直接置于患者的肿瘤内或者肿瘤周围组织中，包括粒子植入、后装治疗等，主要应用于宫颈癌、鼻咽癌等。

在肺癌治疗中主要应用的是外照射治疗。

最早的外照射治疗设备为能够产生千伏级 X 线的 X 线治疗机，但千伏级 X 线穿透力低，仅适用于表浅的肿瘤如皮肤肿瘤，目前很少使用。

继而出现的是利用放射性核素产生 γ 射线的钴 – 60 治疗机，这种设备产生的 γ 射线能量高，达到了兆伏级，穿透能力较千伏级 X 线有所增强，但仍不能满足胸、腹等深部肿瘤治疗的要求，在临床上的应用也逐渐减少。

目前放疗的主流设备是直线加速器，直线加速器利用电子产生射线，大多数的直线加速器既能通过电子束治疗，又能产生 X 线进行治疗。

过去常规放疗（俗称普放）利用医师的经验或者简单的定位设备以及有限的影像资料进行定位，人工计算照射剂量，治疗精度低，在治疗疾病的同时也对正常组织产生了较大毒性，副作用较大。随着放疗设备的进步和影像技术、计算机技术的发展，在此基础上发展出了三维适形放射治疗、调强放射治疗、图像引导放疗等新技术，放射治疗变得更为精准，在提高疗效的同时，患者的生活质量也得到改善。

另外，两种新放疗技术——立体定向放射治疗和重粒子治疗近年来也备受关注，后面我们会逐一详细介绍。

119. 什么是三维适形放疗、调强放射治疗、图像引导放疗？各有什么区别？

（1）三维适形放疗

1）三维适形放疗（three-dimensional conformal radiation therapy，3D-CRT）利用最新的影像技术对患者定位，利用计算机系统重建患者的三维信息并在此基础上进行治疗计划的设计、评估，使大剂量照射区域在三维方向上与肿瘤形态相匹配，达到"适形"的目的。

2）适形放疗照射野的形状与肿瘤外轮廓相适应，且照射野可以开大到 15 厘米以上，适用于大多数肿瘤。相比传统普通放疗，三维适形放疗大大减少了正常组织损伤，治疗精度大幅提高，是放疗技术的一次变革。

3）三维适形放疗在技术上仍有不足之处，它只能保证照射区域与肿瘤的形状相适应，照射野内的剂量是均匀的，无法实现照射剂量分布上的

"适形"。

（2）调强放射治疗

1）调强放射治疗（intensity modulated radiation therapy，IMRT）是在三维适形放疗技术基础上发展起来的，除了完全具备适形放疗的优点外，照射野内的剂量强度可以按治疗肿瘤的需要进行调节，增加靶区剂量的同时，减少周围正常器官受照，达到"剂量雕刻"的效果。

2）目前临床上常用的调强实现方式包括通过多叶准直器（multileaf collimators，MLC）实现的动态调强和静态调强放疗以及近年来新出现的动态容积调强放疗（volumetric arc therapy，VMAT）和螺旋断层调强放疗（tomotherapy，TOMO，又称"托姆刀"）。

3）总的说来，与适形放疗相比，调强放疗在控制肿瘤和保护周围正常组织两方面都有优势，尤其在肺癌肿块距离关键器官（如脊髓）较近时优势更为明显。

4）不过，虽然调强技术产生了适合靶区的剂量分布，减少制订计划时即产生的对正常组织的照射，但实际治疗时仍还有一些问题无法解决：①摆位误差：放疗计划开始前会对患者定位，以确定以后每次治疗时的照射野，因此每次放疗前都要重复定位时的体位，尽管采取了各种辅助手段进行标记，但实际工作时由于各种客观和主观因素仍难免存在微小的误差；②分次治疗时的靶区移位变形：随着治疗的进行，患者体重减轻、身体消瘦，或者治疗过程中肿瘤缩小变形等原因导致肿瘤及其周围器官的位置随之改变；③同一分次中的靶区运动：同一治疗过程中也会由于呼吸运动、心脏跳动等生理活动带动紧邻的靶区移动。

为解决这些问题，图像引导放疗（image guided radiation therapy，IGRT）应运而生。

（3）图像引导放疗

1）图像引导放疗其实是解决调强放疗技术所不能解决的一系列动态误差问题的技术统称，它包括解决摆位误差和分次间的靶区移位问题的在线校位和自适应放疗技术，以及针对同一分次中靶区运动的呼吸控制技术、四维放疗技术或实时跟踪技术。

2）图像引导放疗的缺点是治疗过程较为复杂，对设备和人员的要求较高，费用更高。

120. 什么是立体定向放射治疗？

（1）立体定向放射外科的概念

1951 年，瑞典学者 Leksell 首先提出了立体定向放射外科（stereotactic radiosurgery，SRS）的概念，利用立体定向技术进行病变定位，用小野集束单次大剂量照射靶区，使之产生局灶性坏死，达到类似手术的效果。主要用于颅内疾病的治疗。

（2）立体定向放射外科的原理

立体定向放射外科的原理与常规放疗存在明显不同。

常规放疗一般分多次进行，利用的是受照肿瘤组织与正常组织放射敏感性不同，正常组织比肿瘤细胞修复能力更强的特点，对肿瘤组织进行多次小剂量照射，使周围受到照射的正常组织能够有时间修复，而肿瘤组织则受到持续打击。

而立体定向放射外科仅进行一次治疗，是将多束射线从三维空间的不同方向聚焦在病灶区，射线重叠的区域受到大剂量照射，而周围正常组织则仅会受到单束少量照射，照射剂量大幅度减少，在肿瘤组织和正常组织间形成鲜明的剂量梯度，杀伤肿瘤的同时对周围组织的影响极小，犹如用手术刀将病灶切除一般。与常规分割放疗相比，立体定向放射外科对定位的要求更精准，照射范围更小，对周围正常组织有较好的保护性。

（3）立体定向体部放疗技术

研究者们近年来又发明了针对头部以外的身体其他部位肿瘤的立体定向体部放疗技术（stereotactic body radiation therapy，SBRT），即将头部立体定向放射外科的方法与标准放疗分次进行的方案相结合，并引入调强、图像引导等新技术。

SBRT 采用分次治疗的方案，但和常规放疗比起来次数要少得多（一般不超过 5 次），每次照射的剂量也要高得多。

（4）立体定向放射治疗设备

立体定向放射治疗常用的治疗机包括能够产生 γ 射线的钴 – 60 治疗机和产生 X 线的直线加速器，故而分别称为伽马（γ）刀和 X 刀。

近年来还出现了专门用于立体定向放射外科和体部立体定向放疗的设备——射波刀。射波刀将直线加速器与精准灵活的机械手臂相结合形成机器人放射系统，同时配有立体定位系统、呼吸追踪系统，定位更精准。射波刀用于治疗颅内疾病时不需框架定位，避免了传统立体定向放射外科使用有创框架定位给患者带来的痛苦。另外，射波刀具有呼吸追踪系统，在进行肺癌治疗时可解决呼吸运动带来的靶区移动问题，减少对正常组织的损伤。不论是用于早期肺癌治疗还是肺癌脑转移的治疗，都具有广阔的应用前景。

要实现早期肺癌精准放疗，质量控制非常重要。质控的一个要点是四维CT扫描（4D CT），大家现在都熟悉三维立体的概念，四维就是在三维的基础上加上时间，也就是将呼吸运动过程中肿瘤位置的数据都搞清楚，避免呼吸对放疗精度的影响，减少正常组织的受照。在这方面中日友好医院放射肿瘤科有成熟的经验。

目前中日友好医院放射肿瘤科进行了美国肿瘤放射治疗协作组肺癌立体定向放疗认证，包括检测加速器机械精度和输出剂量精度的热释光剂量仪模体实验，以及验证加速器立体定向剂量精度和图像引导位置精度的肺部呼吸运动模体照射实验，最终一次性高质量通过。该项认证的顺利通过标志着中日友好医院放射肿瘤科立体定向调强放疗工作达到了国际一流放疗中心的水准，能够为早期肺癌患者提供国际一流的精准立体定向放疗技术服务。国内只有少数医院能够高质量一次性通过这一标准。

121. 哪些患者可以选择立体定向体部放疗？

对于高龄、肺功能差或者患有严重内科疾病不能接受手术或者拒绝手术的早期肺癌（一般指 I 期）患者，立体定向体部放疗是最佳选择。即使对于可手术的早期 NSCLC 患者，SABR 亦可达到与外科手术相似的治疗效果。

（1）不能耐受手术的早期肺癌患者

研究表明，采用传统放疗方式治疗不能手术的早期肺癌患者缓解率低、失败率高，而 SBRT 有确切疗效，5 年局部控制率达 90% 以上，并且没有明显的放射性肺炎、放射性肺纤维化等放射毒性风险。

（2）可以手术但拒绝接受手术的早期肺癌患者

已有多项研究提示，对可手术的早期肺癌，放疗可以取得不亚于手术的疗效，且使患者获得更好的生活质量，因此，尤其适合 70 岁或 70 岁以上以及同时存在并发症的肺癌患者。

（3）手术风险较高的早期肺癌患者

近年来随着胸腔镜手术的广泛应用，肺癌手术越来越"微创"，手术相关并发症、死亡率不断下降，但肺癌手术仍然需要在全身麻醉下进行，且切除的肺组织范围并没有变化，这对于机体来说仍然是一个不小的考验。在肺癌手术中仍有发生房颤、肺部感染、心肌梗死、深静脉血栓形成、肺栓塞等并发症的风险，尤其是对于高龄、基础病较多的患者，手术的风险明显增高。据报道胸腔镜微创手术发生上述并发症的风险在 16.4% ~ 45.1%，术后 2 ~ 3 个月死亡率为 2.0% ~ 5.4%。

而立体定向放疗毒性小、风险低，死亡率和严重并发症发生率明显低于手术。患者可以保存较好的肺功能，生活质量得以提高。且放疗还可通过直接损伤肿瘤细胞使其释放特异性抗原，从而起到"原位抗肿瘤疫苗"的作用，可进一步的提高机体的免疫反应以杀伤更多的肿瘤细胞。

尽管还需要更多的确切证据来进一步比较立体定向放疗与手术的疗效优劣，但已有数据提示对于能够耐受手术但风险较高的患者，立体定向放疗可能带来更多获益。

总的说来，对于能够耐受肺叶切除术的早期肺癌患者，手术作为标准治疗的地位仍不能撼动，不可手术的早期肺癌患者首选立体定向放疗，而部分手术风险较高的患者，立体定向放疗则可作为一种选择，具体由医生进行多学科讨论后给出最佳建议。

122. 质子与重离子治疗原理是什么?

近年来一种新的治疗设备——重粒子治疗设备广受关注，许多患者可能都听说过重粒子治疗，那么到底什么是重粒子呢?

重粒子其实是指和电子相比质量较大的粒子，包括中子、质子及氮、碳、氧离子等重离子（实际治疗中应用的主要是碳离子），相应地，电子称为轻粒子。重粒子一般由回旋加速器产生，以能够产生质子束的质子治疗机和产生重离子的重离子治疗机研究最多，所以重粒子治疗又可以概括为质子与重离子治疗。

质子与重离子都属于带电粒子。带电粒子产生的射线与电子产生的高能 X 线最明显的不同是进入人体后的剂量分布。X 线进入人体后剂量会随着穿越的厚度呈指数级衰减，在治疗中难免会对经过的正常组织造成一定损伤。而带电粒子则有固定的射程，大部分剂量是在入射末端损失的，在刚进入人体时剂量损失不多，随着深度增加，剂量突然全部释放，称为"布拉格峰"（Bragg peak），而在射程之外的剂量接近零。

带电粒子的这种剂量分布特点可以将大部分剂量精确地投放到肿瘤组织中，破坏肿瘤细胞的 DNA，最终杀死肿瘤细胞，而对周围正常组织的损伤极小，被形象地比喻为向肿瘤组织投放的"深水炸弹"，可以达到定向爆破的效果。因此，质子与重离子放疗不仅能提高局部控制率，还能将放射毒性和副作用降到极低，被认为是目前最先进的放疗技术。

除此以外，和质子放疗相比，以碳离子放疗为代表的重离子放疗还有另一个独特优势，那就是对细胞杀伤能力强，可以达到传统放疗的 2~3 倍，而在这方面质子放疗仅仅略胜于传统放疗。因此，理论上重粒子放疗可以达到最佳治疗效果。

123. 质子与重离子治疗的适应证是什么？

质子与重离子治疗用于肿瘤的历史已有 60 余年。截至 2014 年底，全球质子与重离子治疗中心有 48 家，累计治疗患者达 13 万余，这一数字还在逐年上升。

目前质子与重离子治疗在肺癌治疗领域中主要针对非小细胞肺癌，尤其是对于早期非小细胞肺癌有确切疗效。

（1）质子治疗

有多项采用质子放疗技术治疗不能手术或拒绝手术患者的早期非小细胞肺癌的研究，结果显示，无论是腺癌还是鳞癌，中央型还是周围型，质子治疗的疗效和安全性都是令人满意的。不过，和标准的治疗手段——SBRT 相比，质子放疗存在价格高的问题。进一步的研究提示早期周围型非小细胞肺癌采用质子放疗和 SBRT 疗效和副作用相当，质子放疗不具有明显优势。对较大的早期中央型肺癌，质子放疗可能能够提高局部控制率、减少不良反应发生率，具体还需要更多数据证实。质子治疗在局部晚期非小细胞肺癌中的应用近年来也有所探索，已有报道提示，高剂量质子放疗联合同期化疗能够带来令人满意的疗效，同时减少同步化疗的副作用，不过这方面的应用目前还处于研究阶段，还需随机对照试验与传统同步放化疗方案进一步比较疗效差异。

（2）重离子治疗

重离子在放射治疗中的研究开始较晚，第一家医用重离子研究中心于 1994 年在日本建立并投用，据统计，截止到 2017 年 3 月，全球有 11 家正在运行的重离子治疗中心，有关重离子放疗治疗 NSCLC 的研究结果还较少。

已有研究提示，重离子放疗用于早期非小细胞肺癌疗效好、副作用少，比SBRT能够更好地保护正常组织。相比质子放疗，重离子放疗也有优势，可以在不增加放射毒性的情况下进一步提高单次放疗剂量，减少放疗次数和时间。此外，重离子放疗在不可手术的局部晚期非小细胞肺癌治疗中初步取得了较好的局部控制效果。

总的来说，目前质子与重离子放疗仍是一个新兴的、发展中的技术，在非小细胞肺癌治疗中初步显示了其独特的优势和较好的前景。然而，当前医疗背景下，质子与重离子治疗费用较高，在高成本投入下患者是否能够获得更优的疗效和更少的副作用还需大量数据证实。相信随着技术的发展，更多的质子与重离子治疗中心将投入使用，质子与重离子放疗能够在肺癌治疗中得到更广泛的应用。

124. 注意放疗中的几个问题

（1）什么是"做模"

一般情况下肺癌的照射野的形状通过多叶光栅来调整，当需要照射的范围超过多叶光栅的大小时需要加工特殊的铅块来调整，这种做特殊铅块的过程称为"做模"。

（2）"缩野"和"改野"是什么意思

放疗一段时间后肿瘤体积缩小，为了减少对周围正常组织受照射的剂量，照射野也需要随之缩小，这就是"缩野"。"改野"的意思与"缩野"相近。

（3）放射治疗如何确保治疗精度

随着影像及计算机技术的发展，放射治疗在各个环节的治疗精度上都有了充分保障：计划设计阶段可通过CT机对病变部位进行图像采集，医生在重建的三维CT图像上进行正常组织和靶区勾画，对治疗靶区进行精确定位；实施治疗阶段可通过实时影像引导技术再次确认靶区是否在计划照射野内。另外，在体内活动幅度较大的组织，如肺部肿瘤，还可利用四维CT联合呼吸门控技术来确保治疗精度。

（4）放射治疗如何保护正常组织

放射治疗的治疗计划需由物理师利用计算机软件，在重建的三维CT图像上计算出肿瘤及正常组织的受量。此过程中物理师会在保证肿瘤接受足够剂量的基础上，反复优化治疗计划，尽量压低正常组织受量，对于非常重要的正常组织，如性腺、晶状体等，会尤其重视，经物理师和医生共同评估，确保各个正常组织均在安全限值以内，方可签字执行治疗。

125. 放疗前的注意事项有哪些？

（1）带好病历资料

首次到放疗科就诊时要携带好全部的病历资料，尤其是病理报告和各种影像资料，手术后的患者还要携带手术记录。就诊时如果身体条件许可，患者本人最好到场，因为只有医生见了患者才能根据患者的身体情况制定确切的治疗方案。患者本人不到的话，医生只能提供咨询服务。

（2）放疗前还应有病理检查的结果。病理检查有两个目的。

1）明确肺癌诊断，避免误诊。可以表现为肺结节或肺部占位的病变有很多，包括肺结核、错构瘤、包虫病、结节病、炎性假瘤等良性疾病，仅仅依靠 CT、磁共振等影像学检查诊断肺癌，会误诊一部分患者。目前为止尚没有能替代病理检查的影像学检查手段，即使是最先进的正电子扫描检查也有一定的假阳性率。放疗有相当大的副作用，如果用于良性病变可能会得不偿失。因此放疗之前必须获得活检病理诊断（手术或者穿刺获取的活组织标本病理结果），以免造成误诊。

2）明确病理分型，便于制定正确的治疗方案。肺癌分腺癌、鳞癌、小细胞肺癌、大细胞肺癌等，不同的病理类型对放疗的敏感性不同，治疗方案也存在差异。比如放疗对于小细胞肺癌来说是重要的治疗手段，不能手术的局限期小细胞肺癌的标准治疗为同步放化疗。可见只有确定了肺癌类型后才能制定更具针对性的治疗方案，所以放疗之前必须做病理检查。

126. 放疗期间及结束后有哪些注意事项？

（1）放疗期间

1）放疗时医生会在患者皮肤和模具上做标记，以便以后每次治疗时重复摆位。这些标记非常重要，在治疗前及期间洗澡时要避免用力揉搓标记线，尽量不用沐浴露或肥皂，可以用清水冲洗或用湿毛巾擦洗身体，一旦标记线不清楚要及时找主管医生描画清楚。患者自己也要准确记住定位时身体的姿势，尤其是手脚摆放的位置和方向，以保证放疗的精度。

2）常规的放疗计划是每天一次，每周 5 次，单次剂量 1.8～2 Gy。每次放疗的时间在数分钟到半小时不等。另外，每天排队也需要一定的时间，正常情况下约需 1 小时，特殊情况下可能会更长。放疗分成若干次来执行，目的是给予受到照射的正常组织一定的时间来进行射线损伤修复，以最大化保护正常组织的功能。

3）放疗要尽量按计划完成。这是因为在放疗过程中癌细胞仍有一定的繁殖能力，如果暂停放疗癌细胞会继续繁殖，治疗效果会大打折扣。放疗过程中可能会出现一些毒副反应，一般经对症治疗后都可耐受，体质较弱的患者可在放疗前适当增强体质，做好备战工作，以保证按计划完成放疗，不给肿瘤细胞任何喘息之机。

4）在外照射放疗期间可以和他人正常接触。现代放疗分外放疗、内放疗两种，对肺癌患者采用的放疗绝大多数都是外放疗，采用加速器作为射线源，包括立体定向放疗、图像引导放疗、X 刀、伽马刀等，医用加速器产生射线的原理是在高电压的支持下，电子束打靶产生射线，因此只有加速器出束电源被接通的情况下才有射线发生。因此，使用医用加速器进行的外照射放疗结束后患者身上不带射线，患者回家后完全可以和家人正常生活。如果是使用放射源（铱、碘等）进行的内照射放疗，由于体内植入了这些放射源，最好与他人保持一定的社交距离。

（2）放疗期间要每周复查血常规、肝肾功能并到门诊复诊。看门诊时向医生汇报每周的化验结果，同时要及时与医生沟通治疗期间其他不适如咳嗽、憋气、吞咽疼痛等，便于医生评估治疗不良反应，及时处理和调整治疗方案，必要时中断甚至停止治疗。放疗结束后的注意事项有以下几项。

1）注意保暖，预防感冒。如出现感冒症状应及时就诊，并向接诊医生说明放疗病史，便于医生为您制定合理的治疗方案。

2）放化疗结束后对血常规的影响仍会持续一段时间，要根据医生的建议定期复查血常规、肝肾功能。

3）适度锻炼。鼓励患者参加力所能及的工作和家务劳动，强度以不感到疲劳为宜。

4）在放疗结束后 1 个月时进行第 1 次复查，以后 2 年内每 3 个月复查 1 次，2~5 年每半年复查 1 次，5 年后每年复查 1 次。

5）部分患者放疗后还需进行其他综合治疗，应请专科医师制定治疗方案。

127. 放疗有哪些毒副反应？怎么处理？

（1）全身反应

放疗时，尽管射线主要集中在患者的病灶及其周围，但是存在一定的放射线，患者的全身器官和组织都会受到低剂量的照射，导致乏力、疲倦、食欲减退、恶心、呕吐和骨髓抑制等副作用。随着精准放疗的发展，这些散射造成的副作用越来越少，少数放疗患者放疗期间甚至可以上班。

1）疲劳

癌症本身会使患者产生疲劳感，加之放疗的作用，患者的疲劳感可能会更明显。这种疲劳与日常生活中生理性的疲劳有明显不同，患者可能会感到休息也不能缓解的精疲力竭，会影响患者日常生活，严重时甚至会导致治疗计划不能顺利实施。

①治疗期间制订合理的运动计划，可以帮助患者提高运动耐量，改善疲劳症状。可以根据患者的喜好和身体状况，选择慢跑、打太极、瑜伽、散步或者床边走动等方式运动，每天清晨活动 20 分钟到半小时，循序渐进，根据体力状况调整运动强度和时间。注意不要过度运动。体力情况极差、不能耐受活动的患者可以通过深呼吸、冥想或者听音乐、看电视等方式放松和转移注意力。

②保证高质量的睡眠对缓解疲劳非常重要。身体情况许可的患者不宜白天卧床太久，可通过短时间的休息恢复体力。睡前可以喝一杯热牛奶，睡前泡脚或泡澡等方式有助于改善睡眠。如果患者有咳嗽、疼痛等影响睡眠的症状，要及时咨询医生，医生会给予缓解症状的药物，必要的时候还会使用镇静或催眠药物帮助患者睡眠。

③饮食上注意合理营养搭配，可以适当食用花旗参瘦肉汤、黄芪乌鸡汤及红枣黑米粥等具有补气养血功效的膳食。

2）恶心、呕吐、食欲不振

在放疗过程中射线对胃肠道的损伤常会导致食欲不振、恶心、呕吐等反应，应注意以下几点。

①调整饮食，少食多餐，以清淡、可口、易于消化、富有营养的食物为主，适当进食肉、蛋、奶等高蛋白、高热量的食物。

②经常变换烹饪方式，避免过油、过甜的食物。

③恶心、呕吐症状较重时应该告知医生，医生会根据情况给予止吐药物

治疗。

3）骨髓抑制

放射线会抑制骨髓造血功能，常发生于放疗后 2 ~ 5 周，与放疗部位有关。骨髓抑制最常见的表现为白细胞减少（尤其是中性粒细胞减少）和血小板减少，贫血较少见。白细胞减少的后果是患者免疫能力下降，发生感染的风险增加，甚至出现严重的感染。血小板减少会使患者出血的风险增加。放疗对骨髓的抑制没有化疗严重，但同步放化疗可能增加毒性，应注意以下几点：

①治疗期间要定期复查血常规，一般每周查一次，同步放化疗的患者根据医生的要求检查。

②放疗期间及放疗后半年内避免着凉感冒，少去人群聚集的地方，外出时注意戴口罩。

③保持口腔清洁，饭后、睡前刷牙。

④对卧床的患者，家属要定时帮助翻身、拍背，预防肺部感染。

⑤放疗导致的骨髓抑制多为轻中度，一旦出现应及时就诊，经升白细胞药物、升血小板药物治疗后多能很快恢复。

（2）局部反应

放疗的局部反应分为急性放射损伤和慢性放射损伤，前者发生在放疗开始的 3 个月内，后者发生在放疗开始的 3 个月后，急性损伤一般经过对症治疗后能够恢复，慢性损伤一般是不可逆的，以防范为主。

1）皮肤反应

放射线通过皮肤进入人体，会导致不同程度皮肤损伤。皮肤损伤一般发生在放疗开始后 2 ~ 3 周，严重程度和个体敏感性有关，反应轻的患者会出现发红、干燥、脱皮，重则表现为水疱、破溃甚至溃疡。高剂量放疗后，放疗部位皮肤可出现色素沉着或减退、呈花斑样改变、毛细血管扩张、皮肤纤维化变硬等变化。

①一般在治疗开始时医生会给患者使用预防皮肤损伤的药物，皮肤反应一旦发生，要及时告知医生，医生会视情况对症处理。

②在日常生活中也要注意皮肤护理，保持放疗部位皮肤干燥、清洁，避免摩擦，平时要穿质地柔软、宽松的衣服，纯棉或者丝质的内衣是不错的选择。

③即使有瘙痒，也不要去搔抓治疗区域的皮肤，洗澡时也不要去揉搓，

避免使用肥皂等清洁剂，使用温水轻轻冲洗或用柔软毛巾沾温水轻轻擦洗即可。

④治疗期间不要在治疗部位擅自进行热敷或者冷敷，治疗后一个月内不要擅自使用外用药。

⑤贵金属可产生二次射线，加重皮肤损伤，因此治疗期间不要戴金属项链。

⑥如果出现明显的红斑甚至皮肤褶皱处出现水疱、破溃等，使用芦荟胶、放射皮肤保护剂可起一定治疗作用，大片的脱皮伴有渗液或出血时可联合使用表皮生长因子、维生素 B_{12} 等，但要注意用药前一定先咨询您的主管医生，不要擅自用药。

2）放射性食管炎

患者胸部放疗常会引起食管黏膜受损水肿，会引起进食时吞咽不适和疼痛，常发生于治疗 2~3 周。同步放化疗的患者更容易发生放射性食管炎。

①一旦出现吞咽疼痛等症状，及时告知医生。饮食上也要调整，以软食或半流食为主，如面条、汤类、牛奶、蛋羹等，不要吃粗硬的食物。

②对轻症患者医生一般会给予保护黏膜的药物如康复新液，麻醉剂如利多卡因胶浆可帮助缓解疼痛，严重的患者可能需要激素和抗感染药物治疗，必要时需要鼻饲营养、临时胃造瘘或静脉营养。康复新是美洲大蠊提取物，适应证是胃、十二指肠溃疡，对于防治放射性食管炎有一定的疗效，属于适应证以外用药。

3）放射性肺炎

放射性肺炎是肺癌放疗中一个较多见且较为严重的不良反应。

①急性放射性肺炎常于放射治疗后 1~3 个月出现，往往有着凉、感冒等诱发因素，轻症患者可仅表现为干咳，严重的患者可出现咳痰、胸闷、气短、发热等症状。放疗后的患者一旦出现发热、干咳、胸闷憋气等症状时应尽快联系原放疗主管医师，判断是普通肺炎还是放射性肺炎，两者的治疗方法不一样。急性放射性肺炎主要使用肾上腺皮质激素治疗，伴有感染的患者要应用抗生素，同时辅以吸氧、止咳等对症治疗，一般可以好转。

②慢性肺部损伤导致的放射性肺纤维化常出现于胸部放疗后 3~6 个月，逐渐加重，1~2 年后趋于稳定，多数患者无症状或仅表现为轻度咳嗽，但容易继发感染，出现感染时要进行抗感染治疗。

另外，放疗还可能导致心脏损伤、放射性脊髓炎等不良反应，但发生率很低，目前已少见。

大多数放射毒性都是可以预防和处理的，患者不必有过重的心理负担，请保持平和的心态，积极配合医生的治疗即可。

128. 放疗时在皮肤表面加毛巾能否保护皮肤？

射线入射物体时存在"建成效应"，即在衰减（衰减可使吸收剂量减少）与散射（散射可使吸收剂量增加）的共同作用下，体内剂量吸收规律是先增大后减小，在最大剂量深度之后，吸收剂量随着深度的增加而减小。例如，加速器能量为 6 MV 的 X 射线入射人体时，在 1.5 cm 附近达到最大吸收剂量，此深度后吸收剂量逐渐减小，穿出人体后（按照体厚 20 cm 计算）射线能量还剩 30% 左右。如果在皮肤表面加盖毛巾，从理论上来说会使得射线在人体内的最大剂量点提前至更表浅的位置，毛巾厚度是影响皮肤剂量的重要因素，如果只是加盖薄薄的一层毛巾，对剂量的影响可以忽略不计，有时为了刻意提高皮肤剂量以达到治疗效果，也会将厚毛巾打湿（水会增加剂量吸收）敷于患处。

129. 放疗患者饮食计划是什么？

在放射治疗过程中，放疗患者应注意营养的补充，保证足够的蛋白质及热能。营养补充以肠内营养最佳，如果没有胃肠道功能障碍，要鼓励患者经口进食。在饮食方面应当选择一些营养丰富而具有香气、容易消化吸收的食物，如肉类、鱼虾类、蛋类、奶制品和新鲜蔬菜、水果及香菇、蘑菇、木耳等蕈类食物，少食油腻食物，少食多餐。

此外，放疗患者还可出现一些其他不良反应而影响患者进食，饮食上需要注意护理。

（1）吞咽困难

放射性食管炎是肺癌放疗中最常见的副作用，往往会导致患者出现不同程度的吞咽疼痛、不适。

选取柔软、润滑、少渣的食物进食，如肉汤、鱼汤、牛奶、蛋羹、小米粥糊等，肉可剁碎。

清凉、无刺激的食物可缓解患者吞咽时的疼痛不适，可以适量饮用酸奶、蔬菜水果。如果不能咽下，可以榨成果蔬汁饮用。

吃饭时要细嚼慢咽，不宜大口吞食。

（2）口干

恶性肿瘤患者容易出现口干症状，进行放疗的患者可能症状会更明显。

柠檬汁、酸梅汁等酸性食物能够刺激唾液分泌，有效缓解口干症状。另外还可以将柠檬汁制成喷雾剂，每隔一段时间喷洒在口腔。

一次大量饮水缓解口干效果不佳，可以尝试多次少量饮水、经常漱口或口含冰块等方法，保持口腔湿润。

在饮食上可适量增加一些滋阴生津的凉性食物，如藕汁、荸荠、梨汁、枇杷、绿豆、西瓜、冬瓜、银耳等，忌食辛辣食物，忌烟酒等。

介入治疗

介入治疗是在 X 线、超声、CT、MRI 等影像设备的引导下，将各种导管、导丝或其他器械经皮肤穿刺或者通过人体生理腔道置于病变部位进行治疗的一种治疗手段，具有微创、高效、不良反应小、可重复性强等优点。越来越多的证据表明，介入治疗肺癌具有确切疗效，能够缓解患者症状，减轻患者痛苦，为其他方案难以奏效的患者提供了新的选择。

130. 简要介绍肺癌消融治疗

肺癌消融治疗是在影像引导下（以 CT 最常用）经皮肤穿刺将器械置于肿瘤部位消灭肿瘤的方法。常用的消融方式包括射频消融、微波消融、冷冻消融、激光消融等，其中射频消融被国内外指南推荐为用于不能手术的早期肺癌患者的选择之一。下面主要简要介绍肺癌射频消融（radiofrequency ablation，RFA）治疗的情况。

（1）射频消融治疗原理

射频消融是利用频率 <30 MHz 的交变高频电流，将电能转化为热能，使肿瘤组织温度达到 60 ℃以上的高温而发生凝固性坏死。

（2）射频消融治疗的优势

射频消融是一种微创治疗方法，具有创伤小、恢复快、安全、并发症少、可重复等优点，其治疗肺癌的有效性也逐渐得到验证。我国曾报道的射频消融治疗不可手术的 I 期非小细胞肺癌患者的平均局部复发时间为 24 个月，1 年、3 年、5 年总生存率分别达 90.5%、76.4%、65.5%。最近研究显示，射频消融治疗不能手术的早期非小细胞肺癌患者 1 年、3 年、5 年生存率分别可达到90%、70%、50%，而死亡率<2%。

（3）射频消融治疗适应证

肿瘤消融治疗分为治愈性消融和姑息性消融两类。

1）治愈性消融

通过射频消融使肿瘤组织完全坏死，目的是治愈肿瘤，延长患者生存期。适应证为：<3 cm、无淋巴结转移和远处转移的早期（ⅠA期）周围型非小细胞肺癌，患者由于高龄或者心肺功能差而不能手术或患者拒绝手术。

2）姑息性消融

通过射频消融，最大限度使肿瘤凝固性坏死，目的是减轻肿瘤负荷，缓解症状，改善患者生活质量。适应证为：①肿瘤直径超过3 cm，可以采用消融治疗联合放疗、化疗、靶向治疗等综合治疗措施。②肺癌术后出现孤立的复发病灶。③放化疗或者靶向治疗后复发或者进展的周围型肺癌。④肺癌转移到肋骨或者胸椎引起疼痛，局部消融治疗可以缓解。

（4）射频消融治疗禁忌证：①有严重出血倾向、血小板计数<50×10⁹/L和不能纠正的凝血功能障碍（凝血酶原时间>18 s，凝血酶原活动度<40%）的患者是射频消融的绝对禁忌证。②有广泛的肺外转移、预期寿命在3个月以内或有严重内科合并症或有心脏起搏器或金属物植入的患者也不宜进行射频消融。

（5）射频消融治疗并发症

最常见的是气胸，其他常见并发症包括胸腔积液或积血、胸膜增厚、胸壁血肿、肺炎、咯血等，一般对症治疗后可以缓解。

样本量大于100例的文献报道的射频消融死亡率为0~2.2%，死亡原因包括出血、肺炎、肺间质纤维化恶化、肺栓塞、急性心力衰竭、呼吸衰竭等。

总的来说，射频消融作为一种微创治疗手段有其优势，但也存在穿刺定位困难等技术难题，如何进一步提高技术、提升治疗效果，并与手术、放疗、化疗、靶向治疗等手段结合，还有待继续研究。

附 多学科综合治疗实例

前面已经介绍了肺癌的各种治疗方法，但到具体一个病例，如何治疗仍然不清楚，我们国家的肺癌治疗与先进国家的差距就在多学科综合治疗，朱

科学诊治肺结节　远离肺癌不纠结

广迎教授 2005 年在美国最大的肿瘤医院——安德森肿瘤医院做客座教授时就深深感到这一点，其先后在北京大学肿瘤医院、中日友好医院肺癌中心工作，努力建立肺结节肺癌多学科团队，为肺结节、肺癌患者解决肺癌具体治疗方案问题，为许多患者解决了治疗中的难题。朱教授常说，自己在多学科团队中学到了很多。下面举例说明。

1. 同步放化疗根治局部晚期肺腺癌

患者，男，近 50 岁，北京公交司机，因左肺腺癌侵犯肺门血管看门诊。患者已经去过几家医院就诊，因不能收治而十分沮丧。看朱教授门诊时患者说，能再活 3 个月看到儿子结婚就心满意足了，朱教授一边安慰患者一边安排他准备同步放化疗，治疗后效果很好。回到单位，单位同事都说他是假病，没做手术的肺癌不可能治好，有的甚至说医生搞错了，这个说那个说，患者也含糊了，去病理科借了病理切片到解放军总医院、协和医院等大医院复阅，都一致认为是肺腺癌，孟先生才略有安心。为了不听邻居的闲话，他搬家，后来还自驾游去西藏，如今已有十几年了，仍然生活如常人。

2. 同步放化疗根治广泛期小细胞肺癌

患者，男，72 岁，退休前是机械厂的一名专业技术人员。主因"咳嗽、咳痰 1 个月"就诊。患病前有 40 余年的吸烟史，每天抽半包烟。

2005 年 9 月，患者出现了咳嗽、咳少量白痰的症状，同时伴有活动后胸闷。起初并未在意，后在一次活动后出现了咯血，后持续出现痰中带血，这才引起了患者及其家人的重视，于是到北京某医院就诊，拍摄胸片显示左肺门片状影，服用抗炎药、止血药后患者自己感觉症状稍有改善。为了明确诊断，进一步查胸部 CT，结果显示左肺上叶纵隔旁不规则软组织肿物，大小为 6.8 cm×3.5 cm，纵隔内多发淋巴结，部分肿大，大小为 1.5 cm×1 cm，考虑转移。根据影像表现，医生建议患者进一步行支气管镜检查，检查发现左肺上叶开口处有占位性病变阻塞，通过支气管镜下取活检，最终病理确诊为左肺小细胞肺癌。和很多其他患者一样，刚确诊肺癌后，该患者的子女、家人也是一片紧张、茫然，幸好经朋友介绍至朱广迎教授的门诊，经朱教授的一番讲解，患者逐渐接受了患病的事实，全家心情有所缓和，表示对医生充分信任。

一旦确诊肺癌，首先要做的就是明确肿瘤的分期，以便制定适当的治疗方案。在肺癌的病理类型中，小细胞肺癌分化差、转移率高。很多患者初诊时已有远处转移。该患者行骨扫描和 MRI 检查提示左侧坐骨体及双侧股骨干上段骨转移。头颅 CT 和腹部及颈部、锁骨上 B 超提示未见异常，诊断为左肺上叶中心型小细胞肺癌，分期为广泛期。

广泛期小细胞肺癌应以全身化疗为主。2005 年 10 月开始该患者进行了伊立替康＋顺铂化疗两周期，两周期后复查显示肿瘤缩小 70%，评价为 PR，2005 年 12 月及 2006 年 1 月患者又分别接受了相同方案化疗两周期，三周期后复查显示肿瘤较第二周期缩小 13%。化疗取得了不错的疗效，朱教授建议患者可以考虑进一步对残留病灶进行局部放疗以进一步提高生存质量。

2006 年 4 月患者进行了同期放化疗，化疗为紫杉醇每周方案，放疗靶区为左上肺＋纵隔淋巴结 IMRT GTV 56 Gy，95% PTV 50.4 Gy/28 F。放疗后期，患者出现了Ⅲ度放射性肺炎，经抗生素、激素治疗后好转。放疗结束后复查脑核磁仍无转移，2006 年 5 月进行了全脑预防照射，以减少脑转移发生风险，后定期复查患者脑部没有出现转移。

首次胸部放疗结束后 1 年半（2007 年 11 月），患者再次出现咳嗽、低热症状，同时伴有 NSE 显著升高，查胸部 CT 显示左肺上叶片状阴影。外院诊断为复发，患者再次来到朱广迎教授的门诊，朱教授仔细分析多次胸部 CT，考虑为放射性肺炎，给予抗炎、激素治疗，后再次复查，原来外院诊断复发的病灶消失，NSE 水平也恢复正常，也证明朱教授的判断是正确的。

2008 年患者复查胸部 CT 显示胸部占位，朱教授分析他的 PET-CT 影像检查结果考虑局部复发，建议患者进行活检取得病理结果后行同步放化疗，但患者及其家人担心穿刺风险，拒绝了穿刺，要求进行同步放化疗。2008 年 10 月开始患者进行了左肺复发病灶局部放疗，具体为 95% PTV 55.8 Gy/31 F，并进行了依托泊苷＋顺铂方案化疗，治疗期间患者出现的Ⅱ度骨髓抑制、轻度的恶心及呕吐、Ⅱ度放射性食管炎等不良反应在对症治疗后均好转。治疗结束后复查胸部肿瘤再次消失。定期复查未见肿瘤复发。

这样一个高龄的广泛期小细胞肺癌患者，治疗后能取得这样好的结局，应该说与朱教授丰富的临床经验和几次准确的判断是分不开的，另外也离不开患者及其家属的配合和信任。正是患者和家属积极配合治疗，才为他争取到长期生存的机会。要知道所有的临床数据总结的都是大多数患者的结果，没有人能准确预知每一个患者的结局，很多患者不是被肿瘤打败，而是自己先把自己吓倒了。临床上常常看到那些"听话"的患者往往能取得不错的疗效，而总是忧心忡忡、疑心重重而不配合的患者常常达不到应有的治疗效果。因此，不要因为听说疾病预后不好就轻易放弃治疗，选择值得信赖的医生，安心听从医生的安排，也许你就是下一个"奇迹"。

中医治疗

肺癌属中医学"肺积""息贲""肺疽"等病证的范畴。正气不足、脏腑功能失调是肺癌发生的主要内因。肺癌发生后，如不能及时治疗，又会伤肺气耗肺阴，使机体正气更虚，促使癌肿进一步扩散及发展。故中医治疗以扶助正气、祛邪消积为法，扶正是根据患者气血阴阳的盛衰，益其不足；祛邪是痰凝、气结、血瘀、热毒等亢盛，祛其有余。

目前中医治疗主要作为肺癌的辅助治疗手段，可减少治疗副作用，促进患者抵抗力的恢复。对于西医治疗无效的晚期肺癌患者，使用中药治疗结合其他姑息性治疗手段，能够达到缓解患者躯体症状、提高患者生活质量的目的，甚至可能延长患者生存期。

中国传统医学经历了千百年的传承与发展，其体系复杂，尚有相当多的药物作用机制及有效成分有待于进一步探索。

131. 中医治疗的适应证有哪些?

在肺癌的不同治疗阶段，均可辅以中药治疗。

（1）西医治疗前

中医专药、专方在治疗肺癌方面取得了较大进展。中药主要起清肺、化痰、止咳之效，同时有助于健脾开胃、消除胀满。中药治疗有助于益气扶正、化痰散结、破瘀解毒，提高患者生活质量，延缓疾病进展。

（2）早期肺癌

早期肺癌的治疗以西医外科治疗为主，中医主要起到辅助的作用，应用中医中药可活血化瘀、润肺祛痰，缓解伤口疼痛，加速患者术后康复，同时有增强患者免疫力的功效。

（3）肺癌术后

肺癌术后以补养气血、减轻手术并发症为主，帮助身体较快恢复；中药对于术后患者有止咳化痰的作用，能提高患者生存质量。肺癌患者本身已正气不足，手术后易出现各种呼吸道并发症，且有复发转移的可能，治疗原则以益气养阴、清肺止咳、解毒抗癌为主,并不忘顾护脾胃。医学研究发现,中医药干预对肺癌术后患者是一个保护性的因素。

(4)放、化疗期间

在放、化疗期间服用中药有较好的扶正作用,可以明显降低放、化疗毒性,并有调节免疫功能和升血小板作用。

化疗等辅助治疗手段虽然有益于防止复发转移和提高无病生存率,但是不可避免地会带来胃肠道反应及骨髓抑制等毒副反应,影响患者生活质量和依从性。一些研究发现中药可在化疗过程中有减毒作用,降低骨髓抑制的发生率及缓解患者的胃肠道反应。此外,中药可以增加化疗药及放射线的敏感性,起到抑瘤增效作用或放射增敏作用。

(5)西医治疗结束后

手术和放化疗结束后通过中药扶正祛邪以巩固疗效,可以减少肺癌的复发和转移。

(6)晚期肺癌

无法耐受西医治疗副作用或西医治疗失败或者不愿接受西医治疗的晚期肺癌患者,单纯使用中医治疗在一定程度上能起到缓解病痛、提高生活质量、稳定肿瘤的作用。

(7)治疗肿瘤并发症

肺癌患者常出现疼痛、胸腔积液、发热等并发症,中医中药治疗对缓解患者症状、提高患者生活质量有一定效果。

132. 中医如何辅助手术患者的治疗?

对于早期肺癌患者来说,手术是主要的治疗手段,尽管肺癌手术逐渐向微创的方向发展,但是肺癌手术的切除范围并没有变化,手术对机体的创伤仍然不可避免。手术前后辅以中医治疗,能够进行全身调理,减少手术对机体的打击。

(1)肺癌手术前

手术前使用补气养血或健脾益气、滋补肝肾的中药调理可以改善患者的一般营养状况,有利于减少手术并发症。

常用方剂:四君子汤、保元汤、八珍汤。

(2)肺癌手术后

肺癌手术后使用中医药调理可以促进机体快速康复,并为术后辅助放化疗做准备。根据不同情况可以施以不同方剂治疗。

1）调理脾胃

麻醉、手术创伤、出血等易引起患者胃肠功能紊乱，肺癌术后常出现食欲差、腹胀、便秘等脾胃不和的情况，可通过中药调理。

常用方剂：香砂六君子汤，佐以理气之品。药用党参、黄芪、白术、茯苓、陈皮、半夏、山药、白扁豆、砂仁、白豆蔻、炒三仙、鸡内金。

2）益气固表

手术患者多由于营卫失调而表虚不固，常有虚汗、稍微活动就出汗的表现。

常用方剂：玉屏风散加味。药用生黄芪、防风、白术、五味子、麦冬、白芍、浮小麦、煅龙骨、煅牡蛎等。

3）养阴生津

一些患者术后出现口干、大便干结、食欲缺乏、舌红无苔、脉细数等肺胃阴虚、津液亏乏的表现，治疗以养阴生津为主。

常用方剂：沙参麦冬汤加味。药用沙参、麦冬、石斛、花粉、玉竹、黄精、生地、玄参、太子参等。

（3）术后长期调理

治疗结束后的肺癌患者进行中医治疗可以提高患者抵抗力，减少复发转移，肺阴虚的患者以养阴润肺为主，可辅以清热解毒、软坚散结、活血化瘀的方剂。

133. 化疗、放疗、靶向治疗的患者如何通过中医治疗减轻副作用？

（1）化疗副作用

1）机体虚弱

中医认为，化疗导致患者出现的疲乏无力、心慌气短、头晕眼花、失眠多汗、食欲减退、二便失调等属于脾肾两亏的表现，治疗上应以健脾益肾为主。

常用方剂：参苓白术散、保元汤加减。药用生黄芪、党参、太子参、沙参、黄精、枸杞子、菟丝子、女贞子、旱莲草、首乌、山萸肉、杜仲、五味子。

2）消化道反应

化疗患者常出现食欲减退、恶心、呕吐、腹痛、腹胀、腹泻等表现，中医认为属脾胃虚寒，治疗以理气和胃、降逆止呕为主。

常用方剂：香砂六君子汤、旋覆代赭汤加减。药用党参、焦白术、茯苓、炙甘草、陈皮、半夏、广木香、砂仁、竹茹、麦冬、代赭石、枳壳、生姜、大枣等。

3）骨髓抑制

中医认为化疗导致骨髓抑制（白细胞、红细胞、血小板减少）属于肝肾不足、气血两亏，治疗上应以滋补肝肾、健脾和胃、益气养血为主。

常用方剂：八珍汤、十全大补汤加减。药物选用熟地、当归、白芍、川芎、阿胶、紫河车、鸡血藤、首乌、石韦、仙灵脾、鹿茸、肉苁蓉、菟丝子、枸杞子。

（2）放疗副作用

1）放疗全身反应

中医认为放疗导致的食欲下降、口干舌燥、干咳少痰、乏力低热、大便干结等表现属于热毒伤阴，治疗以清热解毒、益气养阴为主。

常用方剂：竹叶石膏汤合清营汤加减。药用银花、连翘、沙参、麦冬、生地、元参、芦根、赤芍、丹皮、知母、牛蒡子、紫花地丁、太子参。

2）放射性皮炎

中医认为放疗导致的皮肤红、肿、热、痛甚至溃疡等皮肤损伤为热毒灼伤皮肤，治疗以清热解毒为主。

常用方剂：四黄煎加减。药用黄连、黄柏、虎杖浓煎湿敷患处，每日4~6次。皮损长期不愈合的患者可用生肌玉红膏加四黄煎外敷。

3）放射性肺炎

中医认为放射性肺炎导致的干咳少痰、胸闷气短、口干咽燥、乏力、厌食，以及严重时出现呼吸困难甚至发绀的表现属于气阴两虚、痰瘀互结，治疗上以益气养阴、化瘀祛痰为主。

常用方剂：清燥救肺汤加减。药用太子参、天麦冬、沙参、百部、百合、花粉、女贞子、杏仁、桔梗、枳壳、全瓜蒌、炙枇杷叶等。放射性肺炎急性期以麻杏石甘汤为主，药用麻黄、杏仁、生石膏、生甘草、百合、沙参、麦冬、炙枇杷叶等。出现放射性肺纤维化时，增加莪术、红花、桃仁、香附、赤芍等活血化瘀的药物。

4）放射性食管炎

中医认为放射性食管炎出现的口干咽痛、吞咽困难等表现为热毒伤阴，治疗上应以清热养阴解毒为主。

常用药物：北沙参、太子参、西洋参（另煎）、石斛、玉竹、天花粉、女贞子、玄参、生地、麦冬、芦根、乌梅、桔梗、金银花、菊花。疼痛明显的患者可加入八月札、香附、丝瓜络、青皮等理气通络的药物。

（3）靶向治疗副作用

1）皮疹

多为黄豆、米粒大小红疹，可高于皮肤表面，散在分布于颜面、胸背、大腿内侧，伴瘙痒，抓破后有渗液，久则变为暗红。中医认为多为风热或血热，治疗上以祛风清热除湿为主，辅以凉血解毒。

常用药物：当归、生地、防风、蝉蜕、知母、苦参、荆芥、薄荷、苍术、牛蒡子、赤芍、白鲜皮、地肤子、蛇床子等，并配合外洗，外洗多选用苦参、白鲜皮、防风、白芷、野菊花、金银花等药物。

2）腹泻

①肝郁脾虚：腹痛即泻，泻后痛减，大便糊状夹带黏液，胸胁胀闷，嗳气不爽，脘痞纳少，神疲乏力，舌质淡红，苔薄白，脉弦细。中医认为多为肝郁脾虚，治疗上以疏肝健脾为主，选用痛泻要方加减。常用药物：白术、白芍、陈皮、防风、木棉花、砂仁、白头翁等，胸胁脘腹胀痛者，可加柴胡、枳壳、香附。

②湿热内蕴：腹泻反复发作，大便夹带黏液脓血，口苦口臭，里急后重，肛门灼热，脘痞呕恶，小便短赤，舌质红，苔黄腻，脉濡数。中医认为属于湿热内蕴。常用方剂：白头翁汤加味。如果热毒重者加马齿苋、败酱草，便血重者加丹皮、地榆清热凉血。

3）间质性肺炎

表现为咳嗽、胸痛、咳吐黄痰、气短、发热，严重时出现呼吸困难。治疗上宜养阴润肺，清热化痰散瘀。

常用药物：沙参、玄参、麦冬、天冬、百合、川贝母、黄芩、桑皮、金荞麦、鱼腥草、七叶一枝花、白花蛇舌草、杏仁、桔梗等。出现咯血者，可酌加仙鹤草、白及、花蕊石、参三七。

4）肝功能损伤

中医认为靶向药引起的肝区疼痛、肝功能改变属于邪毒郁肝、疏泄不及。治疗上宜疏肝利胆，清热利湿。

常用方剂：茵陈蒿汤加减，体质虚弱者可以酌情加生黄芪、党参。

134. 晚期肺癌可以使用中医治疗吗？

晚期肺癌患者如果因为体质差、不能耐受西医治疗（放疗、化疗、靶向治疗、免疫治疗等）的副作用或者各种西医治疗手段失败，使用中医治疗能够起到缓解症状、提高患者生存质量的作用，在这一基础上，可能延长患者生存时间。肺癌患者的疾病特点不同，中医上的临床辨证和治疗对策也有所不同。

（1）肺脾气虚型

患者表现为久嗽痰稀、胸闷气短、腹胀纳呆、水肿便溏、四肢无力、脉沉细或濡，舌质淡苔薄，边有齿痕。

治疗对策：补益肺脾。

常用方剂：补中益气汤加减。

（2）肺阴虚型

患者表现为咳嗽气短、干咳痰少、神疲乏力、潮热盗汗、口干口渴、舌赤少苔或舌体瘦小、苔薄。

治疗对策：滋阴润肺。

常用方剂：养阴清肺汤或沙参麦冬汤加减。

（3）气滞血瘀型

患者表现为胸闷气短、心胸刺痛或胀痛、心烦口渴、大便秘结、失眠唇暗、脉弦或涩、舌紫或有瘀血斑、苔薄。

治疗对策：行气活血，化瘀解毒。

常用方剂：桃红四物汤合桑白皮汤加减。

（4）痰热阻肺型

患者表现为痰多嗽重、痰黄黏稠、气憋胸闷、发热、纳呆、舌质红、苔厚腻或黄，脉弦滑，或兼数。

治疗对策：清热化痰，祛湿散结。

常用方剂：二陈汤加减。

（5）气阴两虚型

患者表现为咳嗽痰少、神疲无力、汗出气短、口干烦热、午后潮热、手足心热、时有心悸、纳呆脘胀、尿少便干、舌质红苔薄或舌质胖有齿痕，脉细。

治疗对策：益气养阴。

常用方剂：药用生脉饮合沙参麦门冬汤加减。

135. 中医能够治愈肺癌吗？

在肺癌治疗中，中医治疗仍然作为主要辅助治疗手段，能够有效提高患者免疫力，减轻治疗副作用。然而肺癌的根治性治疗仍然是以西医治疗为主，目前没有令人信服的证据表明中医治疗可以治愈肺癌，也没有任何研究表明存在能够治愈肺癌的特效中药。一些市场上所谓的特效"抗癌中药"其实并没有经过大规模的试验和临床验证。因此，如果有人说可以不进行任何西医治疗，通过中医治疗可以治愈肺癌，那么我们基本可以断定是骗局。

不少患者发现肺癌后，惧怕西医治疗的副作用，听信偏方谣言，求助于一些不正规的中医诊所，希望以中医替代肿瘤的手术、放疗、化疗，达到治愈肿瘤的效果，往往等到病情进展恶化时才发现治疗无效，转向西医求助，致使患者的病情被耽误，错失了最佳治疗时机。更重要的是，由于中医药成分复杂，有时可出现不可预料的肝肾毒性，尤其是一些民间偏方，缺乏药物疗效和毒性试验，很可能不仅起不到抗癌作用，反而造成患者的脏器功能受损，导致患者病情更为复杂，对放化疗等西医治疗的耐受能力下降。

我们建议患者前往正规医院的中医科进行治疗，不仅是为了避免患者接受一些没有安全保证的中草药治疗，更是为了请医生全面评估患者的情况，结合患者的西医治疗情况，选择合适的处方，起到给西医治疗增效的作用，避免中西医治疗各行其是，药物之间相互作用，产生不必要的毒性反应。

136. 有养肺的好食材吗？

（1）百合

百合营养丰富，内含有钙、磷、铁等多种微量元素和维生素 B、维生素 C、叶酸、胡萝卜素、磷胺素、核黄素、烟酸、抗坏血酸及秋水仙碱等多种生物碱。

中医认为百合具有补中益气、润肺止咳、抗癌防瘤的作用，还能减轻放、化疗的副作用。有研究表明，使用百合保肺汤能显著降低放射性肺炎患者的急性放射性肺损伤，对放射性肺炎患者有较好的疗效（表5-8）。

表 5-8　养肺的食材

食材	功效	食用方法
百合	滋阴养肺、止咳平喘	熟食或煎汤
梨	润肺生津、止咳化痰	生食、榨汁、炖煮或熬膏
银耳	滋阴润肺、益胃生津	炖煮
柑橘	生津止咳、润肺化痰	榨汁或蜜煎
柿子	润肺止咳、清热化痰	生食
白萝卜	清热化痰、生津止咳	生食或榨汁
燕窝	滋阴润燥、补肺养阴	炖煮
冬虫夏草	止咳化痰、补损益气	炖煮、煎水或泡茶

（2）梨

梨含水量高达 85%，并含有丰富的维生素和钙、磷、铁、碘等微量元素，被尊为"百果之宗"。

中医认为梨性味寒，具有清热解毒、生津润燥的作用。鸭梨生吃能够缓解咽喉干痛、声音嘶哑、便秘、尿赤等症状。用冰糖或者蜂蜜与鸭梨一同蒸熟或者熬煮成梨汤，具有滋阴润肺止咳等功效。

（3）银耳

银耳含蛋白质、脂肪、粗纤维、钙、硫、磷、铁、镁、钾、钠、维生素B 族等多种营养物质和微量元素，并含木糖、岩藻糖、甘露糖、葡萄糖醛酸等抗肿瘤多糖。

中医学认为，银耳味甘性平，有清肺化痰、益胃生津、益气止血的功效，适用于肺热咳嗽、肺燥干咳、痰中带血等病症。

动物实验表明，银耳中含有的银耳多糖能够调节免疫功能，具有抗肿瘤、抗放射、抗凝、抗感染、升高白细胞等功效。银耳可以与多种食材炖煮食用。

（4）柑橘

柑橘类水果包括橙子、柑橘、柠檬、柚子等，富含维生素 A、维生素 B等多种维生素，以及钙、铁、镁、磷、钾、锌等微量元素。另外，柑橘类水果中还含有一些具有抗癌作用的活性物质，包括黄酮类、类胡萝卜素、类柠檬苦素等。

中医认为，柑橘味甘酸，有生津止咳、润肺化痰之功效，适用于身体虚弱、热病后津液不足、口渴等症。榨汁或蜜煎，治疗肺热咳嗽尤佳。

（5）柿子

除了蔗糖、葡萄糖、果糖、淀粉等主要物质，柿子中还含有蛋白质和丰富的无机盐、果酸等，以及维生素、胡萝卜素、胆碱、芦丁、黄酮苷和多种氨基酸等药用成分。

中医认为柿子可以润肺止咳、清热生津、化痰软坚。鲜柿生食，可以治疗肺痨咳嗽、虚热肺痿、咳嗽痰多、虚劳咯血等症。

（6）白萝卜

白萝卜富含膳食纤维、维生素C及钾、锌等矿物质，具有抗氧化、增强免疫力的作用。白萝卜中的淀粉酶、氧化酶等多种酶类和芥子油能够帮助肠胃消化。此外，白萝卜中还含有一种具有抑癌作用的活性物质，不过耐热性较差，生吃白萝卜有一定的保健作用。

中医认为白萝卜品味辛甘，生吃性凉，熟食性温，熟食能够清热化痰、生津止咳、益胃消食。

（7）燕窝

燕窝含有丰富的糖类、有机酸、游离氨基酸及特征物质——唾液酸（又称为燕窝酸）。唾液酸具有抗老年痴呆、抗病毒、抗炎症等多种生物调节功能。

中医认为燕窝性平、味甘，有滋阴润燥、补肺养阴的作用，主治虚劳咳嗽、咯血等症。对燕窝的药理学研究表明燕窝具有抗病毒、增强免疫力的功效，对呼吸系统有益。

（8）冬虫夏草

冬虫夏草的化学成分包括多糖、蛋白质及氨基酸、脂类、核苷类、甘露醇、麦角甾醇及微量元素等，其中包含虫草多糖、虫草酸、虫草多肽等多种具有药理学功效的成分。研究表明，冬虫夏草具有抗肿瘤、增强免疫功能、抗氧化、抗炎等作用，对肺脏也有一定的保护作用。

中医认为，冬虫夏草性平、味甘，归肾、肺经，具有补肺益肾、止咳化痰、补损益气的功效，可用于治疗久咳虚喘、劳嗽咯血。

缓和医疗

137. 什么是缓和医疗?

缓和医疗的英文是 palliative care，国内也有学者翻译为舒缓疗护，旧称"姑息治疗"。2002 年世界卫生组织（World Health Organization，WHO）对 palliative care 的定义是通过早期识别、全面评估和控制疼痛及其他躯体、社会心理等痛苦症状，预防和缓解身心痛苦，从而改善患有危及生命的疾病患者及其家属的生存质量的一种方法。简单地说，缓和医疗就是通过预防和控制患有危重疾病的患者的身心痛苦来提高患者及其家属的生活质量。

缓和医疗强调团队合作，需要经过专门培训的医生、护士、心理学工作者、营养师、社会工作者、志愿者等多学科、多领域的专业人员通力合作。和人们观念中的专注于疾病治愈的传统治疗模式不同，缓和医疗不仅积极全面为患者提供医疗照顾，缓解患者由肿瘤及治疗引起的症状、并发症，减轻患者的生理和心理痛苦，而且为患者及其家属提供全面的心理和情感支持，帮助患者及其家属以正确的态度面对疾病的整个过程。

缓和医疗在欧美国家蓬勃发展，已经成为癌症综合治疗中的重要组成部分，被 WHO 列为全球癌症防控四大战略目标之一。2010 年发表在著名的《新英格兰医学杂志》上的一项研究指出，晚期非小细胞肺癌患者如果及早将缓和医疗与标准的抗肿瘤治疗联合应用，不仅可以显著改善患者的生活质量和情绪状态，减少焦虑、抑郁的发生，还使患者的平均生存时间得到了显著延长。

在我国，缓和医疗近年来也逐渐得到了国家卫生部门及社会各界的重视。在北京、上海等大城市出现了具备医疗、护理设备及娱乐设施的专门缓和医疗机构，一些综合性医院和基层社区医院开设了舒缓治疗病房为晚期患者提供医疗、护理及生活照护；另外，还有一些为居家晚期患者提供上门服务的缓和医疗项目，如李嘉诚基金会与全国各地多所医院联合开办的宁养院，为贫困的晚期癌症患者定期免费提供止痛药物、辅助用药及医务人员上门服务。

138. 缓和医疗和临终关怀、安宁疗护的关系如何？

（1）缓和医疗起源于临终关怀

临终关怀对应的英文是 hospice care。hospice 在英文中的原意是"救济院"，后引申为帮助位于人生旅途最后一站的人。1967 年，英国桑德斯博士创建了一个为身患绝症、长期疾病的患者解除疼痛和痛苦症状、使其在生命最后阶段获得舒适的机构，命名为 St. Christopher's Hospice，这就是世界上第一个临终关怀机构。此后临终关怀运动在世界各地兴起和发展，在这一过程中，人们逐渐认识到，通过临终关怀减轻患者痛苦、给予患者及家属人文关怀的核心理念适用于所有患有严重疾病的患者，而不仅仅是生命终末期的患者，从而形成了缓和医疗的概念。

美国国家癌症研究所对临终关怀的定义是由卫生专业人员和志愿者提供的包括医疗、心理和精神支持方面的生命末期照护，通过控制疼痛和其他症状，帮助患者获得平和、安慰和尊严，并为患者的家庭提供支持服务。这一概念得到了 WHO 的认可。从概念上也可以看出，缓和医疗是对临终关怀的延续和发展，临终关怀属于缓和医疗的最后阶段。

（2）缓和医疗与临终关怀的区别

缓和医疗与临终关怀的区别在于应用对象不同。

在癌症治疗中，缓和医疗适用于有症状的所有患者，包括早期癌症患者及尚有治疗机会的中晚期患者。缓和医疗可以在治愈疾病的前提下和抗肿瘤治疗同步进行，还会帮助患者以积极的态度更好地接受抗肿瘤治疗。

临终关怀仅适用于位于疾病终末期的患者，即经过医生评估，患者及其家属认为抗癌治疗无法使患者获益者（抗癌治疗无效或者患者不能耐受抗肿瘤治疗的副作用，治疗的弊大于利）。对于这部分患者来说，死亡的到来不可避免，是一个顺应自然规律的事件。因此，临终关怀的前提是患者同意不再进行抗肿瘤治疗且可以接受死亡，目的是减少患者的痛苦和不适，使患者舒适、平静、有尊严地走完人生的最后阶段。

目前对于疾病终末期的概念尚未有统一的定义，可以是预期生存期在几周或者几个月内，国外将医生评定的按照疾病自然进程生存期不足 6 个月认定为临终期。

（3）安宁疗护与临终关怀

安宁疗护是对 hospice care 的另一种翻译，本质上与临终关怀相同。

2017 年，我国发布了《安宁疗护实践指南（试行）》《安宁疗护中心基本标准和管理规范（试行）》，指出安宁疗护的对象为临终患者及其家属。在我国受传统文化和生死观的影响，人们对死亡、临终普遍采取避讳的态度，而"安宁疗护"的表达可以传达使患者"善终"的宗旨。

139. 缓和医疗是放弃治疗吗？

目前国内人们普遍对缓和医疗、安宁疗护认识不足，尤其是以往使用"姑息治疗""临终关怀"等说法时，常误认为姑息治疗、临终关怀就是放弃治疗，会加速患者死亡，还有一些人将缓和医疗与安乐死相混淆。受传统孝道和生死观的影响，子女往往认为尽一切可能延长患者的生命才是尽孝道，而很难接受缓和医疗的概念。

实际上，缓和医疗的根本思想是维护和尊重生命，其主张的是既不人为加速死亡，也不延缓死亡，既反对放弃治疗和安乐死，也反对过度治疗，而是将生命和死亡视为一个自然过程。缓和治疗的目的是减轻患者的身心痛苦，侧重的是对患者的症状管理。对处于疾病早期的患者来说，缓和医疗可以与以治愈和延长生命为目的的抗癌治疗同步进行，而且对治疗能起到积极效果。而晚期患者尽早在抗肿瘤治疗的基础上介入缓和医疗，不仅能显著改善患者的症状，提高患者生活质量，还有证据表明其可以达到延长生存期的效果。

即使是针对抗癌治疗无效的终末期癌症患者的安宁疗护，也并非不对患者进行任何治疗。对于这部分患者来说，过度的抗癌治疗已经对患者起不到任何实际的益处，还有可能会增加患者不必要的痛苦，患者面临的主要问题是疾病终末期的各种身心痛苦，这时候我们应该做的是调整治疗目标，从治愈疾病、延长生命转为帮助患者没有痛苦地完成生命历程。专业的安宁疗护团队会通过药物、护理、心理支持等多种有效手段积极处理患者的各种症状。

140. 缓和医疗包括哪些内容？

肿瘤患者的缓和医疗由肿瘤治疗团队与跨学科的专业缓和医疗团队共同进行，对患者及家属进行全方位的照护，满足患者身体、心理等多方面的需求。

（1）缓解身心不适

缓和医疗团队中的医护人员会对癌症患者的症状进行评估，对疼痛、疲劳、厌食、恶心、呕吐、便秘、憋气、失眠、意识不清等常见症状进行药物控制并给予健康宣教、护理指导、精神支持，从而帮助患者解除身心痛苦，提高患者生活质量。

（2）生活护理与指导

协助包括雾化、吸痰、腹部按摩、伤口换药等身体护理。日常护理指导包括翻身、拍背、有效咳痰、身体清洁、皮肤护理、口腔护理、被动运动、通便、放松疗法等，可促进患者的舒适。饮食指导是为患者量身制订合理的饮食营养计划。康复指导包括呼吸功能锻炼、运动指导等。

（3）心理支持

为患者及其家属提供心理护理，包括陪伴与聆听、探讨生命的意义、协助心愿达成、人际关系修复、临终患者及其家属的死亡教育等，缓解患者及其家属的情绪问题，帮助患者以平和的心态、坚强的态度面对困难，积极生活直至生命的终点，帮助患者家属承受打击，以正确的态度面对亲人的疾病过程和居丧。

（4）医疗协助

协助患者及其家属了解病情、处理费用和法律方面的问题，以及协助患者、家庭成员、医疗团队之间的沟通，讨论护理目标。

141. 哪些患者可以接受缓和医疗？

缓和医疗适合所有的癌症患者及其家属。无论分期和抗肿瘤治疗手段如何，所有患者在确认肺癌诊断时就可以开始缓和医疗，并应该贯穿患者抗癌治疗的全过程。只不过根据疾病分期不同，缓和医疗在治疗中扮演的角色有所不同。在癌症治疗中，缓和医疗的应用可以分为三个阶段。

第一阶段：对处于疾病早期阶段的患者来说，以根治性的抗癌治疗手段如手术、根治性放化疗等为主，缓和医疗主要作为辅助治疗手段。缓和医疗专注于治疗期间的症状管理，缓解患者在治疗期间出现的恶心、呕吐、厌食、腹泻、便秘、疲乏、失眠等常见不适，还可以指导患者术后的康复，减少治疗毒副反应，从而帮助患者积极、勇敢应对治疗过程，保障治疗期间的生活质量。

第二阶段：针对晚期肺癌患者如果采取积极的抗肿瘤治疗可能无法再获

益，那么应该以缓和医疗为主，由专业的缓和医疗团队评估、缓解患者的疼痛及其他不适症状，减轻患者的身心痛苦，提高患者的生活质量，为患者及其家属提供支持。

第三阶段：针对预期寿命很短的终末期癌症患者，主要为患者及其家属提供临终关怀及善终服务，也就是我们前面提到过的安宁疗护。在这一阶段，安宁疗护团队会为患者及家属提供身体、心理、精神全方位照护和支持，提高患者在终末期的生命质量，帮助患者平静、舒适、有尊严地离世，还会对有需要的患者家属进行哀伤辅导，帮助家属度过哀伤期。

肺癌脑转移

脑部是肺癌发生远处转移的第二好发部位。据统计，大约 40% 肺癌患者在其整个病程中会发生脑转移，约有 10% 患者在诊断时即被发现有脑转移瘤。恶性程度高的小细胞肺癌，在确诊后 2 年内脑转移的发生率更是高达 50%~80%。

142. 如何诊断肺癌脑转移？

（1）症状

出现脑转移的症状有助于诊断。发生脑转移可能会出现头痛、恶心、呕吐等脑膜刺激症状，功能区域的脑组织受压还可能会出现相应控制部位的症状如眩晕、共济失调、复视、性格改变、癫痫发作甚至偏瘫等，严重时患者可出现意识不清、精神障碍。肺癌患者出现上述症状时要加以警惕。

（2）影像学检查

有相当一部分脑转移的患者是没有任何症状的，因此，影像学检查是诊断肺癌脑转移的主要手段。MRI 在显示软组织方面相比 CT 具有明显优势，尤其适合检查脑转移瘤、脑膜转移瘤。增强 MRI 需向患者体内注射造影剂，有助于进一步分辨病灶与正常组织和转移灶的血供情况。头部增强 MRI 是诊断肺癌脑转移的首选检查，也是肺癌诊断后明确分期的重要检查。肺癌治疗后的随访中如果出现疑似脑转移症状，要及时进行头部增强 MRI 检查，如果有 MRI 禁忌证（体内有金属植入物如金属瓣膜、金属假体、金属假牙等或幽闭恐惧症的患者、孕妇等），不能进行头部 MRI 的患者可选择头部增强 CT。

（3）病理学检查

弥漫性脑膜转移的磁共振成像往往为阴性。头部增强 MRI 检查未发现转移灶的患者必要时还可以抽取脑脊液（cerebrospinal fluid，CSF）进行脑脊液细胞学检查，对于诊断弥漫性脑膜转移的患者具有重要意义，还能够进行分子病理诊断，指导患者下一步的治疗。

143. 怎么治疗肺癌脑转移？

（1）脑转移的局部治疗

1）孤立性脑转移

研究证实，孤立性转移的Ⅳ期患者采取更为积极的治疗措施能使患者获得更长的生存期。全身状况许可的单发脑转移患者首选方案为脑转移病灶手术切除或是立体定向放射外科治疗，对肺部原发病灶进行根治性治疗（根据情况选择手术或放化疗联合）再加上系统性的全身化疗。单发较大的（肿瘤直径 3 cm 以上）脑转移瘤患者若可以手术，首选手术治疗。术后可以针对手术腔进行立体定向放射外科治疗，提高肿瘤控制率。术后立体定向放射外科治疗与术后全脑放疗相比可以减少神经认知功能减退的风险，提高生存质量。脑转移瘤直径 <3 cm 时，立体定向放射外科也是一个可选方案。

2）多发脑转移

多发脑转移患者传统治疗方案是以化疗为代表的全身治疗＋局部治疗。局部治疗手段包括手术和立体定向放射外科、全脑放疗（whole brain radiation therapy，WBRT），能够迅速缓解症状，减轻患者痛苦。脑转移灶不超过 4 个的寡转移患者首选立体定向放射外科治疗，可提高肿瘤局部控制率。如果转移灶较大，经过全面评估后可以进行手术的患者，也可考虑手术切除。对脑转移数目 5 个以上的患者行全脑放疗是标准治疗。近年来有研究提示转移灶不大、数目在 5 ~ 10 个的患者，立体定向放射外科的疗效不逊于全脑放疗，可作为可选方案之一。但是当总体肿瘤负担较大时，全脑放疗是唯一可选的局部治疗手段。

（2）脑转移的全身治疗

以往认为大脑中存在血脑屏障，药物很难透过，全身治疗对肺癌多发脑转移没有很好的疗效。近年来，随着小分子靶向药的出现，全身治疗在肺癌脑转移患者治疗中的作用得到了重视。

1）靶向治疗

许多靶向药已被证实能够缓解脑转移瘤。*EGFR*、*ALK* 等驱动基因阳性的肺癌脑转移患者，首选靶向药治疗。多项研究表明 *EGFR* 阳性的脑转移患者一线使用靶向药治疗相比传统化疗 + 全脑放疗手段显著延缓疾病进展，尤以第三代 EGFR-TKI 药物奥希替尼对脑转移患者疗效最佳。研究显示，奥希替尼治疗脑转移患者的中位无进展生存期达 15.2 个月，显著降低中枢神经系统进展风险，较一代药物厄洛替尼和吉非替尼效果更佳。靶向药联合局部治疗可进一步使患者获益，但目前靶向药与立体定向放射外科、全脑放疗的治疗次序先后尚无定论，医生会结合患者具体情况，综合考虑后给出最佳建议。

2）抗血管生成药物联合化疗

驱动基因阴性的脑转移患者仍以全身化疗联合放疗为主要治疗手段。多项研究证实，抗血管药物贝伐珠单抗联合化疗方案可以提高脑转移患者无进展生存期，目前该药在国内已经获批驱动基因阴性Ⅳ期非小细胞肺癌患者一线治疗适应证。

3）免疫治疗

近年来免疫检查点抑制剂发展迅速，为脑转移患者带来了新的选择和希望，阿特珠单抗（Atezolizumab）、纳武利尤单抗（Nivolumab）及帕博利珠单抗（Pembrolizumab）等多个药物在研究中显示出治疗肺癌脑转移患者的疗效。阿特珠单抗治疗肺癌脑转移患者的一项研究显示其总生存时间长达20.1 个月，相信随着相关适应证的获批，将会有更多脑转移患者获益。

144. 简述肺癌脑转移的伽马刀放射手术治疗

（1）什么是伽马刀手术？

伽马刀手术本质不是手术，而是属于立体定向放射治疗的一种手段。立体定向放射治疗在临床中最早应用于脑部疾病，称为"立体定向放射外科"，其原理是使用立体定向技术精准定位病灶，利用钴－60 放射源发射出的伽马（γ）射线进行大剂量照射，单次照射就可达到杀灭肿瘤的效果，并且周围正常组织受到很少的照射量，达到类似手术切除肿瘤的效果。

（2）优点

全脑放疗时整个大脑都会受到照射，目的是消灭可能存在的影像学检查看不见的微观病灶，尽管全脑放疗可以带来颅内控制率的提高，但近年来多个研究表明并不能延长患者的总生存期，还会使患者认知功能受到损害。和全脑放疗相比，伽马刀手术治疗的最大优点是可以避免全脑放疗的神经系统毒性引起的认知功能减退。这是因为伽马刀手术是在精准定位后对病灶区进行照射，而病灶周围的正常脑组织受到的照射剂量很小，一般不会影响正常功能。随着化疗、靶向治疗、免疫治疗等全身治疗手段的发展，脑转移患者的生存期得到大大延长，患者不再只是关注近期的疾病控制情况，对远期生存质量的要求越来越高，以伽马刀为代表的立体定向放射外科越来越受到人们的关注，伽马刀治疗能否惠及更多的患者成为研究的热点。

（3）适应证

伽马刀治疗需要考虑患者的肿瘤负担，这是因为对于较小的脑转移灶，伽马刀手术对于正常组织的影响很小，如果是较大的病灶，那么正常组织的受照剂量可能不能忽略。目前国际立体定向放射外科协会（International Stereotactic Radiosurgery Society）推荐脑转移瘤少于 4 个时使用立体定向放射外科治疗。另外，还应考虑转移瘤的体积，转移瘤总体积以不超过 20 cm^3 为佳。以往认为≥5 个脑转移灶的患者标准方案为全脑放疗，近年来不少研究向 SRS 的最大脑转移数目发起挑战，多项研究提示脑转移数目为 5 个以上的患者进行 SRS 也可取得较好疗效。因此经过医生谨慎评估，一些身体条件好、转移灶总体积较小的多发脑转移患者也可选择伽马刀治疗。

（4）治疗流程

伽马刀手术本质是放疗的一种，与普通放疗不同的是对定位精准度要求高，因此需要使用有创的头部固定架。安装头部固定架前需要局麻，对儿童或者不合作者使用全麻。固定好头架后，患者需要进行头部 CT 或者磁共振检查，以确定病灶的位置、数目、大小，辅助医生制订治疗计划。治疗计划制订后即可进行治疗。整个过程一般需要数小时。一般治疗次数为单次，一天内即可完成，患者原本的全身治疗计划不会被中断。

（5）治疗效果

研究表明，单独使用伽马刀治疗脑转移瘤的肿瘤控制率可达 71%～100%。当然患者的生存期与患者的颅外病变治疗情况和颅内病变控制率都有关系，在当前综合治疗模式下，只有将放疗与全身治疗方法相结合，选择最适宜患者的方案才能达到最佳疗效。

（6）伽马刀手术可以重复做吗？

伽马刀手术作为一种精准打击肿瘤的局部治疗手段，是可以重复进行的。如果患者治疗后复发，转移瘤数目、大小符合伽马刀手术要求，可以再次进行。

（7）伽马刀手术能联合全脑放疗吗？

目前大多数的研究结果对于 SRS 能否联合全脑放疗方案的答案都是否定的，加入全脑放疗并不能给患者带来生存期改善，反而会增加神经毒性，导致认知损害风险明显增加。不过，也有研究提示颅外病变控制良好的患者，SRS＋全脑放疗可能通过改善颅内控制率进而给患者带来生存期获益。

总的来说，目前伽马刀手术是否要联合全脑放疗还是一个有争议的问题，需要医生仔细评估并给出建议后由患者及家属审慎决定。

肺癌骨转移

骨转移是肺癌患者最好发的远处转移，10%～15% 肺癌患者在其病程中会发生骨转移，而对肺癌患者尸检的研究结果则显示骨转移的发生率高达 50%。

一旦发生骨转移，不仅会导致患者的生活质量严重下降，更严重的是，这往往预示着患者生存时间的缩短。据统计，发生骨转移后患者中位生存期仅为 6～10 个月，即使经过治疗，也仅有 40%～50% 患者生命超过一年。

脊柱是骨转移最好发的部位，约占骨转移患者的 50%，其余好发部位包括股骨、肋骨、胸骨等。骨转移发展的后果差别很大，承重骨转移发展导致骨折的后果严重，影响患者走路，甚至截瘫、大小便失禁等，一定要高度重视。后背部、腰部疼痛是骨折的征兆！

145. 如何诊断骨转移？

（1）骨转移的症状

1）骨转移最主要的症状是肿瘤释放各种"疼痛因子"和侵犯骨组织导致的骨痛。朱广迎教授曾在门诊接诊过一位女性患者，因为腰痛在当地按照椎间盘突出治疗了数月，效果不佳，疼痛难忍，详细检查后才发现是骨转移，完善检查后发现了肺部的原发肿瘤。

2）其他症状还包括病理性骨折、脊髓压迫、高钙血症等骨相关事件（skeletal related events，SREs）。

3）肺癌骨转移后肿瘤细胞侵蚀正常骨质，脆弱的骨质在轻微外力下极有可能发生骨折，也就是我们所说的"病理性骨折"。一部分骨转移的患者因为病理性骨折而被发现。

4）脊柱发生骨折后容易压迫邻近的脊髓导致截瘫甚至四肢瘫痪等并发症。

5）骨质溶解使骨中的钙释放入血后导致的高钙血症会导致心、肺、肾、消化系统多器官功能异常，是骨转移患者死亡原因之一。

6）骨转移的晚期患者还会出现乏力、消瘦、贫血、低热等表现。

（2）辅助检查

仅大约一半骨转移患者会出现症状，临床上筛查骨转移主要靠骨扫描和PET-CT检查等辅助检查手段。

1）骨扫描

骨扫描是诊断骨转移的首选方法，其敏感性高，但特异性低，容易出现假阳性，必须与骨良性病变等鉴别，骨扫描出现浓聚区后应该结合核磁共振检查、病理检查等做出诊断。

2）PET-CT

PET和PET-CT敏感性、特异性更高，并且可以评估全身转移灶，不过价格较昂贵，条件允许时可以使用。

3）磁共振成像

磁共振检查对骨转移诊断的灵敏性、特异性高，不仅可以帮助鉴别良恶性病变，而且还能发现骨扫描不能发现的早期转移灶，尤其适用于检测脊柱和骨髓腔内的转移灶，是骨扫描重要的补充诊断方法。

4）X线检查

X线简易经济，是骨科常用的检查方法，但其灵敏度低，难以发现骨转移早期病灶，常作为骨扫描、磁共振的补充。如果患者已经出现骨痛、病理性骨折等症状，也可选择X线检查。

5）CT

CT也是一种灵敏度较高的诊断方法，有助于脊柱转移灶的诊断。骨扫描阳性，但X线检查阴性又有磁共振禁忌的患者常选择CT检查替代。

CT是诊断骨转移的重要方法，根据病变形态、密度判断是否是骨转移需要临床经验。

6）病理检查

病理检查是诊断骨转移的金标准。对辅助检查发现有孤立的骨破坏灶的肺癌患者，应该尽量进行穿刺活检进行确诊。不过，对于已经出现全身多发骨破坏灶的肺癌患者，且符合骨转移的典型影像学表现，骨转移诊断基本明确，病理检查不是必需的检查。但是对于直接影响患者分期、治疗方案的病灶，需要活检病理证实。

146. 骨转移的治疗方法有哪些？

（1）双膦酸盐治疗

双膦酸盐是骨转移患者的基础用药，能够抑制骨转移引发的骨质溶解，显著减轻骨痛和病理性骨折、高钙血症等 SREs 症状，提高患者生活质量，对没有症状的患者也能够预防 SREs 的发生。部分双膦酸盐药物还有直接抗肿瘤作用。第一代和第二代双膦酸盐药物（氯膦酸二钠、帕米膦酸二钠、阿仑膦酸钠等）能减轻骨转移患者骨痛、预防或延缓 SREs。第三代药物包括唑来膦酸、伊班膦酸钠和因卡膦酸二钠，除了具有第一、二代药物的疗效外，还具有显著降低高钙血症的作用。双膦酸盐常和化疗、靶向治疗、免疫治疗、放疗、手术等常规抗肿瘤手段联合使用。

（2）镇痛药物治疗

骨痛是骨转移患者最常见的症状，也是患者生活质量下降的重要原因，出现骨痛者常需使用镇痛药治疗。镇痛药物的使用遵循世界卫生组织癌症三阶梯止痛治疗指导原则和《癌症疼痛诊疗规范（2018 年版）》指导原则。常用的止痛药物包括阿司匹林、布洛芬、双氯芬酸钠、对乙酰氨基酚等非甾体类抗感染药和吗啡、羟考酮等阿片类药物及抗抑郁药、抗惊厥药物、激素等辅助镇痛药。医生会仔细评估患者疼痛症状的程度、性质及治疗情况，按照口服给药、按阶梯给药、按时给药、个体化给药和注意具体细节五大基本原则，合理选择药物，达到最佳镇痛效果的同时尽量减少不良反应。

（3）放疗

放疗是缓解骨转移疼痛的重要方法，50%～80% 患者在放疗后疼痛减轻。骨转移发生在股骨、脊柱等承重骨的患者，容易发生病理性骨折，即使没有症状，也可进行放疗，预防 SREs 的发生。发生在非承重骨如肋骨、胸骨的骨折，如果出现使用阿片类镇痛药物也不能缓解的骨痛症状，或是日常生活受到影响的患者，尽早进行放疗可以有效缓解症状、恢复功能。放疗手段首选外照射治疗，其中立体定向体部放疗可以显著缓解患者症状，局部控制率也大大提高，适用于寡转移（转移灶在5个以内）的患者。

（4）手术治疗

手术主要适用于采用放疗等保守治疗手段后转移灶仍不能得到控制的患者，包括疼痛症状持续加重、功能不能恢复，或是即将或者已经发生病理性骨折，或者脊柱骨转移出现或即将出现神经压迫症状的患者。手术能够使患者立刻解除症状，术后可获得更好的生存质量。并非所有患者都有手术机会，手术治疗要求患者有较长的预期寿命（3个月以上）、全身状况能够耐受手术，且全身病变治疗有效、预后较好。如果患者疾病处于进展状态，预期寿命短，手术治疗则没有太大的意义。

（5）其他治疗手段

消融治疗、骨成形术、近距离治疗（放射性粒子植入）等微创治疗手段操作简便、创伤小、恢复快并且安全性高、副作用少，近年来发展逐渐成熟，为不能耐受或不愿接受其他治疗手段的患者提供了另一种选择。

147. 骨转移的治疗原则是什么？

（1）孤立性骨转移

多项回顾性研究表明，对孤立性的骨转移采用积极的治疗措施可以使患者获益，延长生存期。身体状况良好，肺部病变可以切除的患者可以选择原发病灶手术或放疗＋骨转移灶放疗或手术，结合全身化疗和双膦酸盐治疗。N_2或者T_4的患者可序贯放化疗或同步治疗＋骨转移放疗，结合全身化疗和双膦酸盐治疗。

（2）多发骨转移

1）全身治疗

多发骨转移患者以全身治疗为主，按照晚期肺癌的治疗原则选择化疗、靶向治疗、免疫治疗等手段，联合双膦酸盐和全身镇痛药物进行治疗。已有研究表明，EGFR-TKI药物吉非替尼能够显著改善骨转移患者病理性骨折的发生风险，适用于驱动基因阳性的骨转移患者。研究发现，血管生成抑制剂贝伐珠单抗联合化疗方案可以延缓骨转移进展、降低SREs发生概率。驱动基因阴性的晚期非鳞癌非小细胞肺癌发生骨转移的患者一线治疗可以考虑这一方案。

2）局部治疗

针对骨转移灶的局部治疗包括放疗、手术等。身体状况良好、全身病变稳定的患者在治疗上可以更积极些，尽量提高局部控制率。身体状况较差、全身病变进展的患者，对骨转移的治疗往往是一种姑息性治疗，以缓解症状、减轻患者痛苦为主，没有症状且预期寿命较短的患者可以不进行治疗。

第 6 章

肺癌治疗后追踪

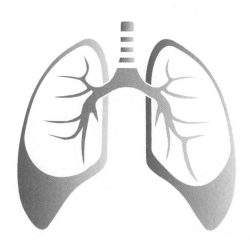
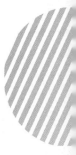

148. 肺癌日后追踪与常见检查项目有哪些?

肺癌治疗后没有症状或者症状稳定的患者按照医生的嘱托定期复查即可。主要的检查项目是胸部 CT 和腹部影像学检查。复查时医生还会询问患者的症状,为患者进行查体。此外还会询问患者是否戒烟,如果没有,医生会鼓励患者尽早戒烟。

（1）手术或者立体定向体部放疗后

①治疗后第 1～2 年:早期非小细胞肺癌患者在手术切除后或立体定向体部放疗后,建议前两年每半年复查一次。医生会根据情况为患者选择胸部 CT 平扫或者胸部增强 CT,腹部检查选择腹部 CT 或者腹部 B 超。

②治疗后第 3～5 年:每年复查一次,进行胸部 CT 平扫及腹部 CT 或 B 超。

③治疗 5 年以后:早期肺癌如果 5 年内没有复发,5 年以后复发的概率就比较小了,不过仍然建议患者坚持每年至少检查一次胸部 CT + 腹部 CT 或腹部 B 超。

（2）根治性放化疗后

不能手术的患者在根治性放化疗结束后,复查要频繁些。建议前三年每 3～6 个月复查一次,第 4 年和第 5 年每 6 个月复查一次,5 年后可以每年进行一次复查,复查项目为胸腹部增强 CT（包括肾上腺）。

（3）全身治疗后

晚期非小细胞肺癌全身治疗结束以后,建议患者每 6～8 周到医院复查一次,进行胸腹部增强 CT（包括肾上腺）。如果患者合并有脑转移还要进行脑部增强 MRI 检查,有骨转移的患者要进行骨扫描。

需要注意的是,无论分期和治疗如何,在随访过程中如果出现了症状加重或者以前没有的新症状,应该随时就诊复查。

149. 肺癌手术后或者放化疗后需要定期进行 CT、磁共振成像、骨扫描等检查,是否会有诱发其他癌症的风险?

有些患者可能会担心短时间内多次复查带来的辐射会诱发新的癌症。磁共振成像是没有辐射的,CT 等放射性检查及骨扫描、PET-CT 等核医学检查的确有一定辐射量,可能会有辐射诱导性癌症风险,但是目前这方面研究证据不足,并不能确切估计患者接受放射性检查后实际发生诱导性癌症的风险。

对于肺癌患者来说，复发和转移仍然是威胁患者生存期的关键因素，即使是早期肺癌经完全性手术切除后的患者，仍然有一定的复发和转移概率。定期复查能够及时发现复发或者转移迹象，及时给予干预和处理，尽可能延长生命和改善患者的生存质量。因此，患者的获益要远远大于复查带来的尚不确定的致癌风险。

有相关指南建议的随访复查间隔是在大量研究和临床经验基础上总结出来的最佳间隔。同时，在实际医疗工作中医生也会尽量避免不必要的重复性检查，在保证检查结果满足要求的基础上，尽量选择辐射小的检查，例如，除了治疗前就存在骨转移的晚期肺癌患者，其他患者如果没有骨转移的症状，一般不建议患者将骨扫描作为常规复查项目。

所以，患者不必过于担心检查带来的辐射，应听从医生的建议，及时随访以帮助掌握自身的病情动态。

150. 肺癌患者治疗后是否会再次复发或增加罹患其他癌症的风险？

肺癌患者治疗后复发与否，受肿瘤的分期和治疗情况等多种因素的影响，在一定程度上难以得出确切的结论。而是否罹患其他癌症又会受到遗传因素、吸烟等外界条件的共同影响，癌症治疗手段本身亦有增加患其他疾病的风险，但总体发生概率很低，无须过度担心。

肺癌患者在治疗后存在复发和远处转移的可能，即使是早期肺癌完全切除的患者也可能复发。有研究显示，非小细胞肺癌手术后复发转移率为45.4%，Ⅰ期患者术后复发率和转移率分别为20.3%、45.5%，Ⅱ～Ⅲ期患者术后复发率和转移率分别为45.5%、47.7%。

看到如此高的复发率，有些患者可能会对治疗失去信心。需要注意的是，对于每个患者而言，是否复发与分期、肿瘤的分化程度、淋巴结转移数目和治疗情况等因素都有关系。同时，肿瘤的发展是一个复杂的过程，即使疾病的情况相同，每个患者的体质、免疫功能也存在个体差异，复发与否有时是一个难以预测的问题。面对肿瘤，患者可以做的就是树立信心、放平心态、积极配合治疗。

此外，肺癌患者术后存在发生第二原发肺癌（与原来的肺癌无关的新的肺癌）和其他部位恶性肿瘤的风险，大样本研究显示这一风险在3%左右。澳洲一项研究调查了342例手术后的非小细胞肺癌患者，在其术后十年间，有多达 25 例患者（占 7.3%）出现了第二原发肺癌。有 64 例患者（占 18.7%）出现了非小细胞肺癌以外的其他癌症。

肺癌患者易发生其他癌症的原因可能是多方面的。首先，许多癌症（包括肺癌）和遗传因素有关，也就是说，一些肺癌患者本身存在癌症家族史，从遗传角度来说具有癌症易感性，发生其他癌症的风险也较高。其次，肺癌与吸烟关系密切，许多肺癌患者都有长期吸烟史，而烟草中含有的致癌物质不仅会导致肺癌，已经证实还会导致包括口腔癌、鼻咽癌、喉癌、食管癌、胃癌、肝癌、胰腺癌、肾癌、膀胱癌、宫颈癌等在内的多种癌症。

当然不可否认肺癌的治疗也会增加患癌风险。在肺癌治疗手段中，放疗和化疗本身都具有致癌作用。不过，放疗引发恶性肿瘤的潜伏期长，一般在 20 年以上。化疗可导致发生急性白血病等血液系统疾病，但在肺癌患者中的报道并不多见。肺癌患者多为高龄患者，因此担心在多年以后发生二次肿瘤的风险而放弃治疗其实是没有必要的。

151. 肺癌即便接受治疗，延长生命的效果有限吗？

肺癌患者的预后与组织学类型、分化程度、病变范围、患者的个人状况和治疗方法有关，不可一概而论。

非小细胞肺癌手术后患者总的 5 年生存率为 30% ~ 40%，早期肺癌患者可达 70% 以上。因心肺功能等原因不能手术的早期患者，立体定向体部放疗后 5 年生存率也可达到 34% ~ 50%。一般说来，癌症患者只要治疗后五年内不复发，以后复发的可能也会比较小了。可见早期肺癌患者及时治疗后治愈的可能是非常大的。

局部晚期非小细胞肺癌的预后要比早期患者差些，总的 5 年生存率为 15% ~ 25%，ⅢA 期患者 5 年生存率 15% ~ 23%，ⅢB 期 6% ~ 7%。手术联合放化疗后的患者 5 年生存率可达 40%。失去手术机会、接受放化疗的局部晚期非小细胞肺癌患者中位生存期为 17 个月，5 年生存率为 16%。

即使是晚期肺癌患者，治疗也是有意义的。Ⅳ期患者如果不进行治疗，中位生存期仅有 3 ~ 4 个月，仅有 10% ~ 15% 患者生存期超过 1 年，而在治疗后生存期可显著延长，尤其是驱动基因阳性的患者，靶向治疗后中位生存期可达 2 ~ 3 年，甚至有部分患者可实现长期生存。

需要注意是，以上数据仅代表每一分期的平均水平，实际上即使是分期相同的患者，预后也可能有很大差别，经过治疗后长期生存的大有人在。因此，诊断肺癌后千万不要轻易放弃治疗，请保持乐观平和的心态，积极接受治疗，争取最好的治疗效果。

152. 肺癌患者能否接种肺炎与流感疫苗？

肺癌患者身体虚弱，抵抗力低下，容易发生感染，尤其是一些有长期吸烟史、存在肺部基础疾病的患者，发生肺部感染的风险增高。那么，肺癌患者能不能接种肺炎疫苗和流感疫苗呢？

答案是肯定的。美国 NCCN 指南建议肺癌患者接种肺炎疫苗和流感疫苗，年龄超过 65 岁或是免疫功能受抑制的年轻患者建议接种肺炎球菌疫苗，流感疫苗则需要每年接种一次。这是因为流感疫苗是针对流感病毒的疫苗，病毒的特点就是容易发生变异，一旦变异后原本接种的流感疫苗就不能再起到保护作用，而研究者每年都会根据病毒的变异情况研制新的疫苗，因此流感疫苗必须每年接种。而肺炎球菌疫苗针对的是肺炎链球菌，属于抗细菌疫苗，保护力要持久得多，一般可以在 5 年后再次接种。

需要注意的是，由于放疗、化疗等的副作用常会引起骨髓抑制，白细胞数下降，患者免疫功能受到影响，在治疗期间接种疫苗可能不能很好地刺激免疫系统产生免疫力，因此如果要接种疫苗，要提前咨询您的主治医生。指南建议尽量在肺癌治疗开始 2 周前接种疫苗，已经接受化疗的患者，应该在化疗结束至少 3 个月以后进行。

疫苗的种类优先选择灭活疫苗或是重组疫苗，尽量不要选择减毒活疫苗，因为其中的活病毒有使免疫力低下的肺癌患者发生感染的风险。

第 7 章

肺癌患者的生活照护

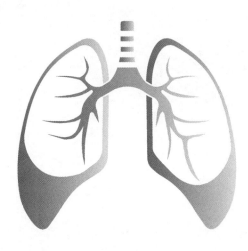

心理照护

153. 肺癌患者可能出现哪些心理困扰？

肺癌不仅会给患者的身体带来不良影响，也会引起患者的心理反应。不论是刚诊断癌症时、治疗过程中还是治疗以后，患者都可能会经历一系列的心理考验。医学上将癌症患者出现的包括从一般的脆弱、悲伤、害怕情绪到具有临床意义的抑郁、焦虑、惊恐、社会隔离、存在精神危机感等心理反应统称为"心理痛苦"（distress）。

心理痛苦是肿瘤患者常见的症状，据统计，国内癌症患者中发现存在心理痛苦的比例达 24.2%。肿瘤带来的不适症状、医药花费带来的经济问题和家属关系的变化、对疾病本身的忧虑等都是患者心理痛苦的可能来源。心理痛苦不仅可能会加重患者的疼痛、疲乏等症状，降低患者的生活质量，还会影响患者治疗的依从性，使患者对治疗采取消极态度甚至拒绝接受治疗。动物实验发现，心理问题会干扰抗肿瘤免疫能力，促进肿瘤进展。另外，心理痛苦还可能会影响化疗药物、抗血管生成药物的疗效。

（1）诊断初期

尽管随着医学进步，癌症的治疗已经有了很大进展，但大多数情况下癌症仍然是一个难以治愈、病死率高的疾病，得知身患癌症对患者是一个很大的心理冲击。患者的心理反应可以分为以下几个阶段。

①休克——恐惧期：患者初次得知自己得了癌症，反应强烈，表现为震惊、恐惧，同时会出现心慌、眩晕甚至晕厥的生理反应。

②否认——怀疑期：当患者从最初的情绪波动中恢复冷静，往往会通过否定患病事实来缓解癌症诊断给自己带来的紧张和痛苦，患者和家属会怀疑医生的诊断是否正确，辗转各大医院求医，希望有一位医生能否定癌症诊断。

③愤怒——沮丧期：当患者发现努力也不能改变癌症诊断时，会变得愤怒、易激惹，有时会出现攻击他人的行为；与此同时，患者会出现悲哀、沮丧的情绪，常常会感到绝望，甚至有患者会产生轻生的念头或行为。

④接受——适应期：在一系列的检查和治疗过后，患者最终接受了患病的事实，但大部分患者无法恢复到患病前的状态，常会陷入长期的抑郁和痛

苦中。

（2）治疗期间

肿瘤治疗的副作用也会给患者带来心理困扰。放化疗的恶心、呕吐、厌食、口腔黏膜炎、食管炎等毒副反应常会使患者产生焦虑、恐惧情绪。化疗常见的副作用——脱发也是许多患者尤其是女性患者的苦恼，患者的自信和自尊心常会受到影响，一些患者可能会产生社会退缩心理，不愿与人交往。

另外，肿瘤患者常会出现癌痛、疲乏、失眠等情况，往往与患者的不良情绪存在交互作用，疼痛、失眠会加重患者的焦虑、抑郁情绪，而患者的心理痛苦又会反过来使患者感受到更明显的疼痛、疲乏症状。

（3）疾病终末期

终末期肺癌患者在身体和心灵上都会面临巨大挑战。一方面是治愈失去希望，疾病本身和治疗产生的不良反应的双重折磨可能会让患者产生绝望、抑郁的情绪，加之想到给家人带来的负担，有些患者会产生放弃治疗甚至自杀的想法；另一方面患者可能对面临死亡充满恐惧，对生活仍有依恋和遗憾，放心不下家人。种种情绪会构成终末期患者的复杂心理。

154. 要不要告诉患者得了肺癌？

确认肿瘤的诊断后，几乎所有家庭都会面临一个难以抉择的问题，就是要不要告诉患者本人得了肺癌？

（1）病情知情权是患者及其家属的权利

《中华人民共和国执业医师法》第二十六条规定，医师应当如实向患者及其家属告知病情，同时还规定应注意避免对患者产生不利后果。法律规定医生应该向患者及家属说明病情，肿瘤患者也不例外。我国内地的调查显示，如果是早期肿瘤，90.8%的人认为应该得知真实诊断，如果是晚期，也有60.5%的人认为应该被告知真实情况。然而在实际医疗工作中，为了避免患者难以承受癌症的打击和不必要的医疗纠纷，医生往往会选择先告知家属，再由家属决定是否告知患者，患者的知情权常常转变成为家属的知情权。

（2）为什么家属会对患者隐瞒病情

实际上在我国只有约三分之一的肿瘤患者完全知晓自己的病情。部分患者家属会选择不告知患者实情或者仅告知患者部分情况（比如仅告知晚期患者的诊断而不透露疾病的严重程度、预后情况），这在一定程度上可以理解。由于当前我国社会上普遍对癌症的认识不足，人们脑海中常存在癌症就是绝症的错误观念，部分家属认为患者性格敏感、脆弱，难以承受现实，且告知患者对治疗没有实际益处，反而可能使患者失去对治疗和生活的信心，甚至"想不开"而自我放弃，因而选择对患者隐瞒病情。这种情况下，即使医生觉得患者有知情的必要，一般也会尊重患者家属的选择。

（3）了解真实病情对患者有什么好处

在当前信息高度发达的社会背景下，要做到对患者完全隐瞒并不容易。因为即使医生和家属不告知患者，患者也很有可能通过手机、网络等各种途径找到自身病情的蛛丝马迹。而患者一旦察觉家属对自己有所隐瞒，失去对家庭成员和医护人员的信任，可能会变得更加敏感、多疑，陷入猜测、恐惧和焦虑之中，反而会加重患者的心理负担，甚至会影响患者对治疗的依从性。另外，隐瞒病情可能会使医生的治疗决策受限，从而影响治疗效果。

如果能够在恰当的时机告知患者关于他们想知道的自身病情，对患者来说不仅能帮助他们缓解对未知的焦虑，还能让他们对疾病的预后有一定心理准备，尽早对未来进行规划，对于家属来说也能不用顾忌患者，为患者提供悉心的护理和引导。另外，对于一些文化水平较高和心理素质较好的患者来说，了解真实的病情在一定程度上能够使他们增加参与感，提高治疗的配合度，对疾病的预后产生积极影响。WHO 建议，在充分了解患者的心理条件和承受能力基础上，有计划地告知患者真实病情。

（4）是否告知因人而异

总的来说，目前在临床上是否告知、是否全部告知病情仍然需要结合患者的心理承受能力、病情的严重程度、治疗需要、家属意见综合考虑。对于部分心理承受能力较差、一时难以接受诊断的患者，如果家属也要求隐瞒，可以采取隐瞒或者部分隐瞒的方式，但是一定要注意医护人员、家属与患者交流的信息要保持一致性，以免加重患者的精神负担。而如果患者有了解真实病情的诉求，且患者表现出较强的承受能力，可以结合家属的意见，选择合适的时机以合适的方式由医生或者家属告知，以便治疗的顺利进行。

155. 医生如何告知"坏消息"？

医生告知患者及其家属病情时，一般会从以下几个方面着手。

（1）选择合适的告知时机和地点

一般来说，医生会提前告知家属疾病诊断，和家属商议合适的告知时机。告知时医生会选择一个相对隐私的环境，并请 1 ~ 2 名能够参与治疗决策的亲属参加，为患者提供必要的心理支持。

（2）了解患者对病情的掌握及对信息的需求

告知之前，医生需要评估患者目前对自身病情的了解程度，可能会询问患者目前知晓的病情信息，然后确认患者想要了解哪些信息。假如患者只想知道检查结果而不愿了解治疗的详细细节，可以请医生与家属另外选择时间单独交流。

（3）告知疾病诊断及相关信息

在告知疾病诊断之前，医生会适当予以铺垫，使患者有一定心理准备，以减轻不好的结果对患者直接造成的心理冲击。然后医生会告知患者的诊断、预后及其他相关情况。医生的告知不仅是简单地宣告诊断结果，同时也会向患者普及疾病相关的知识，纠正患者的一些错误印象，比如"癌症等于死亡""癌症就是不治之症"，帮助患者建立对癌症的正确认知，不论分期如何，医学上都会有相应的措施给予治疗。如果患者有任何疑问，可以尽管提出。

（4）提供情感支持

得知身患癌症后，患者可能会经历从沉默到怀疑、哭泣、否认或愤怒的情感变化，医生会安抚患者的情绪，家属的陪伴和安慰这时也非常重要。

（5）讨论诊疗计划

如果患者做好了充分的心理准备，医生会与患者及家属讨论下一步的诊疗计划，明确未来的治疗措施能够减少患者的不确定感和焦虑，更易建立治疗的信心。

156. 家属告知患者病情时要注意什么？

临床上，许多患者亲属会选择由自己而非由医生向患者告知病情。在告知病情时为了给患者提供最大程度的情感支持，减少患者对疾病的恐惧、焦虑，那么家属与患者沟通病情时有以下注意事项。

（1）评估患者对疾病的了解

在告知病情前家属可以提问一些开放性的问题，比如"你最近感觉身体怎么样""你怎么看你的病情""你觉得这些检查有用吗"，了解患者对自身病情的掌握情况。

（2）判断患者对病情知情的需求

患者既有病情知情权也有不想知道病情的权利。大部分患者都会有了解病情的心理需求，然而也有少部分患者可能会对病情采取回避态度，不愿详细了解，家属可以通过一些试探性的问题来了解患者对病情知情的态度，比如"你问过医生你的病情了吗""我刚从医生那儿回来，医生告诉我一些情况，你想知道吗"。

（3）循序渐进、留有余地的告知

分次告知的方式可能比一次全部告知更容易使患者接受。因此家属可以有计划、有步骤地向患者传达病情的有关信息，使患者在心理上有缓冲的余地。

①部分告知、逐渐渗透：如果是已经发生转移的晚期患者，可以先告知患者主要诊断，而对于没有症状的转移可以先有所保留，以免增加患者的精神负担，当日后需要告知时再说明。

②留有余地、保留希望：告知癌症的同时需要注意为患者保留希望，告知患者疾病诊断、治疗和预后情况时，要尽量告知患者所有治疗的有利因素，使患者感受到虽然罹患癌症是一件不幸的事，但不幸之中仍有万幸，积极治疗仍然有意义。例如，对早期患者就可以说"虽然医生说是恶性的，但是幸好发现及时，手术治疗仍有治愈的机会"，对存在基因突变的晚期腺癌患者可以说"所幸你的基因突变是阳性，咱们还有机会进行靶向治疗，副作用小，也能取得不错的效果"。

（4）情感支持

当患者刚刚得知患癌的坏消息时，常会出现震惊、无助、悲哀、哭泣、否认甚至愤怒等情绪反应，这时家属可以通过倾听、陪伴、理解等方式表达对患者的情感支持。

①耐心倾听，给患者宣泄情绪的机会。在倾听过程中与患者保持眼神的交流，患者的倾诉往往是一种情绪的释放，即使患者所说的内容没有意义，也要保持专注，向患者传达自己的关心。

②当患者出现痛苦的表情或者哭泣时，可以握住患者的手或者轻拍患者的肩膀或手臂，或者通过拥抱等方式回应患者，表达情感的共鸣。

③表达自己对患者的理解和陪伴。可以对患者说"当医生那样说的时候我也很难接受""我知道你现在的痛苦是很难想象的""我理解……""我会一直陪着你""现在很困难，但我会和你一起面对"，让患者感受到家

人对自己的支持。

157. 患者和家属如何面对癌症？

癌症对患者和家属都是一个不小的挑战，治疗过程的复杂、病情的反复，以及患者身体上逐渐面临的不适可能使患者及家属陷入无助、愤怒、焦虑、抑郁甚至绝望的不良情绪中。在这种情况下，学会排解压力和消极情绪，寻求外界的支持，对于患者和家属都十分重要。

如果你是患者，可以这样做

（1）积极适应角色的转变　罹患癌症可能会使患者原有的生活被打乱，尤其是住院治疗的患者。有些患者可能患病之前仍在工作岗位，有些患者可能平时承担的是照顾家人的责任，患病会使您失去原有的社会角色，一下子从照顾别人变成了被照顾者，生活完全被治疗计划左右，许多患者可能会感觉到对生活失去掌控，生命失去了存在价值，成了家人的累赘。在这种情况下积极适应角色的转变，主动了解和参与治疗过程，可以帮助患者在新的生活中快速找到自己的位置，并对生活重获一定的掌控感，减轻焦虑和恐惧情绪；努力寻找新的生命价值，比如为了关心自己的家人也应该积极配合治疗，树立治疗的信心，能帮助患者赶走悲观、抑郁的情绪，重新燃起对生活的希望。

（2）主动表达自己的不适　疾病出现后，患者可能面临许多身体上的不适，比如疼痛、疲乏、失眠等，有些患者可能会认为这些症状是不可避免、无法解决的，说出来会妨碍治疗、给家人带来负担，从而使自己陷入孤独无助的痛苦和焦虑中。其实这些不适都有相应的办法可以缓解，请不要憋在心里，主动告知医护人员和家属你的症状，让他们来帮助你选择合适的办法解决。当然，表达不适也要掌握一定的"度"，借机随意发泄自己的负性情绪和脾气，只会加重自己和家人的痛苦。学会自我管理和换位思考，试着体会家属的心情，理解他们照顾患者的不易，和家人同心协力与疾病做斗争同样是一件有意义的事。

（3）学会放松，转移注意力　许多患者在患病后因心情抑郁加之体力下降、身体虚弱，放弃了原本的娱乐活动，陷入卧床不起或者闭门不出的状态，每日沉溺于患病的不幸和疾病带给自己的不适中，意志逐渐消沉。其实许多癌症患者在一段时间内仍能保持良好的体力，可以尝试进行瑜伽、打太极、跳广场舞、爬山等体育活动适度锻炼，这有助于放松心情，还能提高身体耐力。如果患者有下棋、绘画、书法等业余爱好，不妨继续坚持，可以帮助患者忘记身体上的不适和烦恼，并舒缓压力。身体状况不允许、长期卧床的患者可以通过听音乐、闭眼深呼吸、冥想、按摩等方式舒缓心情和分散注意力。香薰有助于舒缓神经，可以在房间内放置香薰机，营造舒适放松的环境。

如果你是家属，可以这样做

（1）鼓励患者表达不适　患者患病后面临巨大的身心压力，疾病本身和治疗的副作用都会造成患者出现一些不适症状，这些症状带来的痛苦有时是常人难以想象的，严重影响患者生活质量并会加重患者的焦虑、抑郁情绪，有时患者为了避免给家人带来麻烦会选择独自忍受，家属要积极发现并引导患者表达自己的不适症状，并向医护人员反馈，同时在生活细节上想办法缓解其不适。倾听是最好的陪伴，有时仅是耐心的倾听就可以让患者感受到自己不是在孤身与疾病的斗争。

（2）理解患者的心理需求　一项针对低收入和中等收入国家癌症患者的调查显示，大多数患者都表示希望能够知道自己疾病预后的真实情况。因此家属在结合患者的性格和心理承受能力考虑的基础上，对于承受能力强的患者，可以适当告知患者部分真实病情。站在患者的立场上，以平等、尊重和接纳的态度对待患者，并让患者表达自己的真实想法，可以达到明显改善患者的抑郁、焦虑等负性情绪的效果。相比遮遮掩掩、互相隐瞒或是避而不谈，坦诚沟通、表达各自的顾虑和想法更能让患者和家属双方感受到互相支持，释放各自的压力。

（3）寻求社会支持　家属和患者可以通过网络等平台加入抗癌俱乐部等癌症病友组织，走出自己的小圈子，和病友交流共同的抗癌经历，相互扶持、相互温暖，增强战胜疾病的信心。可以聆听抗癌明星讲述自己的抗癌故事，通过榜样的力量，鼓励患者与疾病斗争，也可以讲述自己的故事带动其他病友，在相互鼓励中获得更多的精神力量。如果感觉患者病情较重，家属照料力不从心时，还可寻找当地的安宁疗护专业机构，在那里有专业的安宁疗护团队从生理和心理方面悉心照顾患者，能使患者获得更专业的护理和更好的生活品质，同时也可以缓解家属的压力，不过目前我国这方面的专门医疗机构还主要集中在大城市。2001年李嘉诚基金会开始实施"人间有情"全国宁养医疗服务计划，与全国各地医院合作成立宁养院，医护人员和义工定期上门，为贫困的晚期癌症患者免费提供镇痛治疗、护理指导、心理疏导等服务，目前合作创办的宁养院已达 30 余家。

158. 家属、朋友到病房探视时应注意哪些事项？

癌症患者常会有焦虑、抑郁等负性情绪，面临身体和心理上的双重考验，亲友的探视可以为患者和家属提供很大的心理支持。亲友前去探视也有一些事项要注意。

首先，如果患者尚未知晓病情，应该选择在适当的时机用合适的方式告知他，患者如果在没有心理准备的情况下得知病情，可能一时难以接受。因此，家属一定要提前和前来探望的亲友沟通好，不要在言语中透露出疾病诊断信息或者表现出悲哀同情的表情，以免引起患者的猜疑，引起焦虑情绪。如果患者知道自己已经患有肺癌，也要提前了解患者对病情的掌握情况，以免不经意向患者透露其尚未知晓或者家属不愿让患者知晓的信息。

其次，很多时候患者需要的不是同情，而是真诚的关心和理解。因此前去探望的家属应该注意多倾听患者的想法，鼓励患者说出生理和心理上的不适，并积极提出建议、寻求解决办法，表达自己的关心，让患者感受到温暖，而不是一个人在承担疾病的痛苦。

另外，患者患病后常会觉得人生失去了价值和意义，自己成为家人的负担，从而产生消极抑郁的情绪。亲友探视时可以开导患者，帮助患者发现生命存在的价值，引导患者树立治疗的信心。要引导患者积极看待病情而不要用一些盲目乐观的话压制患者的情绪，比如当患者表达对病情的担忧时，要鼓励患者表达自己的顾虑，引导患者注意治疗的效果，而不要对患者说"不要胡思乱想""一定会治好的"，这样的言辞只会让患者感觉得不到理解，而逐渐封闭自己，将心事积郁于心，造成患者的抑郁。

此外，肺癌是一种与吸烟有关的癌症，如果患者有长期吸烟史，可能会有自责情绪，亲友可以劝诫患者戒烟但注意不要责怪患者，以免增加患者的负罪感。

还要注意的是，患者患病后需要安静的环境，一次探望的人数不要太多，探望次数不要太频繁，以免影响患者休息，造成患者的焦虑，反而得不偿失。

159. 对亲友的关心如何回应？

坚强地与疾病抗争，积极配合治疗就是对亲友关心的最好的回应。然而患者患病后需要家人的照顾，加之医疗费用造成的经济负担和疾病引起的生理痛苦等原因，常常会出现自卑心理，觉得自己失去了生存的价值或是成为家人的累赘，从而产生自暴自弃的想法。这时患者要学会换位思考，试着体会亲友的心情，感恩亲友照料自己的不易，对于他们来说挚爱亲人的自我放弃可能比疾病本身更让他们痛心。既然患病这一事实已经无法改变，不妨勇敢地面对它，主动寻求家人的帮助和支持，而非逃避患病的事实，合理表达自己的顾虑和担心，与家人一起分担忧虑、计划未来，在与家人同风雨共患难的过程中也许患者就会重新发现生命的意义所在。

另外，罹患肺癌可能会使患者与原来的朋友产生距离，脱离了原本的工作和生活，一些患者可能会感觉自己和别人不一样了，不愿面对甚至是逃避朋友的关心和问候，从而失去原本的友谊，更加感到孤独。其实这是没有必要的，保持开放的心态、积极勇敢的态度会使患者获得朋友的尊重，与周围人良好的关系也会让患者在与疾病斗争的过程中感受到温暖和力量。

160. 肺癌患者需在意别人的治疗用药及存活期吗？

当前网络和媒体十分发达，许多患者加入了一些病友圈子或在网络上看到他人分享的治疗经历，又或者在住院时听到病房的病友谈起他们的治疗，难免会和自己的治疗对比，那么肺癌患者到底要不要在意别人的用药或是存活期呢？

我们的建议是不需要。当前肿瘤的一大治疗理念就是"个体化治疗"，癌症治疗都是基于患者病理类型、分期、年龄、身体状况给予个性化的治疗。不同患者的情况不同，治疗上难免存在差异，具体怎么治疗，医生会根据患者的情况，为患者量身定制最适合的方案。我们可以从他人的治疗经历中汲取经验和力量，病友之间相互交流也可以使患者获得归属感和认同感，相互鼓励、相互温暖，但不必过于在意治疗上的差异。患者毕竟没有医学背景，有时难免存在认识上的误区，盲目地比较别人和自己的用药并没有什么实质性的意义。

至于存活期，更不需要在意。癌症的发展是一个复杂的过程，和多种因素都有关系。每个患者的疾病情况不可能完全相同，身体情况也存在差异。即使您和别人肿瘤情况相似、治疗方案相同，由于个人体质不同，生存期也可能有很大差异。纠结别人的存活期是没有意义的。

面对癌症，我们唯一能把握的就是把注意力放在当下，做自己能做的事，积极配合医生，树立信心，保持平和的心态，过好生命的每一天。

饮食照护

161. 肺癌患者有哪些营养问题？

肺癌患者受肿瘤本身不断增殖和放化疗等治疗措施毒性的影响，常出现疼痛、恶心、呕吐、腹泻、口干、口腔炎、味觉改变等问题，导致患者食欲不振、吸收不良、代谢紊乱，加之患者消耗增加，容易出现营养问题。肿瘤患者的营养问题可以表现为营养不良，部分患者甚至出现恶病质及肌肉减少症。

（1）营养不良

营养不良是指营养物质的摄入与机体的营养需求不协调，从而对机体造成不良影响，包括营养过剩和营养不足两个方面。肿瘤营养不良特指的是营养不足，好发于65岁以上老年肺癌患者。通常可以将营养不足分为以下三种类型。

①能量缺乏型：患者以能量摄入不足为主，导致皮下脂肪和骨骼肌显著消耗、内脏器官萎缩、形体消瘦，故又称为消瘦型营养不足。

②蛋白质缺乏型：这种类型的患者能量摄入基本满足但严重缺乏蛋白质，患者会出现全身水肿，称为水肿型营养不足。

③混合型：能量与蛋白质均缺乏者，称为混合型营养不良，临床上以这一类型的营养不足最为常见。

临床上常用体质指数（body mass index，BMI）来诊断营养不良（表7-1）。BMI的计算公式为体重（kg）除以身高的平方（m²）。另一种常用的方法是通过理想体重诊断（表7-2）。临床上常根据改良Broca公式计算：理想体重（kg）=身高（cm）-105。

表7-1 BMI诊断法

BMI（kg/m²）	
<18.5	营养不良
18.5~23.99	正常
24~26.99	超重
≥27	肥胖

表 7-2　理想体重诊断法

实际体重占理想体重的比例	
90%~99%	营养适宜
80%~89%	轻度营养不良
70%~79%	中度营养不良
60%~69%	重度营养不良

（2）恶病质

恶病质是营养不良的特殊形式，常发生于肿瘤控制不佳的患者，表现为常规营养治疗不能逆转的骨骼肌肉量持续减少，可以伴有脂肪组织的减少，最终会引起机体功能障碍。

如果患者没有刻意节食，半年内体重下降超过 5% 即为肿瘤恶病质。

患者出现任何程度的体重下降超过 2% 并伴有 BMI < 18.5 kg/m^2 或者出现肌肉减少症也可诊断为肿瘤恶病质。

（3）肌肉减少症

肌肉减少症指的是肌肉的质量减少（男性 < 7.26 kg/m^2，女性 < 5.45 kg/m^2）并伴有力量下降或者身体功能下降，可以导致身体残疾、生活质量下降甚至死亡。

肌肉减少症包括原发性和继发性，原发性肌肉减少症指的是老化引起的肌肉减少，肿瘤及营养不良等原因引起的肌肉减少症属于继发性。

162. 肿瘤患者的营养治疗原则是什么？

患者的营养状态对肿瘤治疗十分重要。肿瘤患者如果存在营养问题，会使身体变得更加虚弱、免疫能力下降、易于感染、体重极度下降，不仅会使机体本身的抗肿瘤能力下降，还会使患者对化疗、放疗和手术治疗的敏感性和耐受能力降低，发生不良反应、并发症的风险明显增加，甚至会导致治疗中断、疾病恶化，大大影响治疗效果，使生存期缩短。据统计，我国 67% 肿瘤住院患者都存在营养不良。有 20% 肿瘤患者直接因为营养不良而死亡，营养不良是肿瘤患者的主要死因。

建议所有的肿瘤患者入院后，常规进行营养评估，在确立肿瘤诊断的同时确定营养诊断。按照营养状况将患者分为无营养不良、可疑营养不良、中度营养不良、重度营养不良，指导下一步的治疗。

无营养不良的患者可以直接进行手术、放化疗、靶向治疗、免疫治疗等抗肿瘤治疗，可疑营养不良的患者可以在进行饮食调整等营养教育的同时开展抗肿瘤治疗，中度营养不良的患者需要进行包括肠内营养、肠外营养在内的营养治疗并同步抗肿瘤治疗，重度营养不良的患者需要在营养治疗 1 ~ 2 周，患者营养状况有所改善后再同步营养治疗和抗肿瘤治疗（表 7–3）。

表 7–3　营养诊断及治疗策略

营养诊断	治疗策略	
无营养不良	不需要营养干预，直接抗肿瘤治疗	抗肿瘤治疗的一个疗程结束后，重新进行营养评估
可疑营养不良	营养教育的同时抗肿瘤治疗	
中度营养不良	营养治疗的同时抗肿瘤治疗	
重度营养不良	先营养治疗 1 ~ 2 周，再同步营养治疗和抗肿瘤治疗	

163. 肺癌患者如何管理体重？

体重是反映人体营养状态的重要指标，癌症患者应该保持健康的体质指数（BMI 18.5 ~ 24 kg/m^2），体重过低或者过高都对疾病不利，据统计 22% 肿瘤患者直接死于营养不良或者营养失调。体重一旦下降，就很难再恢复，所以应该尽早预防。肥胖的患者发生心血管疾病的风险增加，也会使患者病情更为复杂。

建议患者无论是在治疗期间还是治疗后都注意检测体重，多关注体重变化。可以在家中备一个电子体重计，每天在固定时间（最好是清晨上完厕所后）称量体重，因为一天内不同时间体重也会发生变化。还可以在体重计旁放一个小本子，每次称完记录下来。体质指数在正常范围内的患者继续保持健康的饮食和生活习惯。

（1）持续有体重下降迹象的患者可以采取如下措施。

1）肺癌的治疗（如放疗、化疗）常会引起恶心、呕吐、厌食、味觉改变、口腔炎、食管炎、腹泻等并发症，会影响患者进食，如果同时有这些情况，要及时告知医生，医生可以适当给予药物对症处理。

2）调整饮食：①增加餐次，一天内只要有饥饿感，随时可以进食。②每餐进食汤水不宜过多，以免很快产生饱腹感。③可以进食一些高热量、高营养的食物如坚果等。④多变换饮食花样，菜品尽量做到色香味俱全，增加患者食欲。⑤咨询营养科医师，针对患者情况制订详细、可行的饮食计划。

3）癌症患者容易出现抑郁等不良情绪，也会影响进食，家属要多关心患者的情绪变化，多帮助患者进行心理疏导，还可以向心理科医生求助。

（2）体重超标的患者可以采取以下措施。

①少吃高热量、高糖但营养价值低的食物，例如含糖饮料、油炸食品、快餐、甜点。

②多吃新鲜的蔬菜（含水量高、淀粉含量低的为佳）、水果替代甜点。

③选择水、茶或咖啡替代含糖饮料。

④可以用小容量的餐具进餐，减少每餐进食量。

⑤检测体重变化，每周称量体重。

164. 肺癌患者的饮食原则是什么？

所有的肺癌患者都应该保证摄取丰富、充足的营养。

肺癌治疗期间，由于放疗、化疗常会导致恶心、呕吐、厌食、味觉改变、腹泻、便秘及口腔黏膜炎、食管炎等副作用，患者常会出现进食不足、消化吸收障碍，而治疗期间患者对热量和营养需求较高，容易因为供不应求而出现营养不良，这时要特别注意在饮食上加以调整，改善患者食欲，增加高热量、高蛋白食物，手术的患者术后在短期饮食上也有一些注意事项，前面的章节我们已分别阐述过了。

一旦治疗结束，患者的消化吸收功能逐渐恢复，就应该恢复均衡、正常的饮食。

（1）少吃煎炸、烧烤食物，烹饪方式以蒸、煮、烩、炒为主，使用天然调料，少用酱油、味精、油、盐。

（2）蛋白质来源以禽肉（鸡鸭肉）、鱼肉、豆制品、低脂奶制品、坚果为主。每周摄入红肉类（猪肉、牛羊肉等）不超过500 g，尽量不要食用加工肉类食品。

（3）糖类是人体能量的主要供给来源，建议摄入淀粉类蔬菜、水果、全谷物食品和豆制品。多吃五谷杂粮。尽量少吃精制糖。

（4）在脂肪摄入上推荐烹饪使用橄榄油、菜籽油等富含不饱和脂肪酸的食用油。可适量进食坚果（核桃、杏仁、腰果、碧根果、花生等）及籽类（葵花籽、南瓜子、芝麻等）以获得人体所需的脂肪。鱼肉中的肥肉也是较好的脂肪摄入来源。

（5）建议患者尽量戒酒，如要饮酒，要严格限量，每日白酒不超过50 mL，葡萄酒不超过250 mL，啤酒不超过750 mL。

（6）多吃蔬菜水果。维生素补充剂不能替代食物摄入。除非食物摄入不足，不建议患者额外使用维生素补充剂、抗氧化剂等营养补充剂，目前没有任何证据表明营养补充剂能够起到预防或者治疗癌症的效果。

165. 摄取的食物越营养，肿瘤长得越快吗？

这一说法是没有道理的。癌症一旦发生，则不受机体调控，其生长速度由肿瘤本身恶性程度决定，不会因为患者不摄取营养就停止生长，饮食营养不够的结果只能是肿瘤更多地攫取正常组织的营养供应，导致正常组织细胞营养不足，生长代谢过程受阻。肿瘤对患者的消耗加上治疗的副作用（放化疗常引起恶心、呕吐、厌食、腹泻、消化道炎症等）使患者容易出现营养不良。一旦出现营养不良，患者免疫能力也会随之下降，不仅影响治疗效果，发生感染等并发症的概率也会增加，患者的病情会变得更为复杂。

另外，还有一些患者认为患肺癌后应该吃素，这也是一种错误的观点。多吃水果蔬菜，对降低癌症风险有一定意义，但是完全吃素没有依据。恶性肿瘤是一种慢性消耗性疾病，患者需要均衡的营养尤其是蛋白质、热量来与疾病斗争。

然而也没有必要刻意追求一些所谓"高营养"的补品，如燕窝、冬虫夏草等，这些食物价格昂贵，而且营养价值"虚高"，性价比并不高。燕窝、冬虫夏草中某些成分确实有抗癌作用，然而并没有商家宣传的那样具有神奇的疗效，对于已经患病的肿瘤患者来说其作用可以说是杯水车薪，只能作为保健品食用。而且由于价格昂贵，市场上这类补品常有假冒伪劣产品，误服可能得不偿失。

总的来说，肺癌患者更应注重饮食结构的合理性，保持饮食均衡，多吃富含维生素的蔬菜水果，适量进食禽肉、鱼肉、蛋类等富含蛋白、营养丰富的食物，有条件的患者可以咨询营养科的专业医师来指导，帮助制订合理的饮食计划。切不可听信偏方、谣传，以免造成不良影响，耽误病情。

166. 水果怎么洗才干净？

肿瘤患者免疫力下降，尤其是放化疗的患者，往往易出现骨髓抑制，白细胞下降，并且容易出现腹泻，饮食上需特别注意。除了选择水果去皮以外，不能去皮的水果怎么洗才能放心食用呢？下面给出几种把水果洗干净的小技巧。

（1）清水清洗

如今在果蔬生产中使用的多为低毒、低残留的农药，使用清水浸泡清洗多能去除大部分的农药残留，清水清洗以后去皮食用，一般可以保证安全。

（2）淡盐水清洗

盐水浸泡水果简单方便，能够去除水果表面的污染物，在一盆水中加入半勺盐即可。相比清水清洗，淡盐水对虫害的去除能力更强，能使水果表面的昆虫、虫卵浮起以便被清水冲掉，适用于洗草莓等表皮易破的水果。洗草莓时要注意不要用力搓洗，洗之前也不要去除草莓蒂，以免浸泡时溶在水里的农药通过表面破损进入草莓中。

（3）淀粉水清洗

淀粉水具有黏附性，能够帮助去除水果表面的污物，安全方便，适用于葡萄、草莓等水果。

（4）食用碱水清洗

目前在农业生产中应用广泛的两类农药为有机磷和氨基甲酸酯类，一般遇到碱性溶液易分解。在清水中加入食用碱浸泡，可以有效去除水果表面的农药残留。但要注意，食用碱有一定腐蚀性，碱水浓度不宜太高，1 汤匙的食用碱加入 3000～5000 mL 水即可，洗完后还要用清水冲洗几遍，以免食用时残留的碱性物质灼伤食道。

（5）淘米水清洗

淘米水为弱碱性，同样对农药有中和作用，不过要注意有些市售大米本身可能有农药残留，要防止对水果的二次污染。

（6）化学溶液清洗

市面上还有专门用于清洗果蔬的果蔬洗涤剂，一些洗洁精中也含有降解农药的成分，方便使用，也能达到较好的清洗效果。不过都要注意洗完后要用清水将洗涤剂冲洗干净。

运动锻炼

167. 运动对肺癌患者有什么好处？

有些患者认为得了肿瘤应该多休息，尤其是肺癌本身和治疗副作用常常给患者带来疲劳、疼痛、抑郁、焦虑、神经肌肉功能受损等问题，患者锻炼的积极性会进一步降低。然而，过分的卧床休息可能会使患者的身体功能和肌肉力量进一步下降，最后甚至连基本的日常活动能力都会丧失。

在能力许可范围内进行规律的运动锻炼对肺癌患者的身心都大有裨益。合适的锻炼不仅有利于患者身体功能的保持，还能在一定程度上缓解上述疲劳、抑郁等问题。更重要的是，良好的身体功能可以提高患者对治疗的耐受性，从而减少治疗并发症，提高治疗效果，减少医疗费用，提高生活质量。

（1）运动与癌因性疲乏

癌因性疲乏是指与肿瘤或肿瘤治疗相关的生理、情感或认知上的一种持续、主观的劳累感，在肿瘤患者中非常常见，发生率高达75%~99%，这种疲乏感持续时间长，程度多为中重度，并且是否发生及发生的严重程度和肿瘤的类型、分期及治疗方法没有明显关联。目前没有发现任何药物能够有效缓解这一症状。

已有研究提示运动对改善癌因性疲乏有益。研究显示，肿瘤患者适度运动可以提高体内的血红蛋白水平、增加心脏输出量从而提高机体的供氧能力，缓解疲乏症状。此外，癌因性疲乏与癌症患者常出现抑郁、焦虑等不良情绪有一定关系，而运动可以促进大脑释放内啡肽，令人感受到愉悦感，从情绪上消除疲乏，增加满足感。另外，癌症患者常有睡眠问题，也会加重患者的疲乏感，而运动有利于改善患者的睡眠障碍，提高睡眠质量。

（2）运动与免疫功能

运动能够提升患者的免疫功能，提高生活质量。肿瘤患者的免疫功能会受到影响，其炎症因子C-反应蛋白（一种反映机体炎症水平的因子）的水平往往较高，而已有研究发现，有氧运动锻炼可以降低包括肺癌在内的癌症患者的C-反应蛋白水平，为运动增强癌症患者免疫功能提供了证据。

（3）运动与生理功能

癌症患者常会出现肌肉减少症，表现为肌肉萎缩、力量下降，加上癌症导致患者供氧能力下降，共同作用下使得患者的运动耐量降低，日常功能受限。而运动可以改善肌肉萎缩，提高肌肉力量，提高患者的肺活量、心脏功能，从而增加运动耐量。

168. 肺癌患者如何运动？

（1）治疗期间

肺癌患者根据病情会进行手术、放疗、化疗等治疗，治疗期间患者的器官功能不可避免会受到影响，因此对运动有一些特殊要求。

手术的患者主要是进行肺功能的锻炼，运动的目的是提高肺活量。术前运动可提高肺功能、增加患者对手术的耐受能力，可以选择爬楼梯、快走、做操等方式。术后短期内运动可促进肺功能的恢复、减少手术并发症，运动要循序渐进，术后当天先在床上活动，然后逐渐下床走动、散步等，不宜进行剧烈运动。

放化疗的患者治疗期间可能会出现疲乏、食欲减退等毒副反应，身体比较虚弱，可以选择缓和、低强度的运动，比如可以在治疗间歇由家人陪伴进行一些力所能及的运动，比如短时间散步等。

（2）治疗后

肺癌患者治疗后如果没有严重的并发症，应该逐步恢复健康的生活方式，在身体条件允许的情况下适量运动，避免久坐久卧。

1）运动时间

从小运动量开始，每天运动 5～10 分钟，根据身体状况逐渐增加至最多 1 小时，每周运动总量达到中等强度运动 150～300 分钟或者高强度运动 75 分钟。可以使用手机软件或者智能穿戴设备帮助记录运动时间和量。

2）运动频率

建议每周运动 2～3 次，可以隔 1～2 天运动一次，给身体休息的时间，不要连续几天运动，否则容易造成运动损伤。

3）运动方式

以有氧运动为主。有氧运动有助于改善血液循环，促进肺功能恢复，还能激活各脏器的功能，对整体生理健康都有益处。

患者还应该有意识地进行肌肉力量训练和拉伸活动。

除了体育运动外，患者还可以在日常体力活动中得到锻炼，比如爬楼梯、做力所能及的家务等。

4）运动项目（表7-4）

表7-4　不同项目的运动强度

低强度活动	中等强度活动	高强度活动
较轻松的家务如扫地 慢走 做瑜伽 打太极	跳广场舞 缓坡骑自行车 使用手动轮椅 快走 普拉提	爬山 慢跑 游泳 打篮球、踢足球 爬楼梯 快速骑行

5）运动强度

运动强度以身体微微出汗但不感到疲惫为佳，避免进行身体不能承受的运动项目。

6）注意事项

①接受肺叶切除术等肺癌手术的患者肺功能会受到影响，建议患者治疗后评估肺功能，由康复科医生帮助制订合理的运动计划。

②存在心肺功能障碍或者其他严重内科合并症的患者及发生骨转移或脑转移的患者，需要与医生讨论合适的运动方式。骨转移患者需要评估运动造成治疗部位骨折的风险。

睡眠教育

169. 肺癌患者睡眠不好怎么办？

良好的睡眠对肿瘤患者非常重要。然而，癌症患者常有癌痛、抑郁、焦虑等身体和情绪问题，加上放化疗、靶向治疗引起的皮疹、便秘等各种副作用，许多患者都会面临失眠的问题。我们一般说的失眠在医学上称为睡眠障碍，包括入睡困难、醒得过早或是睡觉时易醒，持续4周以上，每周出现3次以上。睡眠不好的患者更容易感到白天精力不足，癌因性疲乏会更加明显，严重影响患者的生活质量。另外，睡眠质量差也会反过来加重患者的抑郁、焦虑等不良情绪。

（1）规律睡眠时间

1）规定固定的入睡和起床时间，每天都执行，形成规律的昼夜节律，这样患者的身体到了固定时间就会知道该睡觉了。

2）规律的适度运动有助于改善睡眠。运动时间选择早晨或下午为佳，不要在睡觉前 3 小时内运动。

3）白天增加室外活动时间，如果待在室内，也要拉开窗帘，保持室内光线充足、明亮，避免产生昏昏欲睡的感觉。

4）白天避免瞌睡。如果有午睡习惯，不要超过半小时。

5）夜间尤其是睡前几小时内不要接触明亮的光源，比如电脑、手机屏幕等。

6）睡前 3 小时内不要吃太多东西，限制饮水量。

7）至少从睡前 4 小时开始（最好是午后开始）不要喝咖啡、茶、可乐或者进食任何含有咖啡因的食物如巧克力等。

8）睡前不要饮酒。酒精可能让你有睡意，却不能给你好的睡眠质量。

9）睡前尽量保持心境平和，烦恼的事情可以暂时放在一边，不要再去考虑、担心。

（2）改善睡眠环境

1）舒适的睡眠环境有助于改善睡眠质量，保证睡觉时房间没有光线，安静、温度和湿度适宜。

2）睡觉时尽量关掉房间内的电源和其他发光的设备，可以戴遮光眼罩，遮光窗帘也可帮助屏蔽室外的光线。

3）睡觉前将钟表、电话或其他有声电子设备拿出卧室，避免造成干扰。耳塞可以帮助屏蔽噪音。

4）风扇的声音或者一些催眠音乐（雨声、海浪声）等可能有助于睡眠，可以试着使用。

5）躺着睡不着时不要去看表，也不要考虑自己失眠的时间。

（3）辅助疗法

1）准备一间专门用于睡觉和性生活的卧室，这样可以帮助大脑将卧室和睡眠联系起来。

2）严格规定睡眠时间，将待在床上的时间和实际睡眠时间匹配起来。白天尽量不要待在床上，卧床的患者白天也尽量不要瞌睡。

3）还可以通过肌肉放松训练、深呼吸、冥想、瑜伽等方法帮助睡眠。

4）已有研究表明，中医穴位按摩对改善癌症患者的睡眠有一定益处，还能增进患者食欲，改善不良情绪，提高患者生活质量。

（4）药物治疗

如果上述办法对你无效，你仍然感到入睡和保持睡眠状态困难，可以向医生寻求药物治疗，临床上有许多药物已经证明对失眠患者有效且能够保证安全。

应对疲劳

170. 什么是癌因性疲乏？

癌因性疲乏是指与癌症或癌症治疗相关的生理、情感或认知上的一种持续、主观的劳累感，会干扰患者行使正常的身体功能。这种疲劳与我们在一般体力活动后感受到的劳累不同，患者即使没有怎么进行活动也可能会感到一种明显的精疲力竭。而且，这种疲乏感持续时间长，可能在癌症诊断后持续数月到数年，严重影响患者的日常生活，患者生活质量明显下降。

癌因性疲乏在肿瘤患者中非常常见，报道的发生率高达 75%～99%。目前其发生机制尚未完全明确，其发生原因可能是多方面的，与肿瘤本身、治疗（尤其是放化疗）副作用、基础疾病、并发症（如贫血）、心理问题（抑郁、焦虑）、营养不良、睡眠障碍、癌性疼痛等都有关联。另外，出现癌因性疲乏可能会加重患者的不良情绪，从而形成恶性循环。

轻中度的癌因性疲乏常见于接受放化疗的患者，据报道 80% 接受过化疗或放疗的患者会出现疲劳症状，不过癌因性疲乏也可见于部分仅接受手术治疗的患者。癌因性疲乏的发生与肿瘤的分期并无明显关系，不论分期早晚都可能出现。另外，癌因性疲乏不是疾病恶化的表现，即使是治疗效果良好的患者也可能会出现严重的疲劳症状。因此，癌症患者出现疲劳症状不必过于恐慌，而应学会正确的应对方式。

171. 出现癌因性疲乏怎么办？

肺癌患者可以从以下几个方面着手，改善疲乏症状。

（1）学会保存体力

1）观察自己疲劳的情况。癌症患者的疲劳感通常有一定的规律，可以通过写疲劳日记的方式，观察并记录自己在一天内哪个时间段精力最好，哪个时间段疲劳感最重，并分析可能的原因。

2）提前做好规划。分清事情的轻重缓急，确定最重要、必须先完成的事情，在精力好的时间段优先安排最重要和最耗费精力的事情，不太重要的事情可以暂时放一放或者寻求家人的帮助。

3）将常用的物品放在伸手可及的地方，可以帮助患者节省很多力气，还可借助助行器等器械省力。

4）多次、短时间的休息有助于恢复体力，最好在感到疲劳前就休息。

（2）适度运动

规律的适度运动能够增加患者的肌肉力量、提高运动耐量、促进身体健康，还能减轻患者的焦虑、抑郁情绪。已有充分证据显示，定期进行锻炼能够有效缓解疲劳。因此，肺癌患者不管是在治疗期间还是治疗后，都应在力所能及的范围内保持一定的运动量。运动方式包括有氧运动（如慢跑、游泳、爬山、瑜伽）、肌肉力量训练等。

（3）调节情绪

情绪健康对癌症患者也很重要，出现焦虑、抑郁、沮丧等不良情绪的患者更可能会出现癌因性疲乏。多项研究显示，认知疗法、放松训练、心理咨询、社会支持等心理社会干预手段能够显著改善患者的疲劳症状。

（4）合理营养、充足睡眠

营养不良、贫血会加重癌症患者的疲劳感。肺癌患者要注意自己的营养状态，预防营养不良。饮食上合理搭配、营养均衡，多吃蔬菜水果，摄入足够的热量和蛋白质。不过，不推荐患者自行使用人参或维生素补充剂等补品，因为目前关于其疗效的证据不足，而且目前市售的人参、冬虫夏草等补品质量参差不齐，甚至有导致肝肾功能损伤的潜在风险，如果要食用，请一定提前咨询医生。

失眠会使患者白天精力不足，也更容易出现焦虑情绪。提高睡眠质量、保证充足的睡眠时间对缓解癌症患者的疲劳有很大帮助。

（5）针灸、药物介入

患者还可尝试中医针灸疗法。国内外多项研究表明，针灸疗法改善癌因性疲乏具有一定疗效，刺激"扶正抗癌"的穴位可以缓解患者的疲劳症状。但要注意选择正规的医疗机构。

目前尚无药物对缓解癌因性疲乏具有确切疗效，不过如果出现上述办法不能缓解的严重疲劳，医生可能会让患者尝试哌甲酯（一种具有精神振奋效果的药物），可能有一定效果。

晚期患者照护

172. 你认识癌痛吗?

癌痛即癌症疼痛，是指癌症及癌症相关疼痛。疼痛是癌症患者常见的症状，也是很多患者最害怕的症状之一。据 WHO 统计，30% ~ 50% 癌症患者会发生疼痛症状，而晚期癌症患者疼痛发生率达 75% 以上。疼痛症状会严重影响患者的日常生活，使患者饱受身心痛苦，生活质量严重下降。缓解疼痛是缓和医疗重要的组成部分，越来越多的证据表明，早期介入包括疼痛缓解在内的缓和医疗与患者的生活质量及生存时间相关。

那么为什么会出现癌痛?

对于肺癌患者来说，发生癌痛的原因有很多。

（1）肿瘤直接损伤

1）肺组织内没有感觉神经，肿瘤的存在不会直接引起疼痛。只有当周围型肺癌侵犯胸膜或者胸壁、侵犯肋间神经时才会出现胸部钝性疼痛或者隐痛，呼吸、咳嗽时加重，这种情况下肿瘤多为中晚期。

2）肺上沟瘤位于肺尖处，位置特殊，容易累及臂丛神经而引起一侧上肢的放射性、烧灼感疼痛。

3）晚期肺癌骨转移也可以出现相应转移部位的疼痛，且程度一般较重。转移至肋骨表现为持续胸痛。如果肿瘤累及或者转移到胸椎、腰椎等则可出现持续的剧烈后背痛、腰痛。

4）脑膜转移的晚期肺癌患者，由于脑膜受到刺激，也会出现剧烈的疼痛。

（2）治疗副作用、并发症

1）肺癌手术后的患者由于手术创伤可能会出现创口疼痛，这种疼痛一般程度不重，不过可能会持续较长时间，有时可达一年左右。

2）放疗和化疗的患者出现口腔黏膜炎、食管炎、周围神经炎等副作用也会引起疼痛，治疗结束后一般可以恢复。

3）长期卧床的患者容易出现压疮、便秘等并发症，也会引起疼痛。

（3）情绪因素

癌症患者常出现焦虑、抑郁等不良情绪，在一定程度上会加重患者对疼痛的感受。

173. 如何判断癌痛的程度？

癌痛原因和类型复杂多样，不同情况下治疗策略会有所不同，癌痛的评估对于选择治疗方案非常重要。医生需要评估的内容包括疼痛的原因、疼痛的性质（钝痛还是尖锐的疼痛、烧灼痛、电击样痛）、疼痛的程度、曾用过的止痛治疗措施。另外，患者的全身状态和情绪因素对疼痛也有影响，因此，医生还会询问患者的一般状况、饮食睡眠、自身感受，以及与家人的关系等情况。

疼痛是患者自身的主观感受，无法通过客观的测量手段测出来，因此，我们认为患者自己的表述就是最准确的，医生在评估患者的疼痛情况时，一般都会和患者本人交流。不论是医生还是照顾患者的家属、护理人员，都不应该臆测患者疼痛的情况，也不能替代患者完成疼痛评估。尤其要注意当患者说自己疼痛时不要当成是抱怨，认为是患者"自己吓自己""太娇气""实际上没有那么疼"，因为患者体验到的疼痛是我们正常人无法体会的，患者对疼痛的表达是疼痛评估的重要信息来源。

另外，还要注意的是，疼痛评估是一个动态的过程，需要定期进行，患者的病情会不断发生变化，疼痛的情况也会不断改变，尤其是对刚使用新的镇痛方案或是镇痛效果不理想的患者，需要根据其疼痛变化情况、不良反应随时调整疼痛治疗方案。

由于疼痛是患者的主观体验，临床上常会采取以下几种手段对患者疼痛的程度进行量化。

（1）数字分级法（numerical rating scale，NRS）

以数字 0~10 来表示疼痛的程度，0 表示没有疼痛，10 表示患者能想象到的最剧烈的疼痛，请患者根据自己的感受圈出最能代表自己疼痛程度的数字（图7-1）。按照患者的评分，1~3 为轻度疼痛；4~6 为中度疼痛；7~10 为重度疼痛。

（2）主诉疼痛分级法（verbal rating scale，VRS）（表7-5）

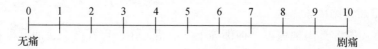

图7-1　数字分级法

表7-5　主诉疼痛分级法

分级	患者的主诉
0 级	没有疼痛
Ⅰ级（轻度疼痛）	可以忍受的疼痛，保持正常生活，不影响睡眠
Ⅱ级（中度疼痛）	不能忍受的明显疼痛，影响睡眠，要求使用止痛药
Ⅲ级（重度疼痛）	不能忍受的剧烈疼痛，睡眠受到严重干扰，睡觉时可能采用一些特殊的姿势缓解疼痛，要求使用镇痛药

（3）视觉模拟评分法（visual analog scale，VAS）

使用一把背面标有刻度的"痛尺"，将没有任何标记的一面朝向患者，请患者在直尺上标出能代表自己疼痛程度的相应位置，然后根据患者标出的位置找到背面对应的数字，评价患者的疼痛程度（图7-2）。

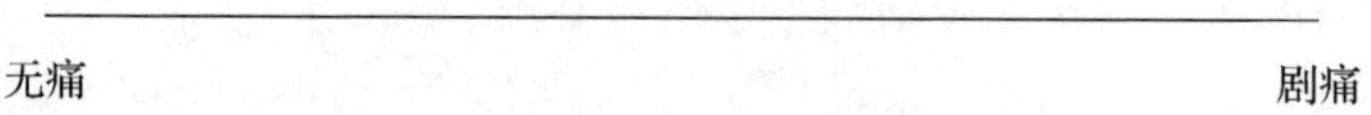

无痛　　　　　　　　　　　　　　　　　　　　　　剧痛

图7-2　视觉模拟评分法

（4）疼痛强度评分脸谱法（Wong-Baker法）

请患者选择最能代表自己疼痛程度的脸谱，脸谱对应的评分即为患者的疼痛评分，适合交流困难的患者如老人、聋哑人、语言不通者等。

174. 如何治疗癌症疼痛？

一般说来，轻度的癌痛在各肿瘤相关科室就可以处理，如果镇痛效果不佳，建议请疼痛科的专业医生调整镇痛方案。

（1）药物镇痛

药物镇痛是最基本的镇痛治疗手段，可以解除大部分癌症患者的疼痛症状。WHO提出的癌症三阶梯镇痛治疗方案确定了药物镇痛的基本原则，如下。

1）首选口服给药

许多患者认为"打针"的方式可以快速有效镇痛，可能会要求肌内注射或静脉给药。实际上，口服给药安全、无创、方便、经济，且能够有效镇痛，是首选的给药方式，尤其是对于慢性疼痛需要长期用药的患者。即使患者因吞咽困难、严重呕吐或者肠梗阻不能经口进食，也会首先考虑皮肤贴剂、肛门栓剂的无创方式，肌内注射或静脉给药的方式仅适用于无法选择口服等无创给药途径的患者。

2）按阶梯给药

需按照患者的疼痛程度，选择适当的镇痛药物。

第一阶梯，轻度疼痛患者给予非甾体类抗炎药，如阿司匹林、双氯芬酸、布洛芬、对乙酰氨基酚、塞来昔布。

第二阶段，中度疼痛患者给予弱阿片类药如曲马朵，可合用非甾体类抗炎药。

第三阶梯，重度疼痛患者给予强阿片类药如吗啡、吗啡控释片、芬太尼、羟考酮，可合用非甾体类抗炎药。

另外，各个阶梯的患者还可根据情况加用抗抑郁药、抗惊厥药、糖皮质激素等辅助镇痛药物，与非甾体类抗炎药、阿片类药物联用对于一些特殊难治性疼痛的患者可能有不错的疗效。

3）按时用药

患者需要按照医生的建议，每天按时规律用药，而不是等到出现疼痛时才用药，这样能使患者体内的药物保持稳定的有效水平，避免药物浓度忽高（增加毒副作用）忽低（疼痛加重，还会引起患者焦虑），有效控制疼痛。

4）个体化给药

每个患者的疼痛情况、疾病状态、全身状况、基础疾病，以及对药物的反应都不同，医生需要针对患者具体情况制定个体化的治疗方案，这也是我们前面讲的疼痛评估、动态评估的重要性所在。

5）注意具体细节

在疼痛治疗过程中，需要密切检测患者的疼痛缓解情况和药物不良反应，患者要及时与医生沟通，以减少不良反应，提高治疗效果。

（2）病因治疗

据统计，78.2%癌痛都是由肿瘤直接损伤所致，因此，抗肿瘤治疗对癌痛治疗非常重要。有效的抗肿瘤治疗如手术、放化疗等手段使肿瘤缩小甚至消失后，肿瘤对周围组织的压迫和刺激自然也就解除了，患者的疼痛往往可以得到有效缓解。肺癌骨转移的疼痛在局部放疗后往往能够明显减轻。

（3）癌痛微创介入治疗

对原发肿瘤无法消除，反复调整镇痛药物后治疗效果仍不理想的难治性疼痛，或者患者无法忍受药物副作用时，还可考虑神经阻滞、神经损毁及中枢靶控镇痛系统植入术等微创介入治疗手段镇痛。

（4）辅助疗法

可同时采用一些非药物疗法辅助治疗，如对疼痛部位行局部热敷或冰敷、按摩、针灸、理疗，或通过分散注意力、放松疗法、催眠疗法等认知行为治疗方法，以及给予患者心理支持，帮助疼痛缓解。

175. 癌痛治疗药物有哪些副作用？如何应对？

（1）阿片类药物

1）便秘：便秘是使用阿片类药物的患者最常出现的副作用，发生率为90%~100%，且如果患者长期用药，便秘可长期存在。建议患者在一开始治疗疼痛时就积极防治便秘。

①多饮水，多进食富含膳食纤维的食物。需要注意的是，药用纤维补充剂对癌痛患者的便秘无效，还有可能会加重患者的症状。

②避免久坐久卧，适当活动，促进肠道蠕动。

③可在医生指导下使用番泻叶等轻泻药缓解便秘。

④持续便秘无法缓解的患者需要评估是否有其他可能引起便秘的原因如肠梗阻。必要时医生会考虑换用其他阿片类药物。

2）恶心、呕吐

初次使用阿片类镇痛药的患者在用药初期可出现恶心、呕吐，随着对药物的适应会逐渐消失。

①可给予止吐药物预防和治疗恶心、呕吐。

②如果恶心、呕吐持续超过一周，需要排除可能引起呕吐的其他原因，必要时需换用其他阿片类药物。

3）皮肤瘙痒

10%~50%使用阿片类药物的患者会出现皮肤瘙痒，多发生在治疗初期。

①出现瘙痒首先要排除其他原因，如使用其他药物。

②镇痛药物导致的瘙痒一般可使用抗组胺类药物对症处理。

③如果经对症处理后瘙痒持续存在，需要考虑换用其他阿片类药物。

4）嗜睡

少数患者在用药最初几天内可出现嗜睡表现，表现为白天难以被叫醒，一般几天后可自行消失。嗜睡有加重呼吸抑制的危险，如果嗜睡超过一周，医生可能会考虑调整阿片类药物剂量或同时使用精神振奋药物。

5）排尿困难

发生风险低于5%。

①不宜短时间大量饮水，避免膀胱过度充盈，为排尿留出一定的空间和时间。

②可通过轻柔地按摩或热敷下腹部、温水冲洗会阴、听流水声等方式诱导患者自行排尿。

③必要时可插尿管导尿。

6）呼吸抑制

极少数情况下因患者用药过量，会出现胸闷憋气、口唇发绀等呼吸抑制的表现，一旦发生需要尽快就诊。

（2）非甾体类抗感染药

非甾体类抗感染药物使用简单方便，不过如果长期使用也会有毒副作用，包括消化道溃疡、血小板功能障碍、肝肾功能损伤等。

①老年、消化道溃疡病史、肝肾功能障碍、重要脏器功能不全，以及合用肾毒性药物的患者出现毒副作用的风险会增加，需谨慎使用。

②服药期间需定期监测血常规、肝肾功能，注意大便颜色，警惕消化道出血导致的黑便。

③服药期间可在医生指导下使用胃黏膜保护药物如奥美拉唑、泮托拉唑等。

176. 癌症患者出现疼痛应该尽量忍耐吗？使用镇痛药物会上瘾、缩短寿命吗？

镇痛治疗是肿瘤治疗的重要内容，有效的镇痛治疗可以明显缓解患者的疼痛症状，让患者达到无痛睡眠、无痛休息、无痛活动，明显提高患者生存质量，甚至还能达到延长患者生存期的效果。

有些患者误以为出现疼痛应该尽量忍着，不到难以忍受的程度不使用镇痛药物，以免以后无药可用。实际上，忍受疼痛而不进行治疗对患者没有任何益处，还会影响患者睡眠及日常生活活动，使患者出现焦虑、抑郁等心理问题，严重影响患者的精神状态和生活质量，对肿瘤治疗产生负面影响。更重要的是，患者的疼痛症状如果长期得不到治疗，会导致病理性交感神经紊乱，进而发展为难治性癌痛，将会更加难以控制。

尽早使用镇痛药，可以将疼痛在萌芽状态就控制住，达到更好的治疗效果。只要患者的疼痛情况没有进展，那么现在使用的药物就能一直对患者起效。另外，阿片类镇痛药物是没有剂量限制的，也就是可以根据患者的疼痛情况上调药物用量，直至达到理想的镇痛效果，所以不必担心无药可用的情况。

还有一些患者因害怕使用镇痛药物会上瘾甚至缩短生命而拒绝镇痛治疗。其实按照医生的建议按时、按量服用镇痛药物，发生成瘾的可能性是极小的。现在大部分镇痛药物都被制成了缓释剂型，能够在人体内缓慢释放而吸收，在血液中形成稳定的药物浓度，能够有效镇痛而不会形成药物浓度高峰，不会使患者出现心理上的欣快感，也就不容易出现成瘾。并且，只要患者疼痛减轻或者消失，经医生评估后就可减药或者停药，不会出现类似吸毒者戒毒时的戒断症状。

无痛是每一个癌症患者的基本权利。合理的镇痛方案可以使 90% 以上患者得到有效缓解。患者和家属应该走出认识误区，出现疼痛症状及时向医生求助。

177. 如何处理晚期肺癌患者憋气、口干？

1. 憋气

肺癌晚期出现呼吸困难可能是多种原因造成的，包括肿瘤本身导致的气道阻塞、癌性栓塞、上腔静脉综合征、胸腔积液、弥漫性肺部病变和放疗所致的放射性肺炎、癌症全身消耗导致的恶病质及心肺基础疾病等。

（1）对因治疗

医生会根据不同的病因，针对性地采取不同的处理对策。

1）气道阻塞

肿瘤导致气道阻塞，这种情况需要紧急处理，可进行纤维支气管镜检查，在阻塞部位放置支架，解除急性阻塞后再考虑对肿瘤进行姑息性放疗。

2）癌性栓塞

脱落的肿瘤细胞团块成为栓子进入肺血管，导致肺部血液循环障碍，患者也会出现明显的呼吸困难。如果患者一般状况较好，可选择介入治疗或者手术；不能耐受手术的患者，可选择局部姑息性放疗。

3）上腔静脉综合征

肿瘤压迫上腔静脉，血液回流受阻，可以进行局部姑息性放疗。

4）胸腔积液

大量恶性胸腔积液压迫导致肺不张，通过胸腔引流可以缓解。

5）弥漫性肺部病变

这种情况需要控制肿瘤才能解决。驱动基因阳性的肺癌患者可进行靶向治疗，驱动基因阴性患者可考虑免疫治疗或化疗，肿瘤得到有效控制后仍有出现憋气的可能。

6）放射性肺炎

放射性肺炎是放疗副作用之一，一般使用糖皮质激素治疗可缓解。放射性肺炎如果合并肺部感染，还需使用抗生素抗感染治疗。

7）恶病质

晚期癌症患者可出现恶病质、贫血，呼吸肌力量和血液运输氧气能力下降，也会导致气促。这种情况需要进行营养治疗，纠正贫血。

（2）对症处理

对于许多晚期尤其是终末期肺癌患者来说，彻底治愈肿瘤已经不太可能，这种情况下还有一些对症处理措施。

1）许多药物如氨茶碱等支气管扩张药、糖皮质激素可以扩张气道，缓解呼吸困难；吗啡等阿片类药物可以减轻患者对呼吸困难的感受，降低呼吸频率，使患者呼吸不那么急促，有助于减轻呼吸困难。

2）呼吸困难时患者容易出现焦虑，而焦虑又会反过来加重呼吸困难。这时注意让患者尽量处于安静的环境中，多开窗通风，保持室内空气流通，并帮助患者放松，必要时可采用抗焦虑药物。

3）取半坐位可以帮助呼吸；鼓励患者采用噘嘴呼吸和腹式呼吸等方式改善呼吸。

4）当患者因呼吸困难出现严重血氧下降时，医生会建议吸氧治疗。

2. 口干

患者常会张口呼吸来缓解呼吸困难的症状，容易引起口干。下面的办法有助于缓解口干。

1）小容器饮水：使用小容器饮水可以在喝水总量不变的情况，增加饮水次数，达到少量多次喝水的效果，能够减轻口干不适。

2）饮用柠檬水：柠檬富含柠檬酸、苹果酸，饮用柠檬水可以刺激唾液分泌，湿润口唇，能有效缓解口干，还可将柠檬汁稀释后制成喷雾液，随时喷洒在口腔，方便有效，适用于患者不宜过多饮水时。

178. 肺癌晚期出现抑郁怎么办？

患者被诊断为癌症后短时间内常会出现悲伤甚至绝望情绪，这是正常的心理反应，一般经过一段时间的调整，患者能够逐渐接受和适应现实。然而也有相当一部分患者会陷入长期的悲观、抑郁情绪中，尤其是处于癌症最终阶段的患者长期经历疾病的折磨，可能会怀疑生命的意义，对治疗失去信心，产生自暴自弃的想法，还有患者会担心给家人带来负担，甚至会想自杀。在晚期癌症患者中抑郁的发生率可达29%。

（1）如何发现患者的抑郁症状

如果患者每天大部分时间出现以下表现，超过两周，那么家属应该警惕。

1）心情低落，可能会出现没有缘由的哭泣。

2）兴趣缺失，对原本非常喜爱的活动也不再感兴趣。比如患者曾经非常喜爱下棋，现在则完全提不起兴致。

3）乏力、无精打采，即使久卧也不能缓解。

4）思维迟缓，注意力不集中，记忆力下降。

5）自卑、自责，感觉自己没有存在的价值或有负罪感，成了他人的负担。

6）对未来悲观失望，反复出现死亡或自杀念头。

7）此外还有食欲下降、胃肠功能紊乱、明显的体重减轻、失眠（入睡困难、睡眠浅、早醒，尤以早醒最具特征性）、性功能下降、头晕头痛、心慌气短、周身不适等躯体症状的表现。

以上症状是抑郁的典型表现，然而癌症患者病情复杂，有时癌症治疗的副作用容易与抑郁症状混淆，真正要确立抑郁症的诊断，需要由专业的心理科医生通过交谈、心理检查及一些评定量表进行鉴定，还可能需要一系列的检查来排除其他原因引发的与抑郁相似的症状。

（2）出现抑郁怎么办

1）心理治疗

专业的心理医生会根据患者抑郁的程度，使用支持性的心理治疗、认知疗法、放松疗法等多种心理治疗手段对患者进行心理干预，给予患者心理支持和安慰，帮助改善患者的社会支持系统、分担不良情绪，引导患者正确看待现实，恢复自尊，激发患者对生活的信心。

2）社会支持

①对于晚期癌症患者，家属的关心和陪伴显得格外重要。家属要注意患者的精神状态，如果发现患者情绪低落，要及时给予心理疏导，引导患者正确看待病情，保持平稳的心态。

②晚期癌症患者常出现疼痛、失眠、呼吸困难等症状，在一定程度上会加重患者的不良情绪。通过生活上的照护，尽量解除患者身体上的痛苦，有利于改善患者的情绪。

③对处于终末期的患者，家人不必刻意回避与患者谈论真实病情和未来，因为如果患者得不到理解，更容易产生抑郁心情。和患者一起回顾生命的历程，帮助患者发现人生中的意义，会使患者感受到个人的生命价值；倾听患者的真实想法，了解患者的心愿并帮助患者实现，会让患者最大程度得到理解，帮助患者在人生的最后阶段保持生命的尊严。

3）药物干预

重度抑郁的患者，需要根据医生的处方使用抗抑郁药物治疗。

肺癌急症处理

肿瘤急症指的是患有肿瘤的患者在整个病程包括治疗中出现的危及生命的并发症，如不能得到及时处理，会引起严重后果，甚至导致死亡。肺癌是最易发生肿瘤急症的原发肿瘤类型，识别和及时处理肿瘤急症对肺癌患者来说十分重要。

179. 什么是上腔静脉综合征？

上腔静脉综合征（superior vena cava syndrome，SVCS）就是上腔静脉血液回流入右心房受阻引起的一系列症状。

（1）发生机制

上腔静脉是人体上半部分的静脉血液回流入心脏的通道，位于两肺之间的纵隔内，毗邻气管、支气管、肺门及气管旁淋巴结等组织结构，发生在这些部位的各种良恶性病变如肺癌、淋巴瘤、肺门淋巴结核等都可能导致上腔静脉外部受压或者内部阻塞，引起血液回流受阻。其中肺癌是引起上腔静脉阻塞的主要原因，占 70% 左右，尤其易发生于中央型肺癌伴有纵隔淋巴结肿大的患者（小细胞肺癌和肺鳞癌多见）。据报道，上腔静脉综合征在小细胞肺癌和非小细胞肺癌患者中的发生率分别为 10% 和 1.7% 。

（2）症状

上腔静脉血液回流部分或者全部被阻断后会导致患者出现面颈部及上肢青紫肿胀、眼结膜充血、呼吸困难、胸痛，脑部血液回流受阻导致脑部水肿、颅内压升高，会出现头晕、头痛。平卧或弯腰时症状加重。

患者症状的轻重与血管受阻部位、程度及阻塞快慢等情况有关。一般来说，尽管上腔静脉综合征属于肿瘤常见急症，需要积极处理，但恶性肿瘤导致的上腔静脉综合征多在数周内逐渐发展，并不会立刻有生命危险。然而如果治疗不及时，严重时患者可因喉部水肿、脑缺氧危及生命，需要紧急处理以解除症状。

（3）诊断

对于肺癌患者来说，上腔静脉受阻的症状往往是逐渐出现的，如果肺癌患者出现呼吸困难、胸痛伴有面颈部肿胀、结膜充血、眼周水肿、手臂水肿及头晕头痛、视力模糊等症状时，就要怀疑上腔静脉综合征的可能性，及时到医院就诊。

医生根据病史，查体发现胸壁和颈静脉怒张、面部及上肢水肿发绀、呼吸急促、视盘水肿等典型表现，结合胸片或者胸部 CT、磁共振即可确诊上腔静脉综合征。

辅助检查中胸片简便快捷，胸部增强 CT 和 MRI 可帮助定位阻塞部位，并可区分阻塞原因是外部压迫还是内部血栓导致，对后续治疗具有重要意义。上腔静脉造影是确定阻塞程度和有无血栓形成的金标准，但无法显示血管外的情况，应用较为有限。

然而，有相当一部分患者在出现上腔静脉综合征前并没有确诊癌症，对于这部分患者来说，在治疗前获得组织学诊断非常重要，检查手段包括影像引导下穿刺活检、支气管镜活检、痰细胞学检查、肿大的淋巴结活检等，必要时需进行纵隔镜或胸腔镜检查。症状严重的患者可先置入血管支架缓解症状，再进行病理学检查。

180. 如何治疗上腔静脉综合征？

确诊上腔静脉综合征后，需要尽快进行治疗。

（1）对症支持

1）一般需将患者头颈部抬高、卧床休息、吸氧。抬高头颈部和卧床休息可促进静脉血液回流，减少心脏向上半身的血液输出，从而缓解水肿症状，吸氧有助于缓解患者的呼吸困难症状。

2）限制患者的钠盐摄入量，减少液体入量，饮食注意少进食含盐量高的食物，限制水摄入。医生会使用利尿药帮助患者减轻水肿。如需输液、抽血时会尽量避开上肢。

3）医生还会酌情对患者使用激素治疗。激素有助于抑制正常组织的炎症反应，减轻喉头水肿、脑水肿，防止喉头水肿引起窒息、脑水肿昏迷等危险情况的发生。激素还用于减轻放疗不良反应导致的水肿。

4）如果患者出现明显的胸痛及呼吸困难引起的焦虑、烦躁症状，医生会给予镇痛和镇静药物。

（2）对因治疗

然而要从根本上解除症状，需要使肿瘤消退，解除其对血管的压迫或阻塞。治疗手段主要包括放疗、化疗、手术及抗凝治疗等。

1）放疗

放疗是主要的治疗手段之一，疗效好、见效快，适合未接受过放疗的非小细胞肺癌患者。一般在72小时内患者症状即可有所改善。研究显示，放疗可使63%非小细胞肺癌患者在两周内症状完全缓解。

2）化疗

小细胞肺癌对化疗敏感，研究报道，77%小细胞肺癌患者通过单纯化疗可以缓解症状。因此对于出现上腔静脉综合征的小细胞肺癌患者来说，首先选择单纯化疗，可以根据病情的严重程度决定是否追加放疗。

3）介入治疗

上腔静脉阻塞导致症状严重或者出现喉头水肿、脑水肿昏迷等危及生命的情况时，应该立刻进行血管内支架置入，以迅速缓解症状。支架置入还适用于放疗和化疗治疗失败、复发的患者。

4）抗凝溶栓治疗

肺癌患者的血液多为高凝状态，加之上腔静脉受压，血液流动缓慢，更容易发生血栓，因此经检查不存在血栓的患者也需要预防性皮下注射低分子肝素抗凝。确诊存在上腔静脉血栓的患者则需要进行溶栓治疗。

总的来说，大部分患者经过放疗和化疗后上腔静脉综合征能够得到缓解，然而部分患者还会复发，研究报道小细胞肺癌化疗后的复发率为17%，非小细胞肺癌放疗后的复发率为19%。特别地，对于非小细胞肺癌患者，出现上腔静脉综合征往往预示着预后不良，疾病进入晚期，1年生存率仅为15%~20%，治疗的目的主要是缓解症状，提高患者的生活质量。

181. 什么是脊髓压迫症？脊髓压迫症有什么表现？

脊髓压迫症是指脊髓、出入脊髓的神经根及供应脊髓的血管受压导致的症状，是恶性肿瘤较为常见而严重的并发症，如不能及时治疗，可导致截瘫、感觉障碍、大小便失禁等不可逆性神经损害。以往有研究报道脊髓压迫症在非小细胞肺癌和小细胞肺癌中的发生率为2.56%和3.36%。

脊椎是肺癌骨转移常见部位，发生脊椎转移后转移瘤可直接压迫后方的脊髓，质地变得脆弱的脊椎如果发生骨折也会使脊髓受损，肿瘤还可直接转移到脊髓。此外，供应脊髓的血管如果受到压迫也会导致脊髓缺血而功能受损。肿瘤导致的脊髓压迫症发生部位以胸椎最为多见，占70%左右。

疼痛是脊髓压迫症患者最常见的首发症状，多位于背部、颈部，常局限于某一区域或呈带状，程度剧烈且逐渐加重，患者在咳嗽和排便时常感到疼痛加剧，夜间卧位休息也不能缓解，反而常会加重疼痛。仅在活动时出现疼痛往往提示患者的脊柱不稳定。

脊髓受压后功能受损可表现为运动障碍、感觉障碍、括约肌功能障碍及自主神经功能障碍。其中运动障碍出现较早，也较为常见，表现为肌无力，严重时不能行走甚至瘫痪。感觉障碍可表现为患者自觉麻木、相应部位的感觉缺失等感觉异常。括约肌和自主神经功能受损可导致患者出现性功能障碍、尿潴留、大小便失禁，多见于疾病晚期。

脊髓压迫症往往提示肺癌患者的不良预后，分析性研究提示1年生存率在3.8%~32%，中位生存期在2.8~9个月。

182. 肺癌患者出现脊髓压迫症怎么办?

早发现、早诊治对改善脊髓压迫症的结局十分重要。有相当一部分癌症并发脊髓压迫症的患者到医院就诊时已经不能行走。因此,肺癌患者如果感到剧烈的局部背部疼痛,需要警惕脊髓压迫症的可能性,尽早就诊,防止病情加重,出现不可逆的损伤。

根据患者的症状、肿瘤病史,医生会对患者进行体格检查,如果发现患者身体某一层面有感觉过敏,该层面以下出现运动和感觉障碍,脊柱有压痛,曲颈、抬腿试验出现神经根性疼痛等表现,则高度怀疑脊髓压迫症的可能。这时医生会请患者进行影像学检查确认。磁共振成像无创安全,对脊髓等软组织分辨率高,可准确显示受压部位和范围,是首选的辅助检查。部分有磁共振禁忌的患者可选择 CT 脊髓造影替代。

确诊脊髓压迫症后应该立刻开始治疗,治疗手段包括对症治疗和根治性的放疗、手术等。

(1) 对症治疗

1) 疼痛治疗:怀疑存在脊髓压迫症的患者需要立刻使用糖皮质激素,可帮助减轻转移部位的水肿,促进神经功能的恢复,并对缓解疼痛有一定作用。疼痛仍不能缓解的患者还需要使用镇痛药物。

2) 脊柱不稳定、存在椎体骨折的患者需要卧床休息,其余患者不需要卧床。

(2) 根治性治疗

1) 放射治疗:放疗是治疗脊髓压迫症的主要治疗手段,适合脊柱稳定的患者,单独进行放疗即可达到良好的效果。

2) 手术治疗:手术可以迅速解除压迫并通过脊柱重建恢复稳定性。椎体出现骨折、脊柱不稳定、出现明显脊髓压迫或者放疗无效的患者,优先选择外科手术切除肿瘤并恢复脊柱稳定性,术后可通过放疗巩固疗效。已有研究显示,手术 + 术后辅助放疗相比单纯放疗患者的神经功能恢复效果更好,这一结论有待证据更强的随机对照研究证实。

183. 如何识别肺癌大咯血?

咯血是肺癌常见的症状,大约 20% 肺癌患者在整个病程中会出现咯血,7%~8% 患者以咯血为主诉就诊。咯血可由肿瘤表面血管破裂导致,使用抗血管生成药贝伐珠单抗也可导致肺出血。

医学上对于大咯血的定义是 24 小时咯血超过 500 mL 或者一次咯血超过 100 mL。多数咯血的肺癌患者为痰中带血，出现大咯血并不多见。大量咯血多见于中央型肺癌侵犯支气管动脉血管破裂。大咯血时血液从口鼻涌出，容易阻塞呼吸道，有导致窒息的风险，是危及生命的急症，肺癌终末期合并大咯血预后往往较差。

那么如何识别大咯血呢？除了根据患者的咯血量估计以外，一般来说，当患者突然出现咯血增多、满口血痰甚至满口血液、连续咳嗽并咯血或者难以忍受的胸闷、烦躁大汗、不能平卧而坐起呼吸等表现时往往提示大咯血。

而在大咯血时如果患者突然出现双眼凝视、表情呆滞甚至意识不清，或是咯血突然不畅、停止或者咯出暗红色的血块或突然转为仅从口鼻中流出少量暗红色血液，随即张口瞪目，又或是患者咯血时突然呼吸加快，锁骨上窝、胸骨上窝、肋间隙明显凹陷，听诊一侧肺部的呼吸音减弱或者消失，则提示患者发生了窒息。

肺癌患者一旦出现大咯血的表现，需要尽快就医，而大咯血导致窒息需紧急抢救。

184. 肺癌患者出现大咯血，怎么处理？

一旦发生大咯血，需要紧急就诊处理。

（1）出现大咯血的患者须绝对卧床，尽量不要进行不必要的搬动，以免活动加重出血。明确出血位于哪一侧肺的患者应该取患侧卧位，也就是说让出血的一侧肺位于下面，这样可以避免血液进入健侧肺，影响健侧肺的呼吸功能。

（2）大咯血期间医生会给予患者心电监护，密切观察患者的血压、脉搏、呼吸、体温、尿量等重要生命体征；清理呼吸道的血凝块，保持患者呼吸道通畅；对于缺氧的患者，医生会给予吸氧。

（3）咯血量对于医生的诊疗具有重要意义，大咯血期间家属可以用容器盛放患者咯出的血液，尽量为医生提供准确的信息。

（4）大咯血期间需禁食，医生会通过输液保证患者有足够的热量供应，保存体力。

（5）医生会根据患者的情况使用垂体后叶素等止血药物治疗。生命体征不稳定的患者需补液。如果咯血导致血压低于 90 mmHg 或者血红蛋白明显降低，医生还可能会考虑给患者输血。

（6）对药物治疗无效的患者，医生会考虑气管插管下行支气管镜检查，寻找出血部位并立即在支气管镜直视下给予药物、激光、微波或者压迫等止血。

（7）支气管镜检查后仍出血的患者可行支气管动脉造影，明确出血部位，并可同时进行支气管动脉栓塞术止血。

（8）暂时止血后，要从根本上解除病因，患者需行外科手术切除原发肿瘤或结扎出血血管。以上保守治疗无效、出血部位明确而没有手术禁忌的患者也可直接行急诊外科手术止血。

（9）当患者因大咯血可能发生窒息或者已经发生窒息时，需要紧急行体位引流，使患者俯卧，头低脚高呈45°，拍背使患者迅速排出呼吸道内的积血，然后使患者头部后仰，面部向上，清理口腔内的积血。如有假牙要尽快取出。条件许可时还可通过气管插管或支气管镜吸出血液，缓解窒息后进一步处理其他问题。

185. 肺癌脑转移颅内压增高怎么办？

颅内压升高是由颅内占位性病变或脑组织水肿导致颅内容物体积增大导致，颅内压升高可导致脑供血不足、脑组织缺血缺氧，还可引发脑疝，可危及生命，是肿瘤常见的神经系统急症。

（1）发生机制

人体的颅腔容积是固定的，颅内有脑组织、脑脊液（颅内特殊血管产生的一种无色透明液体，不断产生又不断被吸收回静脉，包围和支持脑组织和脊髓）和血液三种内容物，它们使颅内保持着一定的压力，即为颅内压。当肺癌患者出现脑转移后，脑部转移瘤抢占颅内空间，转移瘤周围的脑组织因水肿体积也会增加，有时转移瘤还会阻塞脑脊液循环导致脑积水，这都会导致颅内容物体积增加。这时可通过颅内脑脊液和血液的减少来缓冲，然而这种缓冲能力是有限的，当颅内容物超过颅腔容积的8%～10%时，就会出现颅内压升高。严重的颅内压升高会导致脑血流灌注不足，脑组织缺血缺氧，如不及时治疗，可导致脑功能衰竭。另外，颅内压力升高到一定程度时，还可能使部分脑组织移位到一些压力相对较低的部位，这就是脑疝，疝出的脑组织可对脑内重要的功能结构甚至生命中枢造成挤压，影响其功能，如诊治不及时可造成严重后果甚至死亡。

（2）临床表现

颅内压升高的三个典型表现为头痛、呕吐和视盘水肿。其中头痛是最常见的症状，是由颅内脑组织持续受压所致，但头痛本身不具有特异性，药物副作用等其他原因都可引起肺癌患者的头痛。颅内压升高引起的头痛常出现于晚间和晨起，咳嗽、低头或者用力时加重。患者头痛严重时，可伴有喷射状的呕吐。慢性颅内压升高的患者颅腔之外的视神经乳头也会受到压力影响，医生检查眼底时可见充血、静脉怒张等视盘水肿的表现。此外，患者还可能出现不同程度的意识障碍，严重时可有昏迷。

肺癌患者如果出现剧烈头痛、呕吐，脑部磁共振检查发现脑转移瘤，眼底检查发现视盘水肿，即可确诊颅内压升高，需尽快治疗。

（3）治疗原则

颅内压增高的治疗包括对症处理和对因治疗两方面。

1）对症处理

①卧床休息，头部抬高 15°～20°，有利于脑脊液回流。②限制液体入量，包括饮食中的摄水量和输液量，颅内压升高明显的患者，每日液体入量控制在 1500～2000 mL。③高渗性的脱水剂甘露醇能将脑组织中的水分转移到血液中，减轻脑水肿，降低颅内压。④利尿剂能够促进体内水分经尿液排出，常与甘露醇联合使用，加强脱水效果。⑤糖皮质激素能够减轻肿瘤毒性对脑血管的影响，减少肿瘤周围组织的水肿，减少脑脊液生成，降低颅内压。⑥此外，医生还会酌情使用镇痛药物如阿司匹林等缓解患者的头痛症状。

2）对因治疗

使用脱水疗法暂时缓解症状后，需要尽快去除脑转移瘤这一病因，根据患者的情况可以选择放疗、手术治疗或两者联合使用。

186. 肺癌患者出现心包积液是怎么回事？

恶性心包积液是晚期肺癌患者常见的并发症之一，是肿瘤转移至心包导致液体分泌增多或吸收障碍所致，严重时可导致心脏压塞，血液循环受到影响，是危及生命的急症。在我国，心包积液发生的首位原因是肿瘤，而其中最常见的肿瘤类型即为肺癌，常见于肺癌终末期，也有部分肺癌患者以心包积液为首发症状就诊。另外，肺癌患者放疗导致放射性心脏损伤也可引起心包积液，这种积液属于良性，但比较少见。肺癌患者出现恶性心包积液与不良预后存在明显相关性，研究显示，出现恶性心包积液的非小细胞肺癌患者中位生存期在 5~9 个月，生存时间超过 1 年的患者比例不足 30% 。

如同肺脏表面有胸膜覆盖一样，人体的心脏表面也覆盖着薄膜，将心脏及进出心脏的大血管根部包裹成一个囊状结构，即为心包。心包的外层由坚韧的纤维组织构成，内层则是浆膜形成的脏壁双侧结构，脏层心包和壁层心包两层之间形成潜在腔隙，称为心包腔。正常情况下，心包腔内含有少量液体起到润滑作用，并不断吸收和释放，保持平衡。肿瘤细胞转移到心包表面并不断播散增殖，会导致心包血管和淋巴管受阻，液体分泌增多，重吸收障碍。

心包积液产生较慢、少量增多时，不会对心脏功能造成影响，患者多无症状。如果积液产生较快，增多超过一定程度时，就会对心脏产生挤压，即为心脏压塞，导致心脏功能障碍，进而引起血压下降、淤血，患者可出现心率加快、低血压、呼吸困难、乏力、咳嗽、胸痛、面部发绀、颈静脉怒张、水肿等表现，其中呼吸困难是最常见的症状，患者常感到憋气，严重时需坐起呼吸。

心包积液治疗效果差、病死率高，肺癌患者一旦出现上述症状，需尽快就诊。医生根据患者的症状和查体所见，怀疑心包积液者可以通过超声心动图明确诊断并确定积液的量。存在心包积液的肺癌患者需进行心包穿刺，将积液送至病理科检查积液的性质，发现癌细胞则为阳性。不过心包积液检查有一定的漏诊率，阴性的患者也不能排除恶性，可进一步行心包活检提高病理检查的阳性率。

187. 怎么治疗恶性心包积液？

对恶性心包积液治疗目的是控制症状、消除或控制心包积液。治疗措施与患者的积液量和症状轻重直接相关。积液量少、没有症状或症状轻微的患者可以暂时不处理积液，密切监测并酌情给予抗肿瘤治疗。有症状的患者尤其是出现急性心脏压塞的患者，应该首先采取对症治疗措施，迅速缓解症状，防止心包积液再次积聚，在此基础上可以选择抗肿瘤治疗。

（1）心包穿刺＋持续导管引流

急性心脏压塞的患者通过心包穿刺移除积液，能够迅速缓解症状，改善血流动力学，同时抽出的积液可送检细胞学检查帮助诊断积液性质。单纯进行心包穿刺患者的复发率较高，如果在穿刺的同时留置导管持续引流积液，待导管引流出的液体明显减少时再拔除（一般几天内可拔除），复发率明显降低。有研究分析显示，单纯使用心包穿刺术时复发率达38%，而同时进行持续导管引流的复发率为12%。心包穿刺安全性高，但也有可能发生并发症，包括心包炎性胸痛、导管堵塞、感染、发热、气胸、心室穿孔和心搏骤停等。

（2）手术减压

通过胸腔镜下或者开放手术等方式开放心包，解除心包积液对心脏的压迫，术后效果好、并发症少，也能明显降低术后复发率。其中经剑突下途径进行的心包开窗术只需局麻，患者易耐受，成功率高，近年来广泛应用于恶性心包积液的治疗。

（3）心包硬化、心包内化疗

在心包腔内注入博来霉素、滑石粉等硬化剂使心包脏层和壁层发生粘连，消除心包腔的腔隙，以及直接在心包腔内灌注化疗药，都可减少恶性心包积液复发，然而以上疗法由于潜在毒性、成本高，且和导管引流等其他治疗手段相比没有明显优势，目前应用已较少。

（4）全身化疗

心包积液发展缓慢、症状不明显的患者，如果肿瘤类型对化疗敏感（如小细胞肺癌），可优先进行全身化疗，从根本上控制肿瘤并减少心包积液的产生。

（5）支持治疗

采用卧床、吸氧、利尿等措施，减轻患者的呼吸困难、水肿等症状。

188. 肺癌患者出现气道阻塞怎么办？

气道阻塞是指呼吸道由于各种病因出现气流受阻，一般说的气道阻塞多是发生于喉部、气管、主支气管内的气流阻塞，其中发生在气管、主支气管的阻塞称为中央气道阻塞。肺癌是引起中央气道阻塞最常见的恶性肿瘤，中央型肺癌侵及或压迫气管、主支气管可造成狭窄，使患者呼吸受阻。狭窄程度轻的患者可能不会出现症状，程度重的患者则可能表现为呼吸困难，呼吸时可听到患者气管内的喘鸣音，活动或变换体位时加重，可出现颜面苍白、大汗、焦虑，还可伴有发音及进食吞咽困难、阵发性的剧烈咳嗽等表现。

（1）肺癌患者出现严重气道梗阻危及生命时，需紧急行气管插管来通畅呼吸道。插管不成功的患者还需行气管切开或者通过硬质支气管镜插管开放气道，使用硬质支气管镜还能同时在直视下进行气道扩张或去除异物。

（2）当患者病情稳定后，需要对患者进行胸部 CT、支气管镜检查来确诊并鉴别引起阻塞的原因，怀疑是肺癌所致的阻塞常常需在支气管镜下进行活检并进行病理学检查。

（3）经支气管镜使用激光、微波、冷冻等消融治疗及支气管镜下支架置入术通常用于缓解症状。

（4）肺癌阻塞气道通常为晚期病变，仅有少部分患者分期为早期，可进行外科手术切除肿物，解除梗阻。

（5）放疗是失去手术机会的非小细胞肺癌患者首选的去除肿瘤的治疗手段，但放疗早期可诱发气道局部水肿，可能会加重病情，且肿瘤可能对放疗不敏感，因此需要在患者病情稳定、气道通畅的前提下如经支气管镜消融术后或支架置入术后进行。

（6）小细胞肺癌对化疗反应敏感，病情稳定的患者可尝试全身化疗使肿瘤消退，解除梗阻。

189. 如何防治肺栓塞？

由于多种因素影响，肿瘤患者容易形成深静脉血栓（主要是下肢静脉栓塞），血栓一旦脱落后随着血流到达肺部，造成肺动脉栓塞，严重者会危及生命。深静脉血栓形成和肺动脉栓塞合称静脉血栓栓塞症，静脉血栓栓塞症目前已成为肺癌患者死亡的一个重要原因。

肺癌合并肺栓塞常发生于腺癌和晚期患者。化疗会导致肺癌患者发生肺栓塞的风险增高。化疗过程中出现肺栓塞，不仅会影响患者的治疗，还会增加出血风险。其他可能的危险因素包括基础疾病、肥胖、COPD 病史（也就是我们说的"老慢支"）、曾行中心静脉置管等。

肺栓塞本身没有特征性的表现，患者可以没有任何症状，可以出现咯血、胸痛、呼吸困难等症状，患者可能出现突发的烦躁不安、濒死感，也可仅表现为突发的晕厥，严重的患者可能发生猝死。

肺栓塞重在预防。既然肺栓塞是从深静脉血栓形成开始的，那么如何识别深静脉血栓呢？下肢静脉栓塞时下肢血液回流受阻，患者表现为一侧的下肢突然肿胀、疼痛，行走后加重，可伴有表浅的静脉扩张。肺癌患者如果发现两腿粗细不一、一只脚肿痛等症状，要及时就诊。然而据统计50% 以上的下肢静脉血栓患者没有明显的症状和体征，这就需要医生接诊时多加注意，必要时进行下肢血管超声排除血栓。

肺栓塞一旦发生，需要尽快治疗。对急性大面积栓塞、血流动力学不稳定的患者进行溶栓治疗，对非大面积肺栓塞、血流动力学稳定的患者使用华法林联合肝素治疗后再用华法林长期维持。

参考文献

[1] 姚树桥，杨彦春. 医学心理学［M］. 6 版. 北京：人民卫生出版社，2013.

[2] 魏于全，赫捷. 肿瘤学［M］. 2 版. 北京：人民卫生出版社，2015.

[3] 罗春梅，罗羽，徐霞，等. 六步癌症告知模型的应用研究进展［J］. 中华护理杂志，2019，54（1）：114 – 118.

[4] 刘晓红. 晚期癌症患者的心理、心灵关怀和社会支持探讨［J］. 中国护理管理，2018，18（3）：289 – 293.

[5] 陈鑫，莫霖. 肿瘤患者心理康复［M］. 北京：人民卫生出版社，2017.

[6] 刘晓航，A. V. MARLOW L，钟就娣，等. 公众对肺癌患者的病耻感现状及其影响因素［J］. 护理学杂志，2018，33（7）：80 – 84.

[7] 朱步东，李勇，刘淑俊，等. 恶性肿瘤病人的理想体重评价方法的比较［J］. 中国肿瘤临床与康复，2001，8（6）：104 – 105.

[8] 李佳. 怎样清洗水果最干净［J］. 农村新技术，2012（4）：39.

[9] 高为慧. 水果大量上市专家支招洗米水洗水果可除残留农药［J］. 广西质量监督导报，2015（6）：47.

[10] 过尘杰. 不同清洗方式对水果农残的影响［J］. 科技资讯，2019，17（33）：186 – 187.

[11] 郭晨，任弘，曹宝山，等. 运动处方在癌症患者群体中应用的研究进展［J］. 中国全科医学，2020，23（34）：4394 – 4399.

[12] 吴金萍，张秀伟，孙雯敏，等. 运动干预对肺癌病人癌因性疲乏及生活质量影响的系统评价［J］. 循证护理，2019，5（12）：1057 – 1067.

[13] 陈元. 中医穴位按摩与情志护理对中晚期癌症患者进食及睡眠障碍的干预效果［J］. 中华肿瘤防治杂志，2019，26（S1）：289 – 290.

[14] 易佳. 癌痛治疗避免八大误区［J］. 江苏卫生保健，2019（2）：22.

[15] 白琴. 舒缓疗护［M］. 北京：人民卫生出版社，2013.

[16] 蒋桂成，崔同建，林贵山，等. 25 例以心包积液为首发症状的非小细胞肺癌的临床诊治分析［J］. 临床肿瘤学杂志，2018，23（11）：1041 – 1044.

[17] 刘婷婷，李涛，胡毅. 肿瘤急症与处理［J］. 解放军医学院学报，2019，40（9）：900 – 903.

［18］TALAPATRA K, PANDA S, GOYLE S, et al. Superior vena cava syndrome: A radiation oncologist's perspective ［J］. Journal of cancer research and therapeutics, 2016, 12 (2): 515 – 519.

［19］ROWELL N P, GLEESON F V. Steroids, radiotherapy, chemotherapy and stents for superior vena caval obstruction in carcinoma of the bronchus: a systematic review ［J］. Clinical oncology, 2002, 14 (5): 338 – 351.

［20］LOBLAW D A, LAPERRIERE N J, MACKILLOP W J. A population-based study of malignant spinal cord compression in ontario ［J］. Clinical oncology, 2003, 15 (4): 211 – 217.

［21］DA SILVA G T, BERGMANN A, SANTOS THULER L C. Prognostic factors in patients with metastatic spinal cord compression secondary to lung cancer: a systematic review of the literature ［J］. European spine journal: official publication of the European Spine Society, the European Spinal Deformity Society, and the European Section of the Cervical Spine Research Society, 2015, 24 (10): 2107 – 2113.

［22］KVALE P A, SIMOFF M, PRAKASH U B, et al. Lung cancer. Palliative care ［J］. Chest, 2003, 123 (1 Suppl): 284s – 311s.

［23］RAZAZI K, PARROT A, KHALIL A, et al. Severe haemoptysis in patients with nonsmall cell lung carcinoma ［J］. The European respiratory journal, 2015, 45 (3): 756 – 764.

［24］北京医师协会呼吸内科专科医师分会咯血诊治专家共识编写组. 咯血诊治专家共识 ［J］. 中国呼吸与危重监护杂志, 2020, 19 (1): 1 – 11.

［25］赵玉沛, 陈孝平. 外科学 ［M］. 3 版. 北京: 人民卫生出版社, 2015.

［26］蒋桂成, 林贵山, 戴永美, 等. 以心包积液为首发症状的非小细胞肺癌预后影响因素分析 ［J］. 医学理论与实践, 2019, 32 (2): 171 – 174.

［27］丁文龙, 王海杰. 系统解剖学 ［M］. 3 版. 北京: 人民卫生出版社, 2015.

［28］VIRK S A, CHANDRAKUMAR D, VILLANUEVA C, et al. Systematic review of percutaneous interventions for malignant pericardial effusion ［J］. Heart (British Cardiac Society), 2015, 101 (20): 1619 – 1626.

［29］MALLOW C, HAYES M, SEMAAN R, et al. Minimally invasive palliative interventions in advanced lung cancer ［J］. Expert review of respiratory medicine, 2018, 12 (7): 605 – 614.